骨科疾病中西医治疗实践

主编 吴伟山 赵杰 骆帝 郝恒

上海交通大学出版社
SHANGHAI JIAO TONG UNIVERSITY PRESS

内容提要

本书首先介绍了骨科临床工作中常用的检查方法和治疗技术，然后重点介绍了各种骨科常见疾病的病因、临床表现、中西医治疗方案。本书语言通俗易懂、逻辑清晰、图文并茂，适合广大同仁及在校医学生阅读。

图书在版编目（CIP）数据

骨科疾病中西医治疗实践 / 吴伟山等主编. -- 上海 ： 上海交通大学出版社，2024.8. -- ISBN 978-7-313-31252-5

Ⅰ. R68

中国国家版本馆CIP数据核字第2024H2D286号

骨科疾病中西医治疗实践

GUKE JIBING ZHONGXIYI ZHILIAO SHIJIAN

主　　编：吴伟山　赵　杰　骆　帝　郝　恒

出版发行：上海交通大学出版社

地　　址：上海市番禺路951号

邮政编码：200030

电　　话：021-64071208

印　　制：广东虎彩云印刷有限公司

经　　销：全国新华书店

开　　本：710mm×1000mm　1/16

印　　张：13

字　　数：227千字

插　　页：2

版　　次：2024年8月第1版

印　　次：2024年8月第1次印刷

书　　号：ISBN 978-7-313-31252-5

定　　价：198.00元

编委会

主　编

吴伟山　赵　杰　骆　帝　郝　恒

副主编

王　玲　李　洋　苏　敏　王　妍

编　委（按姓氏笔画排序）

王　妍　山东中医药大学附属医院

王　玲　山东第一医科大学第一附属医院

　　　　山东省千佛山医院

苏　敏　山东中医药大学附属医院

李　洋　滨州医学院附属医院

杨斯钿　山东中医药大学

吴伟山　山东中医药大学附属医院

吴雅晶　山东中医药大学附属医院

赵　杰　山东中医药大学附属医院

郝　恒　山东省济南市长清区中医医院

骆　帝　山东中医药大学附属医院

燕富琳　山东中医药大学

Foreword 前言

骨科学又称为骨外科学，是医学领域中专门研究骨骼系统疾病和损伤的学科。这门学科涉及骨折、关节疾病、脊柱疾病、骨肿瘤等多种疾病，在医学领域占据有重要的地位。中医骨科学在不断的发展与进步中，积累了较多的宝贵经验，也为现代骨科疾病的西医治疗提供了较多参考。随着医疗技术的不断创新，西医骨科学也在不断进步。一方面，微创技术的应用使得很多骨科手术更加安全、有效。另一方面，生物技术的发展带来了更多创新的治疗方法，如干细胞治疗、基因治疗等，这些新技术为一些难治性骨科疾病带来了治愈的希望。中医辨证治疗与西医综合治疗在骨科疾病的临床治疗中相辅相成，为广大骨科疾病患者的康复带来了更大的希望。基于这些原因，我们组织多位骨科领域经验丰富的专家共同编写了《骨科疾病中西医治疗实践》一书，旨在为骨科学在中西医领域的发展增添一份力量。

本书首先对骨科疾病临床工作中常用的检查技术，以及治疗技术进行了讲解与分析，意在帮助读者在翻阅后续章节前建立完备的认知，同时也让读者更加全面地了解到中西医结合治疗骨科疾病的特点；然后从疾病的角度出发，在后续的章节中展开讲解了各类骨科疾病的中西医诊治，为读者呈现了更为清晰、立体的知识模型。本书语言通俗易懂、脉络清晰、层次丰富、配图详细，是一本兼备理论和实践的实用型医学参考书。希望通过本书，可以为广大同仁及在校医学生提供更有助益的临床工作指导及学习思路，助力骨科学事业的蓬勃发展。

在编写本书的过程中，得到了编者所在单位以及科室同仁的鼎力支持与帮助，在此表示诚挚的感谢。由于编写经验有限，加之编写时间仓促，书中部分内容尚需优化，望广大读者批评指正。

《骨科疾病中西医治疗实践》编委会

2024 年 4 月

目录

第一章 骨科常用影像学检查

第一节 X 线检查

创伤性骨折多可根据病史、症状及临床检查来确定诊断，但X线检查对骨折的诊断有其独特的意义。它不但可确定骨折、关节脱位，而且对损伤程度、类型、移位情况及并发症的诊断、分析意义更大；对骨折的整复和复位效果也有很强的临床指导意义；对骨折愈合情况的鉴定也有很高的参考价值，并能发现一般临床检查难以确定的骨折，如疲劳性骨折、裂纹性骨折、小片撕脱性骨折、轻度压缩和嵌入性骨折、关节内和近关节部骨折及骨折合并脱位等；对骨的病理性改变及牵涉事故、法律纠纷的损伤等，都需要做X线检查来确定。因此，为证实诊断，进一步掌握、分析骨折局部的详细情况，提高诊断和治疗水平，积累和保存病例资料，对每个骨伤患者进行常规X线检查及定期复查，是非常必要的。当然，也不能过分地依赖X线检查，因为，即使最先进的检查仪器，都不是绝对的，如对肋软骨骨折，临床畸形很明显，但X线片也不能显示；又如某些股骨颈、腕舟骨和疲劳性骨折的早期，X线片也难以显示，只有待两周后行X线复查时才能显示出来。所以，应密切结合临床体征，以免误诊、漏诊，贻误治疗。

X线检查是骨科进行临床检查最基本的技术，是对骨组织的损伤和疾病进行诊断的重要手段之一。骨组织是人体的硬组织，含钙量多，密度高，X线不易穿透，与周围的软组织能形成良好的对比条件，在X线检查时能显示出清晰的影像。X线检查不仅可确定骨折、关节脱位的有无，而且对损伤程度、类型、移位情况，以及并发症的诊断有很高的参考价值，还可在治疗中用于指导骨折和脱位的手法整复、牵引、固定和观察治疗效果，以及病变的发展、预后的判断等。此外，X线检查还常用于骨关节结核、骨髓炎、骨肿瘤等骨关节疾病的诊断。

一、X线检查方法

(一)透视

X线透视有荧光透视和X线电视透视两种。主要用于在火器伤中,金属异物的寻找、定位和摘除,外伤性四肢骨折、脱位的整复和复查。有些结构较复杂的部位,如肘关节、腕关节和踝关节附近有较轻微的骨折与脱位时,往往需要先经透视选择适当的投照位置,然后再行摄片,才能使病变在照片上正确地显示出来。特别是带电视的X线透视,影像清晰,不需暗室,更为方便,现已被广泛地用于手术内固定时的定位、火器透视伤中金属异物的寻找和骨折手法整复后的复查当中。

(二)摄片

X线摄片是诊断骨折、关节脱位和骨疾病的可靠方法。因此,为满足诊断和治疗需要,摄片时应注意下列4点要求。

1.摄片位置

对四肢长骨、关节和脊柱的摄片,一般应采取正、侧两个相互垂直的投照位置,这在检查外伤性病变时尤为重要。因有些骨折仅向某一侧成角或错位,若不同时检查两个方位,将会误认为未骨折或骨折未错位。除常规的正、侧位片以外,还可摄轴位、各方向的斜位及切线位、断层和造影等,轴位则常用于颅底、髌骨或跟骨。斜位多用于脊柱和手足;切线位多用于轮廓呈弧形弯曲的部位,如头颅、面部和肋骨等。

2.摄片范围

对四肢骨折,摄片范围应包括骨的全长和邻近关节,如此可为诊断骨折的部位、旋转、成角和移位的方向及整复提供依据。一般四肢骨干骨折要求:中段以下应包括下部关节,中段以上应包括上部关节,必要时可包括上下两关节;一般脊椎骨折要求:腰椎应包括 T_{12} 和 S_1;胸椎应包括 C_7 和 L_1。

3.与健侧对比

在人体两侧对称的骨关节中,如果病侧的X线征象较轻微而难以确诊或疑为发育变异时,需摄健侧X线片作对比观察,如儿童期骨骺生长发育差异较大,故对骺损伤和某些关节的半脱位,往往需与健侧作对比观察才能确定诊断。

4.有怀疑的骨折

对某些部位的某些骨折,若X线检查与临床检查明显不符,应按临床诊断处理,待2～3周后再摄片复查,如腕舟骨骨折、疲劳性骨折等,常可发现骨折。

二、X线片阅读方法

阅读X线片，既要注意宏观的改变，也要注意细微的变化；既要观察主要部分，也不能忽视相关的部位；既要重视骨与关节，又要注意软组织。为了防止顾此失彼，避免误诊和漏诊，阅片时一定要养成按一定顺序进行读片的习惯。

（一）软组织

阅片时可从软组织观察起，有些骨与关节的疾病常可引起软组织肿胀、破溃、萎缩、钙化等改变。而软组织病变亦可波及骨与关节组织，引起骨质破坏或增生。尤其是急性骨髓炎，骨的X线变化出现较晚，而软组织变化于发病后24小时至数日内即可出现，X线片上显示皮下组织与肌肉间的正常分界变得模糊，肌肉间隙阴影消失，并可见皮下组织增厚及皮下脂肪间隙呈辐射状线条阴影；若病变波及关节，则可见关节邻近的脂肪阴影模糊、变形或消失。若能发现并掌握这些改变，即能获得早期诊断，因此，在阅读骨科的X线片时，一定要重视对病变部位软组织的观察。

软组织正常X线表现：其密度比软骨组织为低；皮肤、皮下脂肪、肌肉、肌间隔、肌间脂肪的正常X线征象可以形成自然对比，当软组织有病变时，正常的密度关系就发生了改变。

（二）骨外形

骨骼外形应与解剖相一致；骨骼的大小应与发育和性别相适应。许多疾病可以引起骨骼外形及大小的改变，如骨肿瘤、巨人症及发育性骨畸形等。

（三）骨结构

观察骨结构时需按以下顺序进行。

1.骨膜

骨膜是结缔组织，因此X线检查不显影。若在骨皮质外见到骨膜骨化增生，即表示骨膜有变化。

2.骨皮质

骨皮质正常X线表现如下。

（1）密度：骨皮质密度高，包绕在骨的周围。特点是在骨干中部的骨皮质最厚，向两端则逐渐变薄，至关节面时，仅有一层很薄的骨皮质。但某些关节由于功能关系，关节面皮质可以稍厚，如指骨诸关节。

（2）界线：骨皮质内缘与海绵骨相连，无明显的交界线。

(3)边缘:骨皮质外缘光滑锐利,肌肉附着处有局限性凹陷或隆起,边缘不光滑,称为骨沟、骨嵴、结节或粗隆。

3.骨松质

骨皮质内的骨质称为骨松质。特点:在骨干部的骨松质较稀薄,因被骨皮质遮蔽不易显影,骨松质多集中于干骺端,能见到纵横交错排列呈海绵状的骨小梁,故又称为海绵骨。骨小梁的数量与年龄、性别及部位有关,骨小梁排列的方向与肌肉的张力及特殊功能有关,股骨颈和跟骨的这种表现最为明显。

4.其他骨结构

其他骨结构包括以下6种。

(1)子骨:产生于骨骺附近的肌腱中,多呈圆形或椭圆形,以手、足部多见。子骨亦可有多个骨化中心,若未合并,在X线片上可见到几块子骨。髌骨是人体最大的子骨,可出现二分或三分髌骨。在观察子骨时,除注意其形态与部位外,还要了解其是否有病变存在,如骨折、脱位或感染等。由于子骨通常是两侧对称性出现,因此在诊断有困难时,可摄对侧位作对照。

(2)副骨:由于某一骨骼的多个骨化中心在发育过程中没有合并,以致多出一块或几块骨,也可以由一个额外独立的骨化中心发育而来。副骨在腕部和跗骨中多见,如距骨后下缘的三角骨及足舟骨结节的副舟骨。

(3)骨骺:在骨骺生长发育过程中,有些部位的骨骺可有多个骨化中心,其形态、大小和轮廓很不一致,有时可引起诊断上的困难,如第五跖骨近端外侧出现半月状骨骺很像骨折碎片。在生长发育期,骺边缘可不规则,此种表现以股骨下端骨骺最为明显。多余骨骺可见于第二掌骨近端、髋臼外缘。有时骨骺可长期不联合或只有半联合,可见于尺骨鹰嘴、肩峰、肩胛骨下角、第五跖骨端、脊椎的横突和关节突等部位,此时不要误认为骨折。骨骺与骨干愈合后遗留下来的痕迹称为骨骺瘢痕,其X线表现为一横行的线条,呈密度增高的阴影,愈合数年后尚不消失,个别情况可持续终身。

(4)营养血管沟:长骨骨干的营养血管沟呈线状光滑的透亮影像,肩胛骨和髋骨的血管沟影像呈放射状;股骨髁间窝处血管沟可呈圆形、条带影或斑点状透亮区;椎体的血管沟于椎体前后缘之中心部呈切迹状凹陷。注意不同部位的血管沟影像应分别与骨破坏区别。

(5)骨岛:可分为致密骨骨岛和软骨骨岛两种。前者是一种骨松质内局限性骨质生长变异,表现为一边缘清楚的致密影,而存在于完全正常的骨质之内,一般可呈圆形或卵圆形,其长轴与骨纹的方向一致,直径为2～4 mm,以腕部和足部多见，亦可见于骨盆。后者是在骨骼发育过程中，骨骼内部的部分软骨保持原态而未钙化。此种遗留于骨内的软骨，在X线片上表现为在正常骨质中有圆形透亮区，常见于股骨头或颈部。其界线清楚，常有一硬化环包围，在此环状阴影之内可见重叠的周围骨发纹理，软骨骨岛若发生钙化时可呈圆形致密阴影。

(6)生长障碍线：亦称为发育障碍线。在骨端有时可以看到一条或数条平行的横行致密线，在髌骨则表现为弯曲线状阴影。生长障碍线形成的原因尚不明，有人认为是由于长骨纵径生长暂时遭受障碍所致，也有人认为任何急性病，特别是肺部感染之后，都会产生这种线。

5.关节

观察关节X线片时，按一定的程序进行，应注意以下5个方面。

(1)关节腔：构成关节各骨间的密度减低区，其中包含X线平片不显影的关节面软骨、关节间纤维软骨及较狭窄的关节固有间隙，在X线诊断中统称为关节腔。它的宽度与年龄及部位有关，若有增宽或变狭窄，均表示为异常所见。

(2)关节面：软骨下由骨皮质覆盖，外缘光滑平整。

(3)滑膜及关节囊：正常时不显影，若关节内积液肿胀时，由于本身密度增加，在周围脂肪垫的衬托对比下，显示出致密的膨隆阴影。

(4)韧带：一般不显影，在大关节附近偶可见到。若有炎症及创伤后，影像模糊，有助于早期诊断。

(5)关节周围脂肪：其附近的脂肪阴影是位于关节囊外的脂肪垫和位于软组织间的脂肪线，均呈透明性密度减低区。若发现阴影变形、移位、模糊或消失，即为异常所见。

三、骨与关节X线片的分析

骨与关节的疾病很多，X线表现也较复杂，同种病变可以具有不同的X线表现，而不同的病变又可以具有相似的X线表现，所以仅仅笼统地观察形态，或机械地背诵骨病的变化，都会导致错误的诊断。骨与关节的疾病虽多，但仔细分析，都是由几种基本病变不同的组合所构成，如能掌握这些基本病变，全面结合生理、病理知识，分析临床资料，并加以综合，就比较容易明确诊断。分析骨与关节X线片应注意以下6个方面：软组织异常、骨外形异常、骨大小异常、骨膜异常、骨质异常和关节异常。

(一)软组织疾病的X线表现

软组织疾病可继发于骨组织疾病，亦可原发于软组织本身，其X线片的征象如下。

1.溃疡或瘘管

溃疡或瘘管皮肤的表面显不规则像或内陷像，为慢性炎症的征象之一，尤易见于骨结核或慢性化脓性感染。

2.软组织肿胀

炎症、水肿、出血、脓肿及肿瘤都可显出软组织肿胀像。病变部的密度较软组织其他部位略高。炎症、水肿的边缘皆模糊；肿瘤及脓肿的边缘大多清晰，可看到邻近组织有压迫和移位像；血肿的边缘可能是清晰的，也可能是模糊不清的。

3.软组织高密度影像

可因为金属异物（如弹片、内固定物、铁屑）、药物（如碘油、碘酒、铋剂）或离断的碎骨片等造成密度较高的影像。

4.软组织内钙化像

其是由于血管、淋巴管、脓肿壁、寄生虫或肿瘤等钙化所致，可以形成各种不同程度的密度增高钙化影像。

5.软组织内气体像

其可见于外伤引起的气胸、气性坏疽感染或开放性创伤缝合口残存气体等所致。于皮下、肌肉束间或肌肉内出现多数泡沫状透亮像。

(二)四肢骨疾病的X线表现

1.外形异常

外形扭曲、膨大、纤细、缺损、边缘不规整均属于异常范围。常见于先天畸形、骨发育异常、慢性感染、外伤、肿瘤及骨萎缩变形等。

2.大小异常

大小异常表现在骨骼大小及长短与正常解剖不一致。

(1)内分泌疾病：如肢端肥大症、侏儒症、呆小症等。

(2)神经营养性病变：局限性见于先天畸形，如巨肢症、巨指(趾)症等，以及发育期骨髓损害。

(3)局部血运供应失常：见于骨营养障碍性损害。

3.骨膜异常

正常骨膜不显影，骨膜因骨化而显影则属异常。骨膜异常的原因分述如下。

(1)骨及周围病变：骨本身或周围组织慢性刺激，见于感染、外伤及肿瘤等。

(2)骨膜病变：骨膜掀起后钙化，见于骨膜下出血、渗出、肉芽组织及向外生长的骨肿瘤等。

（3）氧化障碍：组织正常氧化障碍见于慢性肺、肝疾病（如肺性骨关节病）、血管瘤等。

（4）全身性疾病：见于先天性发育障碍、营养不良、维生素过多症、血液病及原因不明性骨疾病。

4.骨质异常

（1）骨密度减低。影响骨正常结构与密度的因素较多，如骨细胞的正常功能、营养状况、内分泌的平衡失调及神经系统、肾脏、胃肠道有无疾病等。除骨的局部病变以外，上述因素均可导致骨的密度减低。其密度减低可见于以下3种情况。①骨质疏松：骨质疏松指在一定的单位体积内骨量减少，X线表现为骨端松质骨的骨小梁数目减少，骨小梁变小，骨小梁间隙增宽；骨干表现为骨皮质变薄，髓腔增宽，因而造成骨的密度明显减低。由于骨组织脱钙量达到20.0%～40.0%时，能在X线片上表现出来，因此X线检查阴性不能否定骨质疏松的诊断。骨质疏松的原因很多，如全身性者有老年性、妇女绝经期内分泌紊乱、营养不良、代谢障碍、内分泌疾病等；局限性者有急性感染性骨疾病、失用性骨萎缩等。②骨质软化：骨骼内骨样组织钙化不全，主要是骨内的无机盐不足，未钙化的骨样组织相对增多，使骨骼失去硬度而软化；X线表现除骨皮质变薄、骨小梁变细、骨的密度减低以外，骨结构也会显示模糊，而且可由于骨骼软化而引起持重骨骼变形，如长骨弯曲畸形，脊柱的椎体变扁、出现“双凹面”征等，见于佝偻病和骨软化症。③骨质破坏：呈现比较局限的骨质缺损，骨组织被肉芽组织、脓肿或肿瘤组织所取代，出现局部骨质（包括有机质和无机质）的溶解吸收或被其压迫形成缺损，X线表现为局部的骨质密度减低，骨皮质与骨小梁模糊以至消失；骨质破坏及缺损的原因很多，如急性化脓性骨髓炎、骨结核、溶骨型成骨肉瘤及骨软骨炎等。破坏区的不同表现，对决定疾病的性质常有一定的帮助，若边缘清楚锐利，常提示慢性、修复性或良性疾病；边缘模糊或不规则，则提示为急性、进展性或恶性疾病。

（2）骨密度增高。骨密度增高可见于下列几种情况。①骨质增生硬化：在一定的单位体积内骨量增多，与骨质疏松成相反的改变。骨密度增高可见于单一或多个骨骼，病变可单发亦可多发。X线表现为可见骨干皮质增厚，轮廓增粗，髓腔变窄。松质骨骨小梁增多增粗，甚至硬化致密失去其海绵状结构。骨质增生常见于骨的慢性炎症或骨病的修复期中，亦可见于成骨性骨瘤、骨纤维异常增殖症等；全身者见于大理石骨症、畸形性骨炎、中毒性骨疾病等；另外，骨质外缘由于机械性刺激，会使骨刺生长或骨赘形成，多见于椎骨、跟骨及关节面边缘。

②骨压缩：骨压缩使单位体积内骨量增加，因而骨密度增高。骨质压缩最常见于椎体压缩性骨折，此外亦可见于骨缺血性坏死，后者密度增高的影像多不均匀。③骨内或软骨钙化：原发于骨的软骨类肿瘤而出现的肿瘤软骨钙化；骨栓塞所致的骨质坏死而出现的髓内钙化；少数关节软骨或椎间盘纤维软骨退行性改变而出现的软骨钙化，均可使局部骨或软骨的密度增高。骨内或软骨内钙化的X线表现为小点状、线状或小环状的致密阴影，比骨质增生或骨质硬化密度更高。④骨内矿物质沉积：一些矿物质如铅、磷、铋、锶等进入人体后，大部分都沉积在骨骼中生长发育最迅速的部位，即骨骺与干骺端；慢性磷中毒的骨骼改变多见于儿童患者，一般X线表现为干骺端横向的带状或线状致密阴影，使局部骨的密度增高。⑤死骨形成：骨质破坏区内所见的无骨结构的致密阴影，称为死骨，多见于慢性骨髓炎；另外，结核、肿瘤、剥脱性骨软骨炎、无菌性骨坏死及骨梗塞等，也可见到死骨。

(三)关节疾病的X线表现

1.关节周围软组织肿胀

X线表现为软组织肿胀、层次模糊、组织间隙消失、软组织内脂肪层移位或消失，见于关节外伤出血、感染、积液。

2.关节及关节周围软组织萎缩

X线表现为关节腔狭窄、骨骼变细、骨端变形、骨纹理粗大、周围软组织薄弱、肢体变细，见于废用性关节疾病。

3.关节腔增宽

见于关节积液或积血。

4.关节腔狭窄

(1)软骨退变：关节软骨发生退行性改变，分裂溶解，弹力消失，代之以纤维组织，导致关节腔狭窄，与此同时常伴有骨质增生，见于大骨节病、外伤性关节炎、骨关节病。

(2)软骨破坏：由关节软骨破坏而引起。见于感染性关节炎、血友病、类风湿关节炎、痛风等。如病变侵犯骨质，同时亦可见到关节面骨质破坏。

(3)关节脱位：骨端关节面失去正常解剖关系，见于先天性畸形和外伤，亦可见于骨关节病、肿瘤、大骨节病、血友病等。

(4)关节内游离体：又称关节鼠，是由碎裂的关节软骨、关节面脱落的碎块或滑膜所形成。若游离体含钙质，则关节腔内可见到圆形、卵圆形或不规则状密度增高的阴影，不含钙质的游离体，需通过关节特殊造影，方能显出病变。关节游离体见于骨软骨炎、关节软骨瘤病、创伤性关节炎、夏科氏关节病等。

(5)关节骨质增生和硬化:X线表现为关节面有唇样变、骨刺形成、附着韧带的钙化或骨化、关节面下骨松质硬化等改变。这些变化见于外伤性关节炎、骨关节病、血友病、神经性关节病、大骨节病晚期及老年骨质退行性变。

(6)关节强直:可分为骨性强直和纤维性强直两种,都是慢性关节疾病的后果。①骨性强直:关节间隙显著变窄或完全消失,并可见骨小梁贯通其间。严重者呈两端完全骨性融合,关节面消失,常为化脓性关节炎的后遗症。②纤维性强直:虽然临床意义上患肢关节功能已经丧失,但X线片上仍可见不同程度变窄的关节间隙,且无骨小梁贯通其间,常见于关节结核。但关节纤维性强直不能单凭X线的征象来诊断,必须结合临床才能确诊。

四、骨折的X线表现与分析

(一)骨折线的判断

骨折线是骨折的基本X线表现。明显的骨折线不难辨认,对可疑而又难以肯定的骨折,可加摄其他位置或摄健侧对照,或待2～3周后再摄片复查。对骨折线应注意观察其形态和走行方向及骨折的错位、成角、旋转、分离、重叠、嵌入、压缩等情况,分别予以描述。

(二)邻近关节的判断

观察近关节部位骨折时,应注意其相邻关节有无合并脱位、半脱位或骨折。由于外力的传导作用,某些部位可发生骨折、脱位或并发其他部位骨折的复合性损伤,例如耻骨和坐骨骨折错位明显时,应注意观察同侧骶髂关节是否脱位;由高处坠下致跟骨压缩性骨折时,应注意观察是否并发腰椎压缩骨折;胫骨下段骨折移位或成角明显时,应注意观察腓骨上段有无骨折或上、下胫腓骨关节分离;前臂的单一骨折移位或成角明显时,应注意观察肱桡关节或下尺桡关节有无脱位;股骨中段以上骨折出现内收内旋的反常畸形时,应注意观察同侧髋关节有无脱位等。

(三)骨折时间长短的判断

新鲜的骨折周围软组织肿胀,骨折线锐利,邻近骨质密度正常;若有骨折线变钝、模糊或有骨痂出现、邻近骨质疏松等X线表现者,为陈旧性骨折。

(四)骨折整复和手术效果的判断

首先观察骨的排列状况和对位对线是否良好;对手术复位内固定者,还应观察钢板、螺钉、髓内针等固定物的位置和关系及折端对合是否严密，有无骨质吸收现象等；股骨颈骨折内固定治疗者，除观察内固定物的位置外，还应注意观察股骨头的位置、密度及内固定物是否穿破股骨头关节面等情况。

（五）骨折愈合情况的判断

骨折愈合情况和X线表现有以下两方面。

1.骨质的变化

一般骨折固定一段时间后，因制动关系，常有不同程度的疏松现象，时间越久越明显，尤其是功能活动差者；若折端出现吸收、折线增宽，则为骨折迟延愈合现象；若折端萎缩，甚或硬化、髓腔闭锁，则为骨折不愈合的征象。

2.骨痂生长情况

一般来说，骨痂生长的多少和快慢，是判断骨折愈合情况的重要标志。成人的骨干骨折2～3周后可有稀疏骨痂出现，若出现时间过晚或很少，则有骨折迟延愈合趋势，有些虽骨痂量不少，但质较差且呈云团状堆集无连续性的表现，也是愈合不良的征象；相反，有的虽骨痂量不多，但呈板层状连续或折端模糊不清（内骨痂），却是骨折愈合的征兆；关节内或近关节部的松质骨骨折愈合时多无明显外骨痂，而只要骨折线模糊即为骨折愈合。

（六）其他影像表现

若为骨折并发感染者，局部骨质可出现炎症破坏和反应性新骨及密度相对增高的死骨影像；若为病理性骨折，则可根据骨质破坏的X线表现，结合临床和其他检查，确定病变的性质。

另外，要注意辨别两骨边缘的重叠和肌肉、脂肪的边缘与肠腔气体及骨骼的重叠影像等；还要注意辨别颅骨和长管状骨的边缘光滑、密度较低的弧状血管、神经沟影像和骨的解剖变异，骨骺线与胶片的污染及骨折线的混淆等。

第二节　CT　检　查

CT是以X线束从多个方向对身体被检查的某一断层层面进行投照，计算机将测得的透过人体的X线量转变成数据、数字化后，经过计算得出这一断层层面各个单位容积的吸收系数，电子计算机又将这些数据和系数重建转换成图像。

由于机体中的病变组织和正常组织两者X线吸收系数不同，作了定量分析后，将不同的吸收系数转换成图像。由于此装置密度分辨率极高，能很清楚地反映出异常病变的图像，因此可以使病变的检出率和诊断确诊率显著地提高。

骨科疾病用普通X线检查，基本能满足诊断的需要，只有在普通X线检查未能解决疑难病例时，才运用CT检查来进行诊断。

一、骨科疾病的诊断

CT能从横断面来了解脊椎、骨盆、四肢骨关节的病变，不受骨阴影重叠或肠内容物遮盖的干扰。由于CT具有较高密度分辨率的性能，对脊椎的小关节突、椎管侧隐窝、骨盆、长骨骨髓腔等处的微小改变能显像，故对诸如后纵韧带骨化症、小关节突肥大、椎间盘突出、椎管狭窄症等，都是理想的检查方法。

二、骨肿瘤的诊断

不论是骨的原发性肿瘤或是继发而来的转移癌，不论是良性或是恶性肿瘤，CT的检出率和分辨率都是很高的，故CT检查适用于以下情况。

(1)已知或怀疑有原发性骨肿瘤或骨肿瘤复发者。

(2)患者有可疑但不明确的骨转移性病灶，用常规检查方法未能确诊者。

(3)已知或怀疑患者软组织病变，为明确其有或无及范围的大小。

(4)用常规检查方法发现关节病变有困难者。

(5)指导活检。

三、脏器疾病的诊断

(一)胸部脏器

胸部由于具有较好的天然对比，利用普通X线检查一般都能得到比较满意的诊断结果，特别是肺部病变。但是，普通X线检查有很大的局限性，如心脏、肺门、大血管等重叠部分，常常显示不清，甚至遗漏，而CT可以比较圆满地解决这一问题。

(二)腹部脏器

腹部存在多个脏器、组织，其中实质性脏器如肝、胆、胰、肾、肾上腺等病变诊断，用普通X线片获得的信息极少，以往主要依靠各种造影检查，如消化道造影、泌尿系统造影、胰胆管造影、血管造影、同位素扫描等；而CT、超声检查，可以使实质性脏器直接显像。同时，CT可做横断面扫描，可同时观察到腹部同一水平面的数个器官的变化。

(三)盆腔脏器

CT 亦可诊断生殖、泌尿系统的一些疾病，特别是对子宫、卵巢病变的诊断更有意义。

第三节　磁共振成像检查

磁共振成像(magnetic resonance imaging，MRI)是近几年来随着计算机技术、电子技术和超导技术的飞速发展而出现的一项重要的、新兴的诊断技术，已被广泛应用于临床医学。由于它在提供组织化学信息方面的潜在能力，以及对人体没有因放射性引起的电离损害作用等优点，现已成为当前众所瞩目的医用图像方法。

有学者于 1946 年首次提出了磁共振的概念，在某些物质的原子核内具有单数的质子和中子，而质子在特定的磁场内进行着自旋运动，若外加一个与其频率相同的射频脉冲，则此脉冲可以激发质子，使其自旋方向发生改变，质子从外加的射频脉冲中获得能量，从稳定状态跃至高能状态，受激发的原子核(质子)将发生“共振效应”，以共振频率将能量放射至周围环境，这种可被检测出的能量称为磁共振信号。信号的强弱在人体各部分根据质子的不同差数而有差异，这包括活动质子的密度、质子的分子环境、温度与黏稠度等因素。磁共振器主要利用生物体内存有可被测量出的微量磁力质子或中子，如^{1}H、^{13}C、^{17}O、^{23}Na及^{31}P，而人体内 H 核(质子)被选定为做磁共振检查的物质，当这些有磁力的原子核被置于强磁场内时，它们就围绕磁力线做旋转运动。由于各原子核的磁力强弱不同，又由于各组织器官内同一原子核的数量不同，磁共振器中的电子计算机有重组图像的技术，可将脏器原子核分布的一维、二维及三维图像显示出来，从而得到各种脏器显示出来的不同图像。

根据不同组织在 MRI 上可显示不同的灰阶，其信号强度表现如下。①高信号强度：如脂肪、松质骨。②非常低的信号强度：如皮质骨、空气、韧带和肌腱、纤维软骨。③较低的信号强度：如肌肉、透明关节软骨。④可变化的信号强度：充满液体的结构(关节渗出、鞘膜囊)、炎症或水肿的组织、新生物的组织、血肿。

肌腱、韧带、关节囊和纤维软骨均为低信号强度但比皮质骨稍高；透明软骨、肌肉为中等信号强度，因而能与其周围的低强度的皮质骨区分；松质骨内的脂肪和关节周围的脂肪为高强度信号；另外，血管中血流速度也可影响信号强度，血液正常流动时不产生信号，但在血液流动变慢或停止时，受累的血管会产生增强的信号。

一、颅脑病变

MRI 在显示颅底及后颅凹的疾病方面明显优于 CT，是枕骨大孔部位病变最正确的诊断方法，对脑干、大脑的病变有较高的探测灵敏度。例如诊断脑脱髓鞘疾病、多发性硬化、脑栓塞、小脑扁桃体畸形、星形细胞瘤、脊索瘤、胶质瘤等，可分辨肿瘤、血肿或脑组织水肿，测定大脑血流量及显示鼻咽腔病变等。

二、脊椎及椎管内病变

MRI 显像对发现脊髓和髓核病变大有潜力，目前公认 MRI 较 CT 好，也比脊髓造影术优越，可以作为检查脊髓和髓核的首选影像诊断方法，例如诊断脊髓空洞症、脊髓肿瘤、脱髓鞘疾病、椎间盘突出等。

三、骨关节及软组织病变

普通 X 线片只能显示关节间隙，只有注射对比剂做关节造影才能看到关节内结构。MRI 采用体表线圈进行关节扫描，能够显示关节解剖，区分关节内不同的组织，最明显的是关节软骨和半月板的 MRI 不同表现。用体表线圈对颞颌关节进行扫描也可以获得高分辨率图像，能够显示关节软骨盘，一些病变造成颞颌关节软骨盘的改变，也可以从 MRI 上得到诊断。

MRI 的缺点在于断层间隔大，不如 CT 检查精细，可遗漏细节；对骨化、增生缺乏信号，不能显示明显图像；对椎管狭窄的病变显示不如 CT；此外，体内带有金属的患者不宜做 MRI。

第二章 骨科常用中医诊断方法

第一节　骨科疾病常见症状

一、骨创伤的常见症状

人体遭受外力作用损伤后，引起气血、营卫、皮肉、筋骨、经络、脏腑及精津的病理变化，致使损伤局部和全身出现一系列相应的症状，这些症状对诊断伤患部位、程度及了解其发展过程、合并症、预后、后遗症等均有重要的价值。

(一)全身症状

(1)轻微损伤一般无全身症状。

(2)损伤重者由于血瘀气滞，往往有神疲纳呆、夜寐不安、便秘、形羸消瘦、舌紫暗或有瘀斑、脉浮弦等全身症状。

(3)若为妇女损伤，可见闭经或痛经，经色紫暗有块。

(4)若损伤后瘀血停聚，积瘀化热，常有口渴、口苦、心烦、便秘、尿赤、烦躁不安、脉浮数或弦紧、舌质红、苔黄厚腻等症状。

(5)严重损伤者可出现面色苍白、肢体厥冷、出冷汗、口渴、尿量减少、血压下降、烦躁、神清淡漠、脉微细或消失等休克现象。

(二)局部症状

1.一般症状

(1)疼痛："气伤痛，形伤肿。故先痛后肿者，气伤形也，先肿后痛也，形伤气也"。在躯干和四肢损伤后，患处经脉受损，气机凝滞，经络阻塞，不通则痛，可表现为不同程度的疼痛，若为疼痛轻者，一般情况下不需要止痛，若为疼痛重者，须用药物止痛。若为疼痛剧烈者，可发生疼痛性休克，须进行抢救治疗，同时要与其他休克相鉴别。损伤后气滞者，气机不畅，表现为外无肿形，自觉疼痛范围较广，痛无定处，体表无明显的压痛点。若气滞发生于胸胁，则胸胁胀痛，气促，呼吸，咳嗽时均可牵掣作痛。若伤后出现气闭者，常为损伤严重而骤然导致气血错乱，因气为血壅，闭而不宣，其主要表现为一时性的晕厥，昏迷不省人事，窒息，烦躁妄动或昏睡困顿等。若筋骨受损，必然累及气血伤于内，又因脉络受损，血瘀气滞，为肿为痛，表现为胀痛明显等症状。若肝，肾气伤，则痛在筋骨。若营卫气滞，则痛在皮肉，伤处可有直接压痛或间接压痛(包括纵轴叩击痛和骨盆，胸廓挤压痛等)。

(2)肿胀青紫：凡创伤无论是闭合性或开放性的骨伤，筋伤和手术伤等，由于患处络脉损伤，营血离经，阻塞络道，瘀滞于皮肤腠理，“血有形，病故肿”，因而会出现肿胀，若肿胀严重而张力过大时有可能形成张力水疱。若血行之道不得宣通，“离经之血”较多会导致瘀血，瘀血的轻重和性质与创伤的程度有关，瘀血停留的部位一般来说多在原受伤处，或受伤部位的相应脏腑和组织器官之中，瘀血的危害性在于引起局部病变，全身病变和相应脏腑的病变，它不但影响局部损伤的修复，严重时可危及患者的生命。瘀血若透过撕裂的肌膜与深浅筋膜，溢于皮下，一时不能消散，即成瘀斑。若瘀血经久不愈，则成为宿伤。

(3)功能障碍：由于损伤后气血阻滞引起剧烈疼痛，导致肌肉反射性的痉挛及组织器官的损害，可引起躯干或肢体发生不同程度的功能障碍；若伤在颅脑则神明失守；若伤在胸胁则心悸气促；若伤在关节则屈伸不利；若伤在肚腹则纳呆胀满；若伤在腰背则俯仰阻抑；若伤在手臂则活动受限；若伤在下肢则步履无力。如果组织器官仅仅是功能紊乱，无器质性的损伤，功能障碍可以逐渐恢复。只有在组织器官有形态的破坏与器质性的损伤，其功能障碍将不能完全得以恢复时，才须采用手术或其他有效的治疗措施。

总之，疼痛、肿胀、青紫及功能障碍是损伤性疾病较普遍的常见症状，由于气血相辅相成，互相依存，周流不息，循环全身，以营养五脏、六腑、四肢、百骸，故临床多有气血两伤，肿、痛并见，但有偏重之分。

2.特殊症状

(1)筋骨损伤的特殊症状。①畸形：当发生骨折或脱位时，由于暴力的大小、作用的方向，肌肉韧带的牵拉，以及受伤时的体位和肢体重力等因素有关，常使骨折端移位，出现肢体的形状改变，产生特有的畸形。②骨擦音或骨擦感：骨折时由于断端移位后相互触碰或摩擦而产生，一般在检查骨折局部时，可闻及或用手触摸感觉到。③异常活动：受伤前不能活动的骨干部位，当骨折后出现屈曲，旋转等不正常的活动。注意此项检查应尽量避免,减少医源性损伤。畸形、骨擦音或骨擦感、异常活动是骨折的特征症状,这3种特征只要有其中一种出现,即可在临床上初步诊断为骨折。④关节盂处空虚:当关节脱位后,触摸该关节时,可发现构成关节的一侧骨端部分或完全脱离了关节盂,造成原关节外部凹陷、空虚。表面皮肤按之发软,多见于表浅关节,如肩关节脱位后,肱骨头完全离开关节盂,在肩峰下出现凹陷,触摸时有空虚感。⑤弹性固定:在关节脱位后,其周围的肌肉痉挛收缩,进行被动活动时,可有轻微活动,但有弹性阻力,在被动活动停止后,脱位的骨端又可恢复到原来的特殊位置,这种情况称为弹性固定。

(2)脏腑损伤的特殊症状。脏腑损伤后,因损伤的部位不同,可表现一些特殊体征。例如:颅底骨折可表现为眼眶周围迟发性瘀斑,鼻孔出血或脑脊液外溢,外耳道出血或脑脊液外溢等,若发生硬膜外血肿,常有中间清醒期,在有多根多处肋骨骨折时,可见反常呼吸。胸部损伤导致气胸、血胸时可出现气逆、喘促、咯血,甚至鼻翼翕动,发绀休克。腹腔内脏破裂时常见固定性疼痛,反跳痛和腹肌紧张等腹膜刺激征。当肾脏损伤时,可见到肉眼血尿或镜下血尿等。

需要注意的是,若内脏损伤出现特殊症状时多见于危急重症,应及时做出定位诊断,并积极采取抢救措施,以挽救患者的生命。

二、骨病的常见症状

骨骼、关节及其周围组织的疾病称为骨病。骨病不只会产生局部组织破坏和功能障碍,有可能还会影响整个机体的形态与功能。因此,骨病可出现一系列的全身与局部症状。

(一)全身症状

筋挛、腱鞘内疾病、骨关节退行性疾病、先天性关节畸形、肢体某一个部位的良性骨肿瘤,对整个肢体影响较小,故全身性症状可不明显。但在下列疾病中,由于病情的转归,可引起比较明显的全身性症状。

1.骨痈疽

发病时可出现寒战、高热、出汗、烦躁不安、口渴、脉数、舌红、苔黄腻等全身性症状;当脓肿溃破后体温逐渐下降,全身性症状减轻。

2.骨痨

发病时可出现骨蒸潮热、盗汗、口燥咽干、舌红少苔或无苔、脉沉细数等阴虚火旺症状;病情进入后期,可呈现出慢性消耗性病容、倦怠无力、舌淡苔白、脉濡细等气血两虚的症状。

3.痹证

可同时出现发热、恶寒、口渴、烦闷不安等全身性症状。

4.痿证

可出现面色无华、纳差、肢体软弱无力、舌苔薄白或少苔、脉细等全身症状。

5.恶性骨肿瘤

晚期可出现纳差、消瘦、精神萎靡等恶病质症状。

(二)局部症状

1.一般症状

(1)疼痛:在骨病发生的部位,可由于不同疾病的性质、类型或病期,使疼痛的表现各异,具体如下。①痈疽时疼痛彻骨,痛如锥刺,当脓溃溢后疼痛可减轻。②骨痨初起时,患部仅感酸痛隐痛,随着病情的发展,其疼痛可逐渐加重,尤以夜间或活动时较为明显。③行痹者可表现为游走性关节疼痛,同时可伴有关节活动受限。④着痹者关节酸痛、重着、痛有定处。⑤痛痹者疼痛较剧,痛有定处。⑥热痹者患部灼痛,痛不可触,若遇冷则舒。⑦脊柱退行性疾病可出现颈肩或腰腿放射性疼痛。⑧骨质疏松患者在登楼、改变体位及震动时可使患部疼痛加重。⑨恶性肿瘤患者后期呈持续性剧痛难忍,更以夜间为重,用止痛剂也不能奏效。

(2)肿胀:肿胀的发生,与骨痛的发展情况有关,如骨痈疽、骨痨、痹证等常出现患部的肿胀,具体如下。①痈疽者患肢局部有明显的红肿,压迫时红肿可减轻,放手时局部立即恢复红肿。②骨痨患者,其局部肿而不红,故有"冷脓肿"之称。③各种痹证,如风湿性、类风湿、血友病性、痛风性等关节炎,其关节部位常可出现肿胀,严重者可出现红肿。

(3)障碍:①在发生骨与关节疾病后,常引起不同程度的肢体功能障碍,如先天性髋关节脱位,若为单侧,可出现跛行步态,若为双侧,则出现明显的"鸭步"步态。②若为关节本身的疾病,可致该关节主动和被动运动均有障碍,以主动障碍最为明显。③若为神经性疾病而引起肌肉瘫痪,可致患者不能主动运动肢体,而被动肢体一般良好,如果病情严重可出现"反张"活动。

2.特殊症状

(1)畸形:存在骨与关节疾病时,可出现典型的畸形。①脊柱骨痨后期常发生后凸畸形。②强直性脊柱炎可引起圆背畸形。③特发性脊柱侧凸症在青春期可出现脊柱侧凸畸形。④类风湿腕关节炎可表现腕关节尺偏畸形,手指"鹅颈"畸形等。⑤先天性肢体缺如、并指、多指、巨指、马蹄足等均呈明显的手足畸形。

(2)肌肉萎缩:肌肉萎缩是痿证最主要的临床表现。①多发性神经炎表现为两侧手足下垂和肌肉萎缩。②进行性肌肉萎缩症表现为四肢对称近端肌肉萎缩。③肌萎缩性侧索硬化症表现为双前臂广泛肌肉萎缩,并有肌束颤动等。④小儿脊髓灰质炎后遗症者,受累肢体可表现为明显的肢体肌肉萎缩。

(3)筋肉挛缩:当身体某群筋肉持久性挛缩,可引起关节畸形和活动功能障碍。①前臂缺血性肌挛缩,呈“爪状手”畸形。②掌腱膜挛缩症可发生屈指挛缩畸形。③髂胫束挛缩症呈屈髋、外展、外旋挛缩畸形。

(4)肿块:骨肿瘤、痛风性关节炎、骨突部骨软骨病等,局部可触及肿块。如关节游离体,肿块忽隐忽现;骨肿瘤者,肿块固定不移,质较硬。

(5)疮口和窦道:①骨痈疽的局部脓肿破溃后,疮口流脓,初起多稠厚,渐渐稀薄,有时夹杂小块死骨排出,疮口周围皮肤红肿。②反复发作的慢性附骨疽者,有时出现数个窦道,窦道口凹陷,其边缘常有少量的肉芽组织形成,动者出血明显。③骨痨者的寒性脓肿可沿软组织间隙向下流注,出现在远离病灶处;当寒性脓肿破溃后,可形成日久不愈的窦道,此时,窦道口呈现凹陷,苍白,周围皮色紫暗,开始时可流出大量稀脓和“豆渣样”腐败物,以后则流出稀薄脓水,或夹有碎小死骨。

第二节 骨科中医四诊方法

骨科经过历代医家的长期实践,在诊断上积累了丰富、宝贵的经验,并留下不少精辟的论述,如《伤科汇纂 · 辨生死论》和《伤科补要》的十问歌等。至今仍有临床诊断价值。骨科学和其他学科一样,其辨证诊断也是在中医诊断学的理论指导下进行的,即通过问、望、闻、切四诊,结合现代影像学及实验室检查,将所收集的临床资料作为依据,再按病因、部位、伤情等进行分类,并以脏腑、经络、气血、津液、皮肉筋骨等理论为基础,根据它们之间的内在联系,加以综合分析,从而作出诊断。

一、问诊

问诊是通过询问患者或家属,以获得诊断疾病的信息,在四诊中占有重要的位置。问诊一向被历代医家所重视,明代医家张景岳指出,问诊是“诊治之要领,临证之首务。”问诊是患者对发病及治疗经过的自我表述，是诊断疾病的直接和最重要的线索，对了解疾病的发展变化有重要意义，是辨证施治的重要依据。骨科问诊除按诊断学的一般原则和注意事项外，还需结合骨科的特点，重点询问以下 3 个方面。

(一)一般问诊

首先询问患者的姓名、性别、年龄、职业、婚姻、籍贯、民族、住址、就诊日期等，以便建立完整病案记录，除便于疾病治疗及总结参考外，还有利于查阅、联系和随访，为进一步了解掌握疾病的整个发展变化过程和规律奠定基础。特别是交通意外，涉及刑事纠纷、医疗纠纷的患者，这些原始的记录尤为重要。

(二)骨科问诊要点

骨科问诊应在主诉的基础上，有针对性地询问以下情况，为进一步的重点理学检查奠定基础。

1.主诉

患者的主诉包括两方面的情况，即主要症状和发病时间。主诉是促使患者前来就医的原因，并可以提示病变的性质。骨科患者的主诉有疼痛、肿胀、活动受限、畸形或痉挛等症状，而在病例记录时，应简明扼要。

2.问伤因

问伤因和受伤体位及暴力情况，便于对伤情形成初步的概念。创伤原因较为复杂，有跌扑、闪、扭、堕坠、压砸、碰撞、碾轧或机器绞轧、挫伤等。若为一般生活性挫伤，外力单纯，伤势也较轻；若为工业损伤、农业损伤、交通事故或战伤，往往比较严重，常为复合性、多发性损伤，甚或形成严重的挤压伤等。

问损伤时的体位、姿势及外力作用方向等，对损伤的性质、程度有密切的关系。如井下工人弯腰劳动时，突然冒顶塌方，易引起屈曲型腰椎压缩性骨折，若由高处坠下，足跟着地时，可引起跟骨和胸腰段内椎体压缩性骨折；由高处坠下，头部着地时，除可引起头颅损伤外，则较多引起的是颈椎骨折和脱位，严重者可引起高位截瘫；平地跌倒，臀部着地时，可引起尾骨骨折；若为老人平地滑倒，一侧臀部着地时，可引起股骨颈或粗隆间骨折；跌倒时手掌着地，多引起桡骨远端骨折等；若为膝关节外侧遭外力撞击，使其强力外翻时，多引起膝关节内侧副韧带损伤；钝物碾挫，多引起软组织伤甚或皮肤脱套伤。

3.问暴力强弱情况

询问打击物的大小、重量、硬度、暴力的性质等情况，对判断损伤或疾病性质也很重要。如病理性骨折，骨质原已破坏，轻微外力即可导致骨折，而在床上翻身时动作不协调而引起的骨折，多见于脆骨症、转移癌、巨细胞瘤、骨纤维结构不良症等。主要是病理性破坏所致，而外力只是一种诱因。

4.了解受伤时间和经过

这一点对诊断和治疗都很重要。问明受伤时间，是判定新鲜性和陈旧性损伤的重要依据，对确定诊断和选择治疗方案具有决定意义。若为新鲜性骨折和脱位，多易复位，陈旧性骨折的脱位，复位较困难，甚或难以用手法复位。新伤多为实证，陈伤多为虚证，也是内治辨证的重要依据；如无明显的受伤时间，而为逐渐发病者，多为慢性劳损或疲劳性骨折。了解伤后治疗情况和变化，既有利于正确诊断，又可为正确的治疗提供参考。有些疾病的发展变化，为医源性因素所致，如单纯的肘关节软组织损伤，可因被动的强力活动而发生骨化性肌炎。而导致关节强硬；又如肢体的单纯性骨折，可因过紧固定，而导致肢体缺血，甚者造成肢体的坏死。

5.问明伤后症状和变化

这一点为诊断和治疗提供依据。若疼痛是患者的首要诉述或就诊原因，应详细地询问疼痛的起始日期、部位、性质、程度，并问清患者是剧痛、酸痛还是麻木；疼痛是持续性还是间歇性；若为麻木，要问麻木的范围是在扩大还是缩小，有无放射和传导，痛点固定不移或是游走不定，有无放射痛，放射到何处，服止痛药后能否减轻，各种不同的动作（负重、咳嗽、喷嚏等）对疼痛有无影响，与气候变化有无关系，劳累、休息及昼夜对疼痛程度有无影响等。一般疼痛轻伤亦轻，疼痛剧烈多损伤严重，应及时处理以防痛甚气脱；慢性劳损多为酸困痛，瘀血肿胀多为胀痛；肿胀跳痛者，为腐脓表现；疼痛游走不定者，为气伤或风湿痹证等。

头部损伤应询问伤后有无昏迷，时间长短，醒后有无再昏迷及有无头痛、呕吐等。若伤后有短时昏迷，为脑震荡；若伤后一直昏迷不醒，脑损伤多较严重，若醒后再次昏迷，说明颅内有瘀血压迫。若为胸部损伤，应询问有无呼吸牵扯痛及咳嗽、咳痰、咯血和咳嗽时有无骨擦音响，若有则为肋骨骨折的确证。有肿胀时，应了解其发展变化的情况，询问肿胀出现的时间、部位、范围、程度，若是增生性肿物，应进一步了解是先有肿物还是先有疼痛，以及肿物出现的时间和增长的速度等。

出现畸形应询问畸形发生时间及演变过程。外伤引起的肢体畸形，可在伤后立即出现，亦可经过若干年后才出现，与生俱来或无外伤史者应考虑为先天性畸形或发育畸形。若为腹部损伤，应了解伤后有无大便或矢气，若无大便或矢气，表明腹腔脏器无严重损伤。若为骨盆骨折，还应了解伤后有无小便或小便有无带血，若未解小便或小便带血，应进一步检查有无尿道或膀胱损伤。若为开放性骨折，应问明伤口情况，伤处衣物是否破损，伤口深浅、大小及污染程度，骨端是否穿出皮外，出血情况及色泽等。

6.问伤后肢体功能及变化

创伤后肢体功能情况，是患者的主要诉述之一，也是问诊的重点之一，详细了解伤后肢体功能障碍及变化情况，是分析病情，判定治疗方案的基础之一。损伤后若有功能障碍，应了解是伤后立即出现的，还是受伤后经过一段时间才发生的。一般骨折或脱位后，功能大多立即发生障碍或丧失；骨病则往往是得病后经过一段时间才影响到肢体的功能。如果病情许可，应在询问的同时，由患者以动作显示其肢体的功能。筋伤者，当时多可坚持工作或活动，休息后反而疼痛、功能障碍加重，如弯腰劳动时间过久而致的软组织损伤，当时虽有腰部不适，但尚能坚持工作，卧床休息后疼痛反而加重，不能活动甚至卧床转侧亦不便。四肢的骨折、脱位，虽其主要的负重或支持功能当即丧失，但还应询问当时肢体远端的活动情况，以辨别是单纯的骨折和脱位，或合并有神经损伤。若有这些情况，还应了解肢体远端的功能障碍，是伤后原发的，还是经过处理或转运继发的。如单纯的腰椎骨折患者，可因当时短暂的昏厥，而被在场人的错误救治，致脊髓神经损伤并发生下肢功能丧失；也有单纯骨折患者，经处理固定后出现了肢体远端的功能丧失和坏死征象。问清楚这些情况，既可以作为进一步治疗的参考，也可为处理医疗纠纷提供根据。

7.其他方面的问诊

既往史、家族史和个人生活史等，对某些伤科疾病的诊断，具有一定的特殊意义。如有些骨折患者，素有肢体疼痛，仅因轻度闪扭而致骨折，可能为病理性骨折，而损伤只是诱因。若患者伤情与肢体畸形不符时，应询问既往是否受过伤，若有既往损伤史，其畸形可能为原损伤的后遗症，而这次只是单纯的筋伤；骨关节的某些先天性病变，具有家族遗传性，如膝关节部的多发性骨软骨瘤和进行性肌营养不良等。个人生活史和职业情况，与某些骨与关节病有密切关系，有些职业易发生某些骨关节病，如常低头工作者，易得颈椎病；常弯腰工作者，易得慢性腰疼痛；常在潮湿的井下工作者，易患痹证等；女性患者的骶髂关节痛，可能与多胎生育有关；若有大骨节病区生活史，可患大骨节病而致多关节畸形。

(三)全身情况的问诊

1.问寒热

恶寒与发热是骨科临床上的常见症状,除指体温的高低外,主要还有患者的主观感觉。要询问恶寒发热的程度和时间的关系,两者是否单独出现抑或并见。若为感染,恶寒与发热常并见;创伤初期的发热多属血瘀化热,中后期发热可能为邪毒感染,或虚损发热;创伤卧床日久发热者,可能为体虚外感风寒;开放性骨折或手术后发热不退者,可能为邪毒内侵,有腐脓感染之势;骨关节结核者有午后潮热;恶性骨肿瘤者晚期可有持续性发热;颅脑损伤或高位截瘫者可有高热。

2.问汗

问汗液的排泄情况,可了解脏腑气血津液的状况;严重损伤或出血过多、疼痛剧烈、严重感染者,可出现四肢厥冷,汗出如油,为亡血气脱的表现;夜眠出汗者为盗汗,多为阴虚内热,常见于骨与关节的阴疽和骨痨症;损伤日久或手术后出现自汗者,为气血虚亏。

3.问饮食

饮食是伤后营养的源泉,也是一般疾病转归的象征。故应询问饮食的时间、食欲、食量、味觉、饮水等情况;对腹部损伤者应询问其发生于饱食后或空腹时,以便估计胃肠破裂后腹腔污染程度。若食欲不振,饭后胀满者,为胃纳呆滞,运化失司;伤后腹部胀满,不思饮食者,为瘀血阻滞,脾胃气机不畅;损伤卧床日久,纳呆、腹胀者,为脾胃虚弱,消化功能不振;口苦黏腻少食者,为肝胆湿热阻遏中焦气机;口淡无味食欲减少者,为脾胃气虚,消化功能减弱;呃腐吞酸不思饮食者,为食滞或宿食不化。

4.问二便

(1)热性病而出现痞满,大便燥结不下者,为热结阳明的腑实证;老人素有便秘者,为气虚津液不足肠失濡润,若在髋部骨折者,更为明显;大便溏薄,为阳气不足,或伤后机体失调;若大便干燥,如算珠多日难解,乃脾胃气虚鼓动无力,肠失津濡所致。

(2)小便情况也可反映疾病虚实寒热消长变化情况。小便黄赤而少者,为下焦郁热;小便自利清长频数者,为肾阳虚弱;骨盆骨折,尿液带血或尿道口滴血,尿液不下者,为尿道或膀胱损伤;骨盆损伤,少腹胀满,二便不通(尿道伤除外)者,乃瘀血阻滞气机不畅;脊柱骨折脱位后,腹胀二便不通者,乃督脉受伤,足太阳、手阳明二经气机不畅。

5.问睡眠情况

失眠多梦者，乃心血不足；失眠梦遗者，为肾阴不足，精关不固；伤后失眠彻夜不寐者，为瘀血作热，阴血不足，神明失司。伤后嗜睡昏沉，若为老人，乃气衰神疲，若为颅脑损伤，可能为脑髓受损神志昏迷；若为严重骨折，还应注意脑脂肪栓塞的可能。

二、望诊

对骨科患者进行诊察时，望诊是必不可少的步骤。骨科的望诊，除观察患者的全身情况，如神色、形态、舌象及分泌物、排泄物外，对伤病局部及其邻近部位应特别注意认真查看。如《伤科补要·跌打损伤内治证》中就明确指出："凡视重伤，先解开衣服，遍观伤之轻重"，以初步确定伤病的部位、性质和轻重。

望诊时要求在自然光线下进行，并采取适当的体位，显露足够的范围，这是因为许多伤病可以同时牵涉几个部位。通常检查上肢和肩胛带时，需显露上半身躯干；检查脊柱、骨盆和下肢时，最好脱去全部衣着，若为女性患者，此时要求其家属或护士在场，以防不必要的纠纷。骨科的望诊分全身望诊和局部望诊两部分。

（一）全身望诊

主要是观察面部神色、表情、精神状态、五官变化和舌质舌苔，以及伤病肢体的形态等。

1.望神色

神色是人体生命活动的体现，可了解患者的精气盛衰和病情轻重。一般来说，精神爽朗，面色清润者，正气未伤；精神萎靡，面色晦暗者，正气已伤；若损伤后出现神志昏迷，神昏谵语，面色苍白无华或如土色，目暗情迷，瞳孔散大或缩小，四肢厥冷，汗出如油，形羸色败者，则多为危候，多见于重度创伤、严重感染或大出血等。若为胸部损伤，可出现面色发绀、呼吸困难、张口抬肩，为血凝气滞于胸胁，肺气宣降不畅所致。

损伤的五色所主如下：①白色主失血，虚寒证。②青色主血瘀气闭，气血运行受阻。③赤色主损伤发热。④黄色主脾虚湿重，湿热阻滞。⑤黑色主肾虚，或经脉失于温养。

2.望五官

五官为五脏的外候，五脏的气血盛衰，多可从五官表现出来，故可通过五官的诊察，以了解五脏气血、功能盛衰的变化，从而为正确的治疗奠定基础。①望二目:肝开窍于目,目为肝之外候。说明目和五脏六腑关系密切,尤其与肝关系更为密切。故严重损伤后眼的情况变化,一定程度上可反映五脏六腑的精气盛衰和伤情轻重,尤其颅脑损伤对观察病情变化及转归更为重要。首先观察二目神情,若伤后二目炯炯有神,说明病情不重;若二目直视或二目上吊,说明病情危重;若颜面损伤,眼睑青紫肿胀范围广泛,眼球有局限性瘀斑,即使肿成面如满月两眼眯缝,也是表浅损伤;相反头颅损伤,若眼球瘀斑向后漫延无际,眼睑瘀肿局限于眼眶以内,提示为颅前窝骨折瘀血流溢于眼球,虽瘀肿局限,但病情多较严重。对颅脑损伤患者,应详细反复观察瞳孔变化,若两侧瞳孔缩小、散大或不等大,均表示颅脑损伤严重,有瘀血压迫脑髓,应结合神志等变化情况,综合分析作出判断。②望耳:肾开窍于耳,耳乃肾之外候。历代医家的实践证明,耳郭与人体内部有着密切关系,当人体某一部位或脏器发生病变,可在耳郭的相应部位出现不同程度的皮肤变色、变形、脱屑等反应,若为骨质增生者,可在耳郭出现点状凹陷、索状或结节状隆起等现象。尤其对头颅损伤者更应注意对耳部的观察:若耳道有血液外溢,为颅中窝骨折的表现;若耳道有液体溢出,为颅中窝骨折后形成脑脊液漏的现象。

3.望指(趾)甲

病情较重或伤肢瘀血阻滞严重,或伤肢有脉管损伤而出现手指和足趾甲色泽变黄,有坏死可能。若出现紫黑色,说明伤肢缺血较久,肢体已经坏死而难以恢复。正常人体指(趾)甲饱满呈淡红色。检查时,医师用手指按压即变白,抬起则迅速复原,即或有损伤亦较轻微;若较压抬指后苍白复原缓慢,说明病情严重或肢体损伤较重,或为瘀血阻滞气机不畅,末梢络脉循环差;或为创伤疼痛剧烈,或为失血较多而亡血,末梢络脉贯注不足,应查明原因,及时处理。若伤后指(趾)甲灰紫或灰白,多为患肢瘀血凝滞,阻碍气机,或为全身气血耗散亡血气脱的现象。在创伤骨折后,指(趾)甲的生长情况,也可在一定程度上反映出骨的生长愈合情况,如在骨折期见手指和足趾甲皮肤粗糙、裂痕,多有肾关不固,夜梦遗精,骨折多迟缓愈合。

4.望形态

损伤肢体的形态变化,可为诊断提供重要依据,况且肢体的形态变化可反映一定的疾病和损伤性质。如颈部损伤后若两上肢平置身躯两侧,完全不能活动,则提示为 C_5 以上骨折脱位合并脊髓神经损伤;若两上肢呈外展屈肘高举过头,则为 C_6 骨折脱位合并脊髓神经损伤;当肩部周围和上臂等处骨折后,患者常用健手扶托患肢肘部以减少疼痛;下肢骨折或脱位后,足踝下垂不能背伸者,提示有坐骨神经或腓总神经损伤；腰痛患者常弯腰突臀以手扶托或两手卡腰小步行走。

5.望步态

走路时下肢的步态异常，常可反映一定的疾病和性质，当患者入诊室就诊时，要及时发现，对确定诊断有一定的意义。正常步态，为走路时足跟先着地，然后躯干前倾足着地，最后足趾用力向前迈步，各关节活动协调，步态平稳。步态平稳及跛行多属病变，可因疼痛、畸形、两下肢不等长，关节强直或不稳，肌肉瘫痪或痉挛等，均可引起各种异常步态。①疼痛步态：下肢损伤或疾病的疼痛常引起肢体的保护性跛行，其特点为行走时患侧起步迅速，以减少患侧负重，况且患肢迈步较小，健肢迈步较大，步态急促而不稳。②下肢不等长步态：一般肢体短缩在 2 cm 以内者，由于骨盆和脊柱的代偿作用，可无明显跛行。当肢体短缩超过 2 cm 以上，则由于骨盆及躯干倾斜，常以患侧足尖着地或屈健侧髋、膝关行走，而表现为跛行。③关节强直性步态：正常步态是下肢各关节协调活动的结果，如果某一关节强直或活动受限而使这种协调动作被打破时，即可表现出不同的跛行步态。④髋关节一侧伸直位强直步态：可见患者行走时，常转动躯干，患肢向外摆出，迈步向前。⑤髋关节屈曲位强直步态：当屈曲畸形＜20°时，则腰脊柱前凸走路前俯后仰；若屈曲畸形＞90°时，则跛行更为明显，甚者可见蹲位前行。⑥膝关节伸直位强直步态：患者行走时可见患侧骨盆上提或患肢向外绕弧圈形前行。⑦膝关节屈曲位强直步态：当屈曲畸形＜30°时，行走时可由前足下垂代偿；若屈曲畸形＞30°时，则呈短缩性跛行步态。⑧踝关节强直性步态：踝关节强直时，患者行走常借助身躯前倾或膝关节过伸来代偿。⑨畸形足步态：严重的平跖足畸形者，患足常呈外展拖步行走；若患足为高弓跖屈畸形时，行走常呈跳跃步态。⑩膝内、外翻畸形步态：正常膝关节有 5°～10°外翻，站立时两内踝及两膝内侧应能靠拢。若膝外翻畸形严重时(即 X 形腿)，走路两股骨内髁常碰撞；膝内翻畸形严重时(即 O 形腿)，走路时两内踝常碰撞。

(二)局部望诊

主要是观察骨科疾病的局部情况，是创伤性或病理性骨折、脱位和骨病疾病诊断的重要依据，医师通过对局部皮肤色泽、肿胀程度、畸形表现和伤口情况及肢体功能情况等的观察，即可对疾病有大概的了解，为进一步的理学检查打下基础。

1.望肤色

通过对局部皮肤色泽的观察，以了解和判定人体气血盛衰、骨损伤疾病轻重及发展变化的情况。①若伤部肤色青紫、肿胀范围集中，多为新伤局部络脉受损，经血外溢瘀积的表现。②若伤部肤色青、黄，肿胀弥漫，多为损伤较久、瘀血漫延的结果。③若伤部肤色青紫而黯，为伤部血瘀气滞严重。④若伤部肿胀发红，为瘀血化热有腐脓之势。⑤若肢体损伤后，远端肤色发绀或苍白，为血液循环受阻，应注意骨折、脱位压迫或血管损伤的可能。⑥若为开放性损伤，肢体高度肿胀而肤色暗褐并向上漫延而界限清晰者，为气性坏疽的征象。

2.望肿胀

肿胀是络脉受损，离经之血郁滞于皮肉腠理之间的表现。可从肿胀的情况来判断损伤的轻重，一般肿胀严重者，损伤也多严重；肿胀轻者，损伤也较轻。①如四肢的裂纹性骨折，儿童的青枝骨折、疲劳性骨折等，肿胀多轻微。②四肢遭车辆碾轧，重物压砸所致的复合组织损伤，其肿胀比较严重；若为肌肉严重的挤压性损伤，可有大面积弥漫性肿胀。③某些特殊部位的损伤，虽有严重的骨折、脱位，但外表看肿胀不甚明显，如股骨颈囊内骨折，因有关节囊和丰厚肌肉包绕，即使有严重错位其外表可无明显肿胀；又如脊柱骨折脱位者，虽损伤严重，外部也不一定有严重的肿胀。④另一些特殊部位，虽有严重的肿胀，却不一定有大的损伤。如在头面部，头为诸阳之会，血循旺盛，即使损伤不重也可表现出较严重的肿胀，如头部挫伤后的帽状腱膜下血肿，可出现前额至后枕的广泛性肿胀，貌似严重，实乃瘀血积聚所致；颜面部的挫伤，可出现面如满月，两眼眯缝的严重肿胀。

3.望畸形

畸形是损伤轻重的外部表现。望畸形应首先熟悉人体各部位的正常解剖形态，即所谓“素知其体相，识其部位”，才能临证时知常达变，运用自如，由于损伤和部位和程度不同，可表现出不同的外部畸形，从中可以判断损伤的性质和严重程度。①股骨干上段骨折后，由于筋肉的牵拉，患侧大腿上部可出现向前外的成角畸形。②肩关节脱位后，肩部失去浑圆外形而呈“方肩”畸形。③肘关节后脱位后，患肢肘部可出现“靴状”畸形。④桡骨远端骨折后，腕部可见“银叉样”畸形。⑤髋关节后脱位后，髋关节可出现内收、内旋和屈曲畸形。当髋关节前下方脱位时，其关节可出现外展、外旋和屈曲畸形。总之，一定的损伤和疾病可表现出一定的畸形，不同的畸形，则表示为不同的疾病或损伤。

4.望伤口

损伤肢体若为开放性骨折，应注意观察伤口面积的大小、深浅、伤口内其他组织的损伤和创缘是否整齐及伤面污染程度色泽鲜红还是紫暗等，若伤口已经感染还应观察其分泌物的性质及感染程度等。①伤口性状：若伤口面积不大，表浅、皮缘整齐、伤面洁净，多损伤不重，清创缝合易愈合；若伤口虽小，而有带油珠样的暗红色血液流出，说明伤口与骨折处贯通，或为骨折尖刺破后因搬动或人为而缩回，易带入污物，清创时应注意；若伤面范围大，软组织挫伤重，清创后常因皮肤缺损较多，难以简单闭合伤口；若为钝物挫裂伤，皮肤呈“袜套”状广泛剥脱，如果处理不当，将会有大片皮肤坏死而长期不愈合；若伤口边缘紫黑，渗出暗红色液体伴有气泡溢出，奇臭，肌肉水肿发黑，有如烂布样膨出于伤口外，患肢高度肿胀，呈古铜色与近端健康皮肤界限分明者，为气性坏疽的表现，应详细全面检查，果断处理，可望保存肢体或生命；若伤面已感染化脓，应注意引流是否通畅，脓液和肉芽组织的情况，以辨虚实寒热。②伤口出血情况：对伤口出血要细致观察，及时正确地处理，以防出血过多而血亡气脱。若伤面有少量鲜红色血液渗出，擦拭后有点珠状出血点者，为细小络脉出血，需压迫止血；若伤面持续缓慢有暗红色血液涌出者，为局部静脉损伤出血；若为表浅小静脉出血，可给予结扎，而主要静脉出血需进一步做探索修补术；若伤口有鲜红色血液呈喷射状搏动性出血者，或伤口深而被软组织挡住了喷射的血流，而是见伤口有鲜红色血涌出者，为较大动脉损伤；若出血起初为喷射状，而后转为持续性涌血且出血点局限者，为小动脉损伤。前者需做血管探查、修补术；后者一般做结扎术即可。

5.望肢体功能

主要是肢体功能的观察，对骨与关节、躯干的损伤和疾病有重要意义。除观察上肢能否上举，下肢能否行走，脊柱是否强直外，应进一步在理学检查中给予证实。①肩关节的正常活动有外展、内收、前屈、后伸、内旋和外旋 6 种，凡上肢外展不足 90°，而外展时肩胛骨一起移动，说明外展动作受限制。②当肘关节屈曲，正常肩关节内收时，肘尖部可接近人体正中线，若做上述动作时，肘尖部不能接近中线者，说明内收动作受限制；若患者梳发的动作受限制，说明有外旋功能障碍；若患者手背侧不能置于背部，说明是内旋功能障碍。③肘关节虽仅有屈曲和伸直功能，而上下尺桡关节的联合活动，可产生前臂旋前和旋后活动，如有障碍时，应进一步在理学检查中查明是何种活动有障碍。④患者向前行走时，从后面叫他而不能直接回头看望，需全身后转者，说明脊柱有强直性功能障碍。

6.望舌

望舌又称“舌诊”，是中医诊断疾病的重要依据之一。虽然观察舌质与舌苔，不能直接判断损伤的部位及性质，但它能反映人体气血的盛衰、津液的盈亏，病邪的性质，病位的深浅，病情的消长，以及伤后机体的变化，因此望舌对骨科疾病的辨证和预后有重要意义。舌诊主要包括观察舌质和舌苔两方面的变化，因心开窍于舌，舌为心之苗，脾胃之外候，它与各脏腑均有着密切联系。《辨舌指南》云："辨舌质，可辨五脏之虚实；辨舌苔，可辨六淫之浅深。"一般来说，舌质的情况多反映气血的变化；舌苔的情况反映脾胃、津液的变化。诊察舌质、舌苔应做到相互印证、相得益彰，同时临证时还应注意四诊合参。诊察时应尽量外伸舌体，以得全面观察。①舌质：人体正常舌质为淡红滋润。舌淡白而舌体胖大有齿痕者，多为气血虚弱或阳气不振的虚寒证；舌有裂纹者为阴虚。伴干燥者为热邪耗津。舌色鲜红，深于正常，此为红舌，若病情进一步发展而成为深红者，此为绛舌，两者均主热证，或为阴虚，但绛者热势更甚，多见于里热实证；感染发热及创伤和大手术后。若热病时，舌色红绛表示热入营血；若紫降而干表示热邪深重，津伤血滞。舌色青紫，为伤后气血运行不畅，瘀血凝聚所致。若局部紫斑表示血瘀程度较轻，或局部有瘀血；若全舌青紫表示血瘀程度较重。若青紫而滑润表示阴寒血凝为阳气不能温运血液所致。②舌苔：舌苔为舌面的苔状附着物，正常人的舌苔薄白而润。观察舌苔的变化，达到两个目的。第一，可鉴别疾病是属表还是属里；第二，观察舌苔是否过少或过多，来判断正、邪两方面的虚实。外伤复感风寒时，若出现苔薄白而润滑，说明初起在表，病邪未盛，正气未伤者；舌苔过少或无苔表示脾胃虚弱；厚白而干燥表示寒邪化热，津液不足，湿邪化燥；白如积粉为创伤性感染，热毒内蕴之证。舌苔的厚薄与邪气的盛衰成正比：若舌苔厚腻为湿浊内盛，舌苔愈厚则邪愈重。从舌苔的消长和转化可测病情的发展趋势；若舌苔由薄增厚为病进，由厚减薄称"苔化"，为病退。若见舌红光剥无苔属胃气虚或阴液伤，多见于老年人股骨颈等骨折时的舌象。苔黄一般主热证，创伤性感染，瘀血化热时多见；脏腑为邪热侵扰，皆能使白苔转黄，尤其是脾胃有热者；若见薄黄而干，为热邪伤津，黄腻为湿热；老黄为实热积聚；淡黄薄润表示湿重热轻；黄白相兼表示由寒化热，由表入里；白、黄、灰黑色泽变化标志着人体内部寒热，以及病邪发生变化；若由黄色而转为灰黑苔时，表示病邪较盛，多见于严重创伤性感染伴有高热或津涸等。

在舌诊中，注意舌质与舌苔结合统一观察，同时还应排除食物或药物造成的染苔假象。

三、闻诊

闻诊包括听声音和嗅气味两个方面，但在骨科诊断中，应用最多的是听声音，不仅要注意听发声器官发出的声音，还要特别注意听检查病变部位所发出的声音。

(一)听声音

1.听语音

正常人的语言,其声音柔和而圆润,发音高亢洪亮,表示元气和肺气充沛,身体健壮。听声音是通过医师之耳,从患者的语言、呻吟、呼吸、咳嗽等的强弱变化,来了解疾病的轻重、虚实及有无并发症。①若语音低弱不续,为气血不足;若在病中发音高亢洪亮,为阳证、实证和热证;在病中发音低弱为阴证、虚证和寒证。②言语声音低微,时断时续,为元气亏损,有休克的可能。③呼吸微弱多属虚证,为正气不足;呼吸气粗多属实证;叹息者多情志抑郁,肝气不舒;咳嗽重浊,痰清白,鼻塞不通,属外感风寒;咳嗽不畅,痰稠色黄,不易咳出,咽喉疼痛多属肺热;喉有痰声,痰多易咳出为痰饮、湿痰;咳嗽无力,气短为肺虚;干咳无痰,咽喉干燥,多属燥邪犯肺或阴虚肺热。④头部损伤后,出现惊叫,烦躁不安,乃瘀蔽清窍扰乱神明;若语无伦次,妄言谵语、骂声不避亲疏,为神志错乱,精神失常(外伤性精神病)。

2.听啼哭声

主要应用于小儿患者,以辨别其是否受伤。由于小儿不能准确诉说受伤情况,家属有时也不能提供可靠病史。检查患儿时,若摸到患肢某一部位,啼哭或哭声加剧,则提示该处可能有损伤。

3.听局部响声

(1)听骨擦音:骨擦音是骨折两断端相互碰触而产生的摩擦声响,是无嵌插的完全性骨折的特征。既可在检查活动时听到,又可在触诊时感觉到,称骨擦音(感)。在《伤科补要》中有:"骨若全断,动则辘辘有声,如骨损未断,动则无声。或有零星败骨在内,动则淅淅有声"的记载,临证时注意听骨擦音,不仅可以帮助辨明是否存在骨折,而且还可进一步分析骨折属于何种性质。若骨擦音清脆短小,多见于斜行骨折;粉碎性骨折,多出现连续短小的骨擦音响;若骨擦音较大而夹杂有短小的音响,多为横行或短斜行骨折;肋骨骨折患者咳嗽或深呼吸时,可有"咯噔"的骨擦音响;骨折复位时,多可听到骨擦音响;青枝骨折、裂纹和嵌入性骨折,均无骨擦音。总之,骨擦音不但是诊断骨折和分型的重要依据,而且可作为检查骨折复位和愈合的情况时参考。但应注意,检查者不宜主动去寻找骨擦音(感),只能在检查中偶得,以免增加患者的痛苦和损伤。

(2)听骨传导音:该方法主要用于检查某些不易发现的长骨骨折,如股骨颈骨折、粗隆间骨折等。检查时将听诊器置于伤肢近端适当部位或放在伤肢近端的骨突起部上,或置于耻骨联合部上,用手指或叩诊锤轻轻叩击远端骨突起部,可听到骨传导音。当骨传导音减弱或消失，说明骨的连续性遭到破坏，但应注意与健侧对比，要求伤肢应不附有外固定物，与健侧位置对称，叩诊时用力大小相等。

4.听关节部响声

(1)在行关节检查时，一手放在关节上，另一手移动关节远端的肢体，可查出关节摩擦音(感)。柔和的关节摩擦音(感)可发生于一些慢性或亚急性关节疾病；粗糙的关节摩擦音(感)可发生于骨性关节炎。若做膝关节屈伸旋转活动，可发出较清脆的弹响声，可见于半月板损伤、盘状半月板和关节内游离体等。

(2)关节脱位复位时，常可听到"咯噔"的低钝入臼声，这多是复位成功的标志。正如《外伤补要》所说："凡上骱时，骱内必有响声活动，其骱已上；若无响声活动者，其骱未上也"，当复位时听到此声响，应立即停止拔伸牵引，以免肌肉、韧带、关节囊等软组织被牵拉太过而增加损伤。

(3)陈旧性关节脱位时，先行手法按摩活筋，达到一定程度后，常可听到关节头的滑动声，这常可用作测试活筋是否充分，是否可进行手法复位的依据。

5.听其他声响

某些筋伤患者常主诉或触摸检查时可出现不同的声响。①弹响声：某些筋伤疾病在作临床关节活动时，可产生弹响声。如髋关节伸屈活动时出现的弹响声，是由于筋肉在大粗隆部的前后滑动所致，称为弹响髋；腓骨长短肌腱支持带损伤后，踝关节伸屈活动时外踝部可出现弹响声，为肌腱在外踝部前后滑动所致；伸屈拇指时出现的弹响声，为慢性劳损所致；屈指肌腱鞘肥厚时，掌指关节伸屈活动时产生的声响，被称为弹响指；下颌关节咀嚼时发出的"咯噔"清脆响声，为感受风寒，血不荣筋所致。②捻发音：肌腱周围炎在检查时常可听到好似捻干头发时发出的一种声音，即"捻发音"，多在有炎性渗出液的腱鞘周围听到，多见于前臂的伸肌群、大腿的股四头肌和小腿的跟腱部。当创伤后发现皮下组织有大片不相称的弥漫性肿胀时，应检查有无皮下气肿，在触诊时发出"捻发"声响，如肋骨骨折刺破肺组织时，气体可渗于皮下而出现局限或广泛的皮下气肿，严重者可上至颜面，下达臀部，轻轻触摸即有"捻发"音响；开放性骨折周围触到的"捻发"音响，多为并发性气性坏疽的征象；在缝合手术创口时，如有空气留在切口中，亦可发生皮下气肿。

(二)嗅气味

嗅气味是通过医师之鼻，嗅得患者呼吸、二便、伤口分泌物及呕吐物的气味变化，以辨虚实寒热及病情善恶。

(1)口臭异常者,为胃部实热或口腔疾病;呃气或呕吐物有腐败食物气味者,为伤食或消化不良。

(2)二便、痰液或脓液有恶臭者,为湿热或热毒。

(3)开放性骨折,伤口有异常恶臭者,为并发气性坏疽的征象。

(4)胸部损伤,患者呼吸有血腥气者,为肺部有瘀血的表现。

四、切诊

骨科切诊包括切脉和摸诊两个方面。切脉主要是掌握人体气血、虚实、寒热等变化,摸诊主要是辨别骨伤疾病部位浅深、病情轻重和疾病性质的不同。

(一)切脉

切脉是指医师用食、中、环三指在患者的腕部桡动脉搏动处(寸口),进行触摸的一种检查方法,通过对腕寸、关、尺三部脉象的检查,以此了解脏腑气血的虚、实、寒、热和邪、正的消长变化情况,为辨证施治提供依据。

骨科疾病的脉象虽和其他科疾病有许多共同之处,但本身也有其独特之处,常见脉象有下列 12 种。

1.浮脉

如水漂木,轻按应指,按之稍减不空,举之泛泛有余。在新伤瘀肿,疼痛剧烈或伤症复感风邪多见,或见于轻度脑损伤初期。若为大出血及慢性劳损患者,出现浮脉时说明正气不足,虚象严重。

2.沉脉

如石沉底,轻取不应,重按始得,举之不得,按之有余。沉脉主病在里。骨科以气血内伤较重,可见于腰脊、骨盆损伤及瘀血久留、多发性骨折等患者。

3.迟脉

脉来缓慢,一息不足四至,迟而无力。迟脉主寒证和虚证。创伤后瘀滞,筋肉拘挛,或伤久气血虚弱又复感寒邪等,可见此脉象。

4.数脉

脉来频数,来去急促,一息超过五至。数脉主热证。数而有力多为实热,虚数无力者多属虚热;浮数热在表,沉数热在里,虚细而数为阴亏,浮大虚数为气虚。《景岳全书·脉神》指出:“暴数者多外邪,久数者必虚损。”发热者,脉数有力,津涸者,脉细无力。多见于损伤初期的发热,或伤口感染化脓和损伤失血较多者,可出现数脉之象。

5.滑脉

往来流利,如盘走珠,应指圆滑充实有力。滑脉主痰饮、食滞等证。伤病中胸部挫伤，上焦瘀血，气壅血凝时，可出现此种脉象；另外，妇女妊娠期常现此脉。

6.涩脉

脉细而迟，来去艰涩，如轻刀刮竹。涩脉主气滞、血瘀、精血不足。涩而有力为实证，涩而无力为虚证。以损伤血亏津少，不能濡润经络之虚证及血瘀气滞的实证为多见。

7.弦脉

脉形端直以长，如按琴弦。主肝胆疾病、主阴虚阳亢。以胸胁内伤及各种损伤剧烈疼痛时多见；并见于伴有肝胆疾病、高血压、动脉硬化等证的损伤患者，若出现弦而有力者(紧弦)，多见于外感寒胜之腰痛。

8.濡脉

浮细而软，应指无力，与弦脉相对。以虚损劳伤，气血不足，久病虚弱时多见。

9.洪脉

脉来宏大，状若洪水，滔滔满指，来盛去衰，浮大有力。主热证。热邪内壅，如热邪炽盛的阳明经证，创伤的瘀血化热和伤口感染化脓的早期，可见此种脉象。

10.细脉

脉细如线，应指明显，软弱无力。主气血亏虚。多见于虚损患者，以阴血虚为主；亦可见于气虚；或损伤后久病卧床体虚患者；还可见于虚脱或休克患者。

11.芤脉

浮大无力，按之中空。主失血证。多见于创伤出血或内伤失血过多患者。

12.结、代脉

间歇脉之统特。特点是脉来缓慢，时有中止，止无定数为结脉；脉来动而中止，不能自还，良久复动，止有定数为代脉。主心脏虚弱，心气亏损。可见于损伤初期疼痛剧烈时，或老年人损伤之后脉气不续时。

(二)摸诊(手法检查)

手法检查是在四诊检查的基础上，医师根据病情的需要，采用某一种或几种具体的手法，在患者的相关部位进行检查的方法。手法检查是骨科检查的重要方法，“手摸心会”“以手扪之，自悉其情”，说明手法检查在骨科中的重要性。

手法检查时应注意由轻而重，由浅入深，由远及近，轻柔和缓，两相对比，切勿动作粗暴，以免增加患者的痛苦和损伤。常用的手法检查有以下 8 种。

1.触摸法

医师用手或借助某些简单器具于患处或伤处进行触摸揣探，忖度伤情和病情，以了解患部肿胀、畸形、凉热、感觉和反应等，确定损伤或疾病的部位、性质和程度，为诊断或进一步的理学检查打下基础。触和摸多结合运用，常用作以下 4 个方面的检查。①摸畸形：仔细地触摸忖度骨的形态和关节轮廓有无改变，关节缝隙和周围骨性标志位置是否正常，若骨干部的凸凹不平，则是骨折的表现；折端平齐者为横行骨折；折端尖锐者为斜行骨折；有多个尖锐突起者为粉碎性骨折；若关节部位空虚凹陷，其旁有圆形骨性突起者，为关节脱位的表现；若关节周围的骨性突起标志有移位者，多为关节脱位或撕脱性骨折。②摸肿胀：若为新伤或表浅性损伤肿胀较快；若肿胀发硬者伤已 2～3 天；若损伤严重肿胀硬而顶指者，为瘀血停聚，应注意血循情况；若肿而虚软有“捻发”音感者，说明皮肉腠理间有气体积聚，应进一步查明原因；肿胀较久，周边硬而中间虚软者，为瘀血化热腐脓；若损伤不久而肿胀虚软有波动感者，为瘀血积聚；若关节周围软组织内触摸到条索状或结节样肿物者，为劳损或痹证的表现，如梨状肌和臀上皮神经疾病及顽痹的关节皮下结节等。③触皮温度化：用食、中指指腹或指背触摸患处或末梢，以测知肿胀和患肢末梢的温度变化，来判断肿胀的性质，若肿胀灼热，为瘀血化热或热毒郁结；若伤肢末梢发凉，为瘀血阻滞，气机不通，血液循环障碍或血管损伤。④触感觉变化：用手指或竹签、钝针轻触或触刺、触划患肢末梢，由远及近，或从患处由近及远，于某些特定部位测试患者的感觉变化和程度、范围及反应，用于确定损伤或疾病的性质、程度和合并症。若患肢末梢的知觉减退或消失，表示有神经损伤，应进一步检查知觉变化的范围，以确定为单一或多根神经损伤；若颈、胸或腰椎损伤以下知觉减退或消失，腹壁和提睾等反射消失，表示有脊髓神经损伤。

2.按压法

用手指在伤处上、下、左、右、前、后进行按压的一种检查手法，借以了解患者有无疼痛，并根据疼痛的情况来辨别是骨折还是软组织损伤；或用两个手指相辅按压患处，以测定有无波动或漂浮感，用于判断有无积血、积液或积脓。①压痛：压痛是损伤必有的症状之一。若骨折时压痛较明显，此压痛明显处必是骨折所在部位，并有环形压痛存在，骨折压痛消失慢，至骨折愈合后才能消失。若为软组织损伤，压痛呈广泛性，且压痛仅限于损伤处，软组织损伤的压痛则随肿胀消退而消失。②波动感：两手指分置肿胀两端相互交替按压，有波动顶指感者，有积血或积脓；或两手指按压髌骨而手指抬起时髌骨也随之而起者，说明有膝关节内积血或积液。

3.对挤法

用手于损伤部位的相对方向互相对挤，测定有无疼痛，用于辨别是骨折或是软组织损伤。如胸部损伤时，两手分置于胸廓前后相对挤压，或于胸廓两侧相对挤压，以测定肋骨有无疼痛，而疼痛的部位，为肋骨骨折所在处；若为骨盆损伤，两手分置于两侧髂前上棘或髂嵴部相互对挤，或两手分置骶部和耻骨联合部前后对挤，如某侧有疼痛，则表示疼痛侧有骨盆骨折。

4.推顶法

检查者一手持患处，一手持患肢远端沿肢体纵轴向近端推顶，测定有无传导痛，借以判定有无骨折和骨折愈合情况。若有疼痛，则疼痛处多有骨折存在；如股骨颈无移位和嵌插骨折，临床症状较轻，有些尚能走路和骑自行车，X 线片也无明显骨折征象，但可用本方法测出沿肢体纵轴的传导痛；长管状骨骨折的愈合情况，也可用该法检查测定有无纵轴传导痛来确定。

5.叩击法

利用叩击引起的纵轴传导痛，来确定骨折的有无和部位及长管状骨骨折的愈合情况；或用手指叩击或拍击胸壁、腹壁某部引起的音响或震动来判断伤情和疾病的性质。叩击时，根据部位和检查需要，可采用以下 4 种方法。①拳叩法：当下肢长管状骨无移位或裂纹骨折时，为检查骨折的愈合情况叩击足跟部，以测定有无纵轴传导痛，来判断有无骨折或骨折的愈合情况。②拳掌法：当胸、腰椎压缩性骨折或病变时，嘱患者端坐，和拳掌叩击头顶部，来测定有无纵轴传导痛和疼痛出现的部位，该部位即骨折或病变的椎体。③指指叩击法：当胸、腹部损伤时，可采用指指叩击胸、腹壁某部或于不同体位下叩击，出现的不同音响，或用手指并拢拍击胸、腹壁某部而出现的震动反应，来判断损伤的情况和性质。若胸部损伤合并气胸时，可采用指指叩击上胸部 2～3 肋间，两侧对比，气胸侧呈鼓音；若腹部受损，阳明腑气不畅时，叩击时则出现鼓音；胸、腹部损伤或疾病，若有积血或积脓时，采用手指并拢拍击胸、腹侧壁时，可出现震动反应。④器具叩击法：当颅脑或脊髓损伤或疾病时，可借用器具（叩诊锤）叩击肘、膝、足跟等部位的肌腱，测定其反射的强弱或消失，来判断颅脑或脊髓损伤的轻重和性质。

6.扭转法

采用肢体扭旋或滚动的方法，来测定肢体有无旋转范围受限或增大，以判断有无骨折、关节脱位或韧带损伤。如长管状骨的裂纹性或无移位骨折，其症状轻微，但持其远端肢体扭转时，可出现骨折部位的疼痛，而在软组织损伤时，即使肿胀显著，也无扭转的疼痛。如髋或肩关节脱位时，持患肢远端扭转或作患肢滚动时，必有某一方向的旋转活动受限或丧失，近关节部位骨折时，常有旋转活动度增大；关节部位的软组织挫伤严重时，可有各方向的旋转受限；肢体麻痹或严重肌肉松弛时，关节各方向的旋转度均超出正常范围；关节内的病理性改变或骨骺病变，早期其他症状还不明显时，可先有旋转受限，如儿童的髓关节结核和股骨头骨骺的缺血坏死等，最早出现的症状就是髋关节的旋转活动受限，但在作旋转活动检查时，一定要注意手法轻柔，以免加重骨折的移位。

7.屈伸法

检查者一手持损伤的相应关节部位，另一手持肢体远端作相应关节的屈伸活动，以测定关节的功能情况，判断其肢体的损伤性质、范围、轻重程度，借以确定脱位、韧带损伤或关节周围骨折的一种检查手法。常用作关节脱位、关节周围韧带损伤和关节周围或近关节部位骨折的检查，用本法检查前，应先嘱患者作主动屈伸活动，然后根据主动活动情况，再作本法检查。

8.二辅法

检查者用两手相互辅助，检查管状骨损伤后有无骨软，判断骨折愈合情况的方法。如四肢损伤后，采用本法检查有骨软者即为骨折，无骨软者为软组织损伤；若骨折经过一段时间的治疗后，应用本法检查，骨软已消失，表明骨折已达到临床愈合，骨软仍明显，即使 X 线片显示有多量骨痂，仍应判定骨折尚未愈合。反之，X 线片显示仅有少量骨痂或骨折线模糊，检查时又无骨软者，可判定骨折已达临床愈合。因此，熟练掌握和正确运用本法，并与 X 线片相互印证，可以提高诊断的准确性。

第三节　骨科中医辨证方法

在骨科诊断时，要求辨证与辨病相结合。辨证是中医在长期医疗实践中形成的独特方法，也是骨科诊断的组成部分。它是以四诊和其他检查所收集的临床资料为依据，根据病因、部位、病势、病状等进行分类，并以脏腑、气血、经络等理论为基础，根据它们内在的联系加以综合分析，从而得出病证的概念。临床常用的辨证方法主要有八纲、气血、脏腑、经络等。其中八纲辨证是总纲，而气血辨证是关键。

一、八纲辨证

八纲就是阴阳、表里、寒热、虚实八大证候，八纲辨证就是从这 4 对矛盾的 8 个方面去概括疾病的不同特点。阴阳说明疾病的属性；表里辨别病变的部位和病势的趋向；寒热了解疾病的性质；虚实则掌握邪正的盛衰。因此可以说，八纲辨证体现了对立统一规律的临床实践意义，是对机体损伤后的生理、病理情况做出的总判断。

对骨科来说，辨阴阳同样是辨证之首要。若脓肿不红不热，溃后脓液清稀、淋沥不尽，难于生肌收口者属阴证，如骨结核。若起病急、病程短、病位浅者多属阳证；起病慢、病程长、病位深者多属阴证。就伤患局部而言，脓未溃而红肿灼热者属阳证。

形成疾病的根源，如果是阴阳失调，在辨证时应该找出伤患的症结所在，并采取适当的治疗方法，使阴阳复归协调。如阴寒太盛而损及阳气者，可用温热的药物以逐阴寒；如阳热太过而伤及阴液者，则可用寒凉的药物敛阳益阴。

（一）表里

表里是指人体部位的内外深浅，凡躯体皮毛、肌肉、筋骨均属于表；体内五脏六腑属于里；气分属于表；营分、血分属于里。

1.表证

外损皮毛、肌肉、筋骨属于表证；说明病邪轻而病位浅；若此外损伤后兼夹外感，出现发热、恶寒、头痛、鼻塞流涕、身痛肢酸等均属于表证。

2.里证

内伤气血、经络、脏腑或损伤后热毒深窜入里，表现为大热、大汗、神昏烦躁、呕吐腹胀，甚者项强抽搐，谵语躁扰，隐隐斑疹，下利或二便闭塞等属于里证。

一般说来，里证病邪重而病位深。从表证转为里证，说明病邪内传，病势发展；由里证转为表证，说明病邪由里出表，病势好转。

（二）寒热

寒热是阴阳偏盛偏衰的具体表现，阳盛则热，阴盛则寒。

1.寒证

寒证多见于骨关节慢性劳损，外邪乘虚而入，导致骨痨者；或素体虚衰，伤后阴寒入里，表现为口不渴或喜热饮，手足厥冷，面色苍白，大便溏薄，小便清长，舌苔白滑，脉象沉迟等寒证者。

2.热证

如损伤后积痰，则表现为口渴多饮，喜冷饮，发热，烦躁，面红，尿赤，便秘，舌红苔黄，脉象滑数等。

寒证与热证发展时，往往出现与病情相反的假象，如真热假寒证或真寒假热证，应注意鉴别。

（三）虚实

虚实是邪正的力量对比。虚指人体正气不足，抵抗力减弱；实指致病的邪气盛，但大体的抵抗力强，正气尚充沛，正邪相争剧烈。

1.虚证

体质衰弱，形瘦气枯，病程迁延，畏寒，萎靡，自汗或盗汗，眩晕昏沉，腹痛喜按，呼吸低微，脉搏细小微弱等为虚证，多见于损伤后期。

2.实证

体质强壮，壮热，烦躁，发病急，口渴，腹胀，便秘，腹痛拒按，呼吸粗大，脉实有力等为实证，多见于损伤初期。

在运用八纲辨证时，不能把某个证候孤立起来。这是由于损伤的病因较复杂，患者所表现的证候往往不是单纯的里证或表证、寒证或热证、虚证或实证，而是几种症状同时并见，有时还相互转化，形成错综复杂的现象。如体表的外伤感染，可因邪传入里而转变为急性骨感染的里、实、热的阳证，随着病程的迁延，又可转变为慢性骨感染的里、虚、寒的阴证。

二、气血辨证

气血既是构成人体的精微物质，也反映着脏腑、经络的生理功能，气血既可作为辨证的依据，也可作为治疗的原则。因此，气血之学说贯穿于中医全部的学术体系之中，并且与筋骨损伤的关系十分密切。损伤可引起人体内部气血、经络、脏腑的功能紊乱，其中首当者是伤及气血之说。

人是一个有机的整体，气血周流于全身而无处不到，凡损伤必伤及气血，气血伤或瘀积局部，或阻塞经络，或留滞脏腑，使气血的循行不得流畅，使体表的皮肉筋骨与体内的五脏六腑均失去濡养，以致脏器组织的功能活动发生异常，引起一系列的局部症状和全身症状。人体一切伤病的发生、发展无不与气血有关，气血调和能使阳气温煦，阴精滋养。若气血失和，便会百病丛生。

气血与损伤的关系极为密切。在临床上应根据病因、病机、部位、性质，以及全身与局部的症状表现，应用气血理论辨别是伤气或是伤血，是气血俱伤或是亡血过多。辨证明确，继而确定治疗原则，或以治气为主，或以治血为主，或气血兼治。所以，气血与损伤的关系是损伤病机的核心内容。现将伤气、伤血分述如下。

（一）伤气

由于负重用力过度，或举重呼吸失调、跌扑闪挫、击撞胸部等，以致人体气机运行失常。一般可分为气滞与气虚，损伤严重者可出现气闭、气脱等症。

1.气滞

气运行于全身，周流顺畅，若人体某一部位、某一脏腑发生病变或遭受外伤，致气机不利，都会使气的流通发生障碍，从而出现“气滞”的病理现象。气本无形，因郁滞则气聚，聚则似有形而实无质，气机不通之处，即伤病所在之处，必出现胀闷疼痛。因此，痛是气滞的主要证候，如气滞发生于胸胁，则胸胁胀痛，呼吸、咳嗽时均可牵掣作痛等，其特点为外无肿形，自觉疼痛范围较广，痛无定处，体表无明显压痛点。气滞在骨科中多见于胸胁损伤，如胸胁迸伤、挫伤后，会出现胸胁部的疼痛、胀闷等气滞证候。

2.气虚

气虚是全身或某一脏腑、器官、组织出现功能减弱和衰退的病理现象。在骨科疾病中，如某些慢性损伤的患者、严重损伤的恢复期、体质虚弱和老年患者等均可见到。其主要证候是疲倦乏力、语声低微、呼吸气短、胃纳欠佳、自汗、脉细软无力等。

3.气闭

常为损伤严重而骤然导致气血紊乱，气为血壅，闭而不宣。其主要证候是出现一时性的晕厥、昏迷不省人事、窒息、烦躁妄动或昏睡困顿等，常见于严重损伤的患者。

4.气脱

损伤可造成气随血脱。本元不固而出现气脱，是气虚最严重的表现。气脱者多有突然昏迷，表现为目闭口开、面色苍白、呼吸浅促、四肢厥冷、二便失禁、脉微弱等。常发生于开放性损伤失血过多、头部外伤等严重损伤。

（二）伤血

由于跌打坠堕、碾轧挤压、拳击挫撞及各种机械冲击等伤及经络血脉，以致损伤出血。损伤后血的生理功能失常可出现各种病理现象，主要有血瘀、血虚和血热，这 3 种情况和伤气又有互为因果的关系。

1.血瘀

血液循环于脉管之中，流布全身，环周不利，运行不息。如全身血流不畅或因血溢脉外，局部有离经之血停滞，便会出现血瘀的病理现象。血瘀可由局部损伤出血及各种内脏和组织发生病变所形成。在骨科疾病中的血瘀多为局部损伤出血所致。血有形，形伤肿，瘀血阻滞，不通则痛，故血瘀会出现局部肿胀疼痛。疼痛如针刺刀割，痛点固定不移，是血瘀最突出的一个症状。也就是说，瘀血性疼痛与气滞性疼痛的性质有所不同：瘀血性疼痛常随瘀血所在之处而表现有固定部位，不是痛无定处。血瘀时还可在伤处出现肿胀青紫，同时由于瘀血不去，可使血不循经，出血反复不止。在全身多表现为面色晦暗、皮肤青紫、舌暗或有瘀斑、脉细或涩等证候。

2.血虚

血虚属于体内血液不足所发生的病变，主要是由于失血过多或心脾功能不佳，生血不足所致。在骨科疾病中，由于失血过多，新血未及时补充；或因瘀血不去，新血不生；或因筋骨严重损伤，累及肝肾，肝血肾精不充，均能导致血虚。血虚证候表现为面色不华或萎黄、头晕、目眩、心悸、手足发麻、心烦失眠、爪甲色淡、唇舌淡白、脉细无力。在骨科疾病中，还可表现为局部损伤之处久延不愈，甚至血虚筋挛、皮肤干燥、头发枯焦，或关节缺少血液滋养而僵硬、活动不利。血虚患者，往往由于全身功能衰退，同时可出现气虚证候。气血俱虚则在骨科疾病中表现为损伤局部愈合缓慢，功能长期不能恢复等情况。

3.血热

损伤后积瘀化热或肝火炽盛、血分有热均可引起血热。临床上可见发热、口渴、心烦、舌红绛、脉数等证候，严重者可出现高热昏迷。积瘀化热，邪毒感染，尚可致局部血肉腐败，酝酿液化成脓。若血热妄行，则可见出血不止等。

(三)气血两伤

气血两伤是指躯体或四肢损伤后兼有伤气与伤血的证候。由于气血是相辅相成、不可分割的，因此损伤后伤气必伤及血。而伤血又常伤及气，故临床上多见气血两伤，但是，临证时要注意其轻重。如偏于伤气，则以气滞、气闭或气虚为主，兼见血证；若偏于伤血，则以瘀血、出血或血虚为主，兼见气机阻滞之证；伤气伤血同时并见，不分主次，则为气血两伤。

三、脏腑辨证

脏腑是人体内脏器官的总称，分五脏、六腑及奇恒之腑三大类。脏腑辨证是以脏象学说为基础，根据脏腑的生理功能和病理表现来判断病变的部位、性质、正邪盛衰状况，用以指导临床治疗的一种辨证方法。脏象学说认为："肺主皮毛；脾主肌肉；肝主筋；肾主骨"。然而，皮、肉、筋、骨皆赖于气血温煦和脏腑濡养。所以，皮、肉、筋、骨的严重损伤，必然会累及肺、脾、肝、肾，并出现相应的症状。

由于脏腑是一个对立而统一的整体，在病变过程中每多互相影响，在脏腑辨证时必须注意局部与整体的关系，以及病情的演变、发展，既要掌握某一脏腑病的本证，抓住主要矛盾，同时也要掌握相互之间的兼证和影响变化，不能孤立地、静止地看待。此外，每一脏腑的病理性质，虽然都有虚实或寒热的共性，但其主次地位和具体情况各有不同，在共性中还有个性，临证时必然要具体分析，区别对待，透过现象看本质，找出各自的特殊规律，采取正确的治疗措施。

（一）五脏

即心、肝、脾、肺、肾。另外还有心包络一脏，它是心的外卫，在功能和病态上，都与心脏是一致的，因此附属于心。五脏的功能是产生和储藏精气，其特点是"藏而不泻"；如《素问·五脏别论》中有"五脏者，藏精气而不泻也。"脏与脏之间在功能上是互相促进而又互相制约的。这种促进与制约的关系，是用"五行生克学说"来阐明的。它们的制约关系是肝→脾→肾→心→肺→肝；它们的促进关系是肾→肝→心→脾→肺→肾。为此，在病理情况下也互有联系影响。

（二）六腑

即胆、胃、大肠、小肠、膀胱、三焦。其中三焦并不是一个独立的器官，而是指胸、腹腔的 3 个部位：上焦包括心、肺；中焦包括脾、胃；下焦包括肝、肾、膀胱、大肠、小肠。因此，三焦的功能实际是指这 3 个部位内在脏器的功能。六腑的功能是腐熟水谷（消化），泌别清浊（吸收），传化糟粕（排泄），其特点是"泻而不藏"。

同时脏与腑之间又有表里配合的关系，通过各自所属的经络取得联系，并和体表五体、七窍相联络，从而使人体构成一个对立而又统一的整体（表 2-1）。

表 2-1　脏与腑表里配合的关系

内脏	脏（里）	肝	心	脾	肺	肾
	腑（表）	胆	小肠	胃	大肠	膀胱
体表	五体	筋	脉	肉	皮毛	骨
	七窍	目	舌	口	鼻	耳、二阴

（三）奇恒之腑

即脑、髓、骨、脉、胆、女子胞。所谓奇恒，有异乎寻常的意思。奇恒之腑形体似腑，作用似脏（藏精气），似脏非脏，似腑非腑，故谓奇恒。奇恒之腑也是人体重要的组成部分，除胆之外，虽不与其他脏腑相配合，但与心、肝、肾关系密切。如髓和骨的生长有赖肾精的充养；脉和心直接有关（心主血脉）；子宫赖肾气而生长发育，女子行经养胎等又需要血的供给，故子宫与心、肾等脏也有关。

（四）脏腑的辨证与骨伤的关系

1.心与小肠辨证

心主血脉，主神明，为君主之官。①心主神明：心居脏腑之首位，是最重要的脏器，主持着人的精神状态和思维活动。②心主血：在正常情况下，心血运行于脉管之中，在心气的推动下，运行全身，濡养四肢百骸。在骨科疾病中，疮疡的痛痒与心的关系密切。

小肠主化物而分清别浊，其主要病理变化反映运化功能障碍。

心与小肠相表里，常见的心与小肠损伤的病证有以下几点。①心气虚：多见于年老体衰的患者，因损伤后气血运行不利而发生。其临床表现为面色苍白、体倦乏力、心悸、气短、自汗、活动时症状加重，舌淡苔白，脉细弱或结代。若兼见形寒肢冷，心胸憋闷，舌质紫暗，称之为心阳虚，严重者可发生脱证。②心血虚：常为伤后体质虚弱，精神受刺激或大量失血引起。其临床表现为面色无华、眩晕、心悸、失眠、多梦、健忘、唇舌色淡、脉细等神志方面的症状。③心火上炎：多为瘀血郁而化热或创口邪毒感染所致。其临床表现为心烦、失眠、口渴、尿黄、疮疡痒痛、舌红糜烂，甚至发生口疮，脉数等证候。④小肠实热：多为损伤后，瘀血停蓄，郁而化热，致使小肠运化失职所致。其临床表现为心烦、腹胀满、口渴、尿黄、便秘、舌红苔黄腻，脉数等证候。

2.肺与大肠辨证

肺主气，司呼吸，朝百脉。①肺主“呼吸之气”和“一身之气”：主“呼吸之气”是指肺行呼吸，为体内外气体交换的场所，吸新呼浊，吐故纳新；主“一身之气”是指整个人体上下表里之气均为肺所主。②肺朝百脉：朝，有朝向、会合之意。肺朝百脉是指百脉会合于肺，即肺在呼吸过程中，全身血液均需流经肺脏，说明肺和百脉有密切的关系，同时也说明肺和心共同推动和调节血液运行，完成血液的周身循环。此外，肺还有肃降、通调水道的功能，与肾脏协调共同维持体内水、电解质的平衡。肺居胸腔内，既怕“热”又怕“寒”，且外合皮毛，又主呼吸并与大气相通。当外邪侵犯人体，无论是从口鼻或皮肤而入，都容易犯肺致病。在骨科中，胸胁若遭受跌打闪扭或挤压碰撞，轻者胁肋胀满，呼吸不畅，转侧疼痛；重者胸闷气短，咳嗽吐痰，甚则咯血，口唇发绀。若为瘀攻心肺，则见发热，脉快，躁动不安，呼吸急促，若出现昏迷状态则死亡率很高。故胸部创伤要注意合并肺的损伤。

肺主大肠，其主要功能是主传导，将水谷糟粕排出体外。大肠的经脉络于肺。其功能失常的主要病理变化表现为传导功能障碍。

肺与大肠互为表里。肺与大肠损伤后常见的病证有以下几种。①肺气虚：多见于胸胁的陈伤旧患。其临床表现为咳嗽气短、痰白清稀、疲倦懒言、声音低弱、怕冷自汗、面色白、舌质淡嫩，苔薄白，脉细弱等证候。②肺阴虚：多见于脏腑内伤日久以致肺阴耗损的患者。其临床表现为干咳或痰少而黏、或痰中带血、潮热盗汗、五心烦热、午后颧红、失眠、口干咽燥、声音嘶哑，舌红苔少，脉细数等证候。③肺瘀热：多见于胸部损伤早期的患者。其临床表现为发热、胸痛、咳喘、痰黄黏稠，舌红苔黄，脉滑而数等证候。④大肠实热：多见于脊柱骨折或腹部损伤早期，因气血凝滞，壅阻经络，积瘀生热所致。其临床表现为发热口渴、烦躁、腹部胀满、疼痛拒按、不思饮食、呕吐、大便秘结、小便赤黄、舌质红、苔黄厚腻、脉弦数等证候。

3.肾与膀胱辨证

肾藏精，主骨，生髓，为人体生长发育的根本。①藏精："肾藏精"是肾的重要功能之一，包括了两层意思：第一，是藏本脏之精（即先天之精），主司繁殖、生长发育及衰老；第二，藏五脏六腑化生的"水谷之精"（为后天之精），是维持生命、滋养人体各个组织器官、促进机体生长发育的基本物质。二者虽然各有所司，但彼此间联系紧密。精还需有元气的固摄才不至于流失，倘若元气亏损，精关不固，就会出现梦遗、滑精、早泄等现象，久而久之肾精亏损，导致身体虚弱。②生髓主骨：肾之所以能生髓主骨，是由于"肾藏精"之故，因为，精能生髓，髓充于骨腔而能养骨，骨靠髓生长，髓赖精化生，这就是肾、精、髓、骨的相互关系。因此，精足则髓满，髓满则骨强，一旦肾虚则精泄，精泄则髓空，髓空则骨弱，骨弱则容易损伤而且愈合缓慢，所以骨的生长发育、代谢、修复与肾的关系十分密切。如小儿的骨软无力，囟门迟闭及某些骨骼的发育畸形，是肾的精气不足所致；老年人若肾精不足，骨髓空虚，可致腿足痿软而行走困难。故肾虚者，易致腰部扭闪和劳损等，而出现腰酸背痛，腰脊不能俯仰等证候。若为骨折伤，必内动于肾，因肾生精髓，骨折后若肾生养精髓不足，则无以养骨，所以在治疗时，必须用补肾续骨之法，多采用入肾经之药物。同时也应注意，由于筋骨相连，在骨折时也必然会伤其筋，筋伤可内动于肝，若肝血不充，无以养筋，筋失滋养而影响其修复。肝血肾精不足，还可影响骨折的修复，所以在补肾的同时须养肝、壮筋，并采用入肝经的药物加入方剂中。由于肝肾与筋骨的关系如此密切,因此即使是素无肝肾亏损的患者,为了促进其筋骨的正常愈合,都有调养肝肾的必要。在骨折或腰痛的治疗中,必须要有整体观念,注意与肝肾二脏的关系。

膀胱主化气行水,其主要功能是储尿和排尿。与肾相通,互为表里,所以膀胱的病变,每与肾脏有密切的关系。肾与膀胱能调节人体水液的代谢与排泄,其病理表现为肾精不足、生殖功能减退和水液排泄功能障碍。肾与膀胱损伤后常见的病症有以下几种。①肾阴虚:常见于腰部损伤和骨关节损伤后期,多为肾阴耗伤所致。其临床表现为眩晕耳鸣、健忘、腰膝酸软、咽干舌燥、夜尿增多、遗精、舌红少苔、脉细数。重者阴虚内热,表现为形体消瘦、盗汗、五心烦热、失眠、男子精少不育,女子经闭不孕等证候。②肾阳虚:多见于年老体衰、久病卧床的损伤患者,因水湿潴留,伤害肾阳,或损伤后期肾阴阳耗伤,阴损及阳损所致。其临床表现为形寒肢冷、腰膝酸软、阳痿早泄、尿少水肿,面白无华,食少便溏、五更泄泻,舌质淡嫩,有齿痕,苔白滑,脉沉细等证候。③肾阳不固:多见于久病体虚、年老肾衰、神经衰弱或年幼肾气未充者。其临床表现为小便频数清长、甚或失禁,遗精早泄、头晕、腰膝酸软,舌质淡,苔白,脉沉细等证候。④肾精不足:多见于劳累过度、慢性劳累患者,由久病伤肾发展而来。其临床表现为眩晕、耳鸣、腰膝酸软、早衰、精神呆钝、动作迟缓、步履艰难等证候。⑤膀胱湿热:见于脊椎或泌尿系统损伤后,是由于湿热蕴结膀胱所致。其临床表现为发热、口渴、尿频、尿急、尿痛、尿色混浊或血尿,舌苔黄腻,脉数等证候。

4.肝与胆辨证

肝藏血、主筋、主疏泄。①肝藏血:肝脏具有储存血液和调节血量的功能,当人在运动或工作时,需血量增加,此时肝脏内储藏血液随同脉管内的血液周流于全身;在静卧休息时,机体对血液的需要量减少,部分血液又储存于肝内,如此循环。周而复始。所以,有“肝藏血,心行之,人动则血运于诸经,人卧则血归于肝”之说。凡跌打损伤之证,有恶血留内者,不分何经,皆以肝为主,因肝主血,败血凝滞,从其所属,故必归于肝;又如跌扑闪挫迸伤的疼痛多发生在胁肋少腹部位,是因为肝在胁下,肝经起于大趾,循少腹,布两胁的缘故。②肝主筋:筋包括筋络、筋膜、筋腱、经筋等组织,相当于现在所说的韧带、肌腱、关节囊等。人体的筋都附着在骨与关节周围,从而也说明了筋的主要功能就是“连属关节,络缀形体。”并主持人体四肢躯干作俯仰、屈伸、旋转等各种活动。然而筋的功能需要不断得到气血津液的濡养。若为跌打损伤,瘀血凝滞,气血不和,使气机升降出入运行紊乱,从而影响胃的“受纳”,饮食难以入胃,肝血就会不足,筋也就发挥不了正常功能,同时败血归肝也会直接影响到筋。因此,故疏肝活血,理气健脾为骨科初期用药的主要原则之一,瘀去新生,筋就会发挥正常的生理功能。③主疏泄:指肝对情志和某些内脏功能活动有调节作用。因肝的特性是喜条达舒畅,不宜抑郁,若过度和持久的精神刺激,可致疏泄功能失常,而见肝气郁结的病理现象。

胆附于肝,每多同病。其主要功能是储藏和传送胆汁,参与消化。如肝胆湿热内蕴,疏泄失常,可发生黄疸、胁痛等症。

肝与胆的生理和病理关系十分密切,遭受损伤后常见的病症有以下几种。①肝气郁结:多见于胸胁内伤者,由于恶血归肝,肝气郁结所致。其临床表现为精神抑郁或急躁、胸胁窜痛或胀痛、胸闷不舒、少腹胀痛,妇女者乳房胀痛、痛经,舌苔薄白或黄腻,脉弦等证候。②肝火上炎:多见于胸胁损伤后并发感染者,因气郁化火所致。其临床表现为情绪急躁、胸胁灼痛、耳鸣头痛、目赤肿痛、口苦口干、间有鼻衄、小便黄赤、大便秘结,舌质红,苔黄糙,脉弦数等证候。③肝阳上亢:多见于伤后忧思恼怒,气郁化火,内耗肝阴,阴不敛阳所致。其临床表现为精神兴奋、易怒、眩晕头痛、面红或颧红、耳鸣目眩、心悸、失眠,舌质红,脉细数等证候。④肝风内动:多见于颅脑损伤,或伤后并发感染,由于热极火盛,消耗肝阴,热动肝风所致。其临床表现为头晕目眩、手足痉挛、抽搐或麻木、颈项牵强、角弓反张,舌质红或苔黄,脉多弦或弦数等证候。⑤肝血虚:多见于伤后慢性出血,或久病阴血耗竭的患者。其临床表现为两目干涩、视物昏暗、耳鸣、眩晕欲扑、肌肉震颤、四肢麻木、爪甲不荣、若为妇女经少或经闭,舌红少津,脉细数等证候。⑥肝胆湿热:多见于右胁肋部损伤后恶血归肝,郁而化火;或伤后外感湿热之邪,致湿热内蕴,中焦气滞,影响肝胆疏泄功能的患者。其临床表现为皮肤巩膜黄染、发热身痒、右季肋区疼痛、胸脘痞闷、口苦口干、不思饮食、食厌油腻、尿少黄赤,舌质红,苔黄腻,脉数等证候。

5.脾与胃辨证

脾为仓廪,主运化(消化吸收);主肌肉、四肢。①脾主运化:指脾能消化饮食,并能靠自身升发之气把饮食中的精微化为气血、精津液,然后运送供养全身,同时把代谢产生的水湿运行排泄到体外。胃主受纳水谷,脾主运化水谷,输布精微。因此,维持人体生命活动的基本物质气血、精津液无不与脾胃有关,所以古人把脾胃当作“后天之本”“气血生化之源”,是很有道理的。②脾主肌肉、四肢:由于全身的肌肉营养,依赖脾胃的健运。若脾气旺盛,饮食规律,营养充足,四肢肌肉坚实,丰满有力,不容易受伤,即使遭受铁打损伤,也容易痊愈;若脾气虚弱,饮食不振，营养缺乏，肌肉瘦削，四肢无力，不但容易损伤，而且伤后恢复缓慢。跌打损伤初期，败血归肝，肝胃不和，常影响脾胃纳食和运化功能；损伤后期或出现迟延愈合，或出现肢体肿胀，也与脾气虚弱有关系，因此治疗创伤自始至终都必须注意调理脾胃，促进其运化功能，才有利于创伤的修复。③此外，脾还具有统摄血液的功能，脾统血对损伤后的修复起着重要的作用。

胃属于受纳、腐熟和消化饮食的器官，其特性是喜润恶燥。胃与脾相表里，脾主运，胃主纳；脾主升，使饮食精微转输上承，分布营养全身；胃主降，使饮食下行，便于进一步消化、吸收及排泄。若胃气强，则五脏俱盛，反之，有“胃气一败，百药难施”的说法。脾胃功能减退，生化和转输功能障碍，日久则出现四肢软疲乏力、肌肉消瘦等现象，这就是因为脾主肌肉，脾主四肢，四肢皆禀气于胃的道理。

脾与胃两者有相辅相成的关系，所以常多同病，脾与胃损伤后的病症有以下几种。①脾气虚弱：多由慢性损伤或伤后饮食失调所致。其临床表现为食欲不振、胃脘满闷、胃痛喜按、腹胀便溏、面色萎黄、四肢不温、倦怠无力，舌苔白，脉濡弱等证候。②脾阳虚：多由慢性病损伤及脾阳，伤后饮食失调，或由脾气虚发展而来。其临床表现为腹部胀满、绵绵作痛、喜热喜按、饮食不化、泄泻清冷、小便不利、肢冷身重、甚或肢体水肿，苔白滑，脉沉细无力等证候。③脾虚湿困：多由于伤后受寒淋浸，过食生冷或住潮湿，而使寒湿之邪内渍于脾，脾阳受困所引起。其临床表现为食欲不振、胃脘满闷、恶心欲吐、头重如裹、腹满便溏、水肿、肢体困重，舌苔白腻，脉濡缓。如果兼有热邪，湿热交蒸，便会出现黄疸等证候。④脾不统血：多由损伤后出血不止，脾气虚弱，不能摄血所致。其临床表现为皮下出血、鼻衄、尿血、便血及妇女的崩漏；兼见食欲不振、面色萎黄、神疲无力、眩晕气短，舌质淡，脉细弱等证候。

四、经络辨证

经络是人体内经脉和络脉的总称，是人体内运行气血，沟通表里上下，联系脏腑肢节的独特系统。经脉纵行是干线，有定数，主要有手三阴经、手三阳经、足三阴经、足三阳经，再加上督脉和任脉，被称之为十四正经；络脉为分支，犹如罗网分布于全身，难计其数。经络内连五脏六腑，外络四肢百骸，无处不至，将人体表里上下皮肉筋骨联络成一个统一的有机整体。同时，经络又是气血运行的通路，人体气血之所以能够通达全身各部发挥作用，就是通过经络干输注的。

经络的实质结构及功能与现代医学某些系统的作用有相似之处。故有人认为:从经络的循经分布、生理功能、病理变化来看,似乎与神经系统、脉管系统、神经体液调节系统等方面的部分形态、生理、病理有关,认为经络是人体内多种组织参与的一种功能反应线;也有提出经络波导学说:认为经络内气的运行乃是电磁波的传输;近几年来有人提出新的框架即经络生理学,它包括西医神经调节和神经体液调节所有内容,用经络调节代替神经调节,用经液调节代替神经体液调节。以上说法能否包括经络学说的全部内容,有待于进一步探索和研究。

(一)经络的生理功能

1.协调机体平衡的功能

经络协调机体平衡,是通过运气血来完成的,这是因为经络是气血运行的通道。人体五脏六腑、五官七窍、皮肉筋骨、四肢百骸,均需气血的濡养,在经络的协调下得以相互联系沟通而发挥各自正常的生理功能。

2.传递信息的功能

经络传递信息,是通过运输"经气"来完成的。经络是通道,"经气"是信息载体。"经气"在经脉、络脉内运行,由经别的沟通周而复始,如环无端,从不间断地传递着全身各组织器官的信息。"经气"循经运行还有一定时间规律,这规律与大自然的变化规律相一致,即所谓人体"生物钟",临床可以利用这种规律辨证诊断、针灸和用药。

(二)经络与骨伤的关系

经脉与伤患的发生及传变有着密切的关系,当人体遭受损伤后,必伤及气血,气血损伤,或气滞,或血瘀,都可以阻塞经络,经络受阻,其运行气血、传递信息、协调机体的正常功能就会受到影响。如外邪或疼痛刺激可通过经络的传递作用向内传入脏腑,影响脏腑的功能。反之,若脏腑发生病变,同样也会循着经络通路反映到人体体表,即所谓的"病在于内,症见于外"。如肝脏伤病常见胁下疼痛,正是因为胁下是足厥阴肝经循行的部位。

另一方面,伤病引起经络运行阻滞,也会使其循行所经过的组织器官的功能失常,而出现相应的症状。由于不同的损伤部位,则有不同的临床表现,若伤在头部,因头为诸阳之会,轻伤者出现头晕耳鸣、失眠、健忘;重伤者因扰乱神明而出现昏迷。若伤在胸部,因胁肋为肝经之道路,"其支者,复从肝,别贯膈,上注肺",故常见胸闷气短、咳嗽吐痰、转侧疼痛;若伤在脊柱,容易伤及督脉,督脉贯脊通脑,总督用身之阳(手、足三阳经在头部交会),损伤严重者,不但出现肢体瘫痪,而且会涉及足太阳膀胱经和手阳明大肠经,从而出现大小便的功能障碍。

由于经络系统能够有规律地反映若干证候，因此临床上可依据患者的自觉症状或他觉症状，视某部位与经络有关，初步诊断某经的病变，这对确定病位、推求病因是很重要的。

(三)经脉的循行及其证候

1.手少阴心经

起于心中，通过横膈，联络小肠。其支脉从心沿着食道上行，联系目。直行的脉从心上行至肺，经腋下，沿上肢内侧到达小指末端。本经脉所出现的病证主要为咽干、目黄、心痛、口渴、欲饮、胁肋疼痛，臑臂内侧后缘疼痛、厥冷、掌心热痛及小指麻木、屈伸不能等。

2.手厥阴心包经

起于胸中，属于心包络。下行通过横膈，从胸至腹，依次联络上、中、下三焦。其支脉从胸出胁部，上行腋窝，沿上臂内侧，进入肘窝，向下行于前臂掌侧中间，入掌沿中指直达尖端。本经脉所出现的病证主要为手心发热、臂肘部拘挛、腋下肿痛，甚则胸胁部胀满、心内烦扰、心痛等。

3.手太阴肺经

起于中焦胃脘部，向下联络大肠，上属肺脏，经上胸外侧、上肢桡侧达拇指桡侧指端。本经脉所出现的病证主要为咳嗽、气喘、锁骨上窝疼痛等，甚至可因咳嗽过度而形成双手交捧于胸部、视物不清、心中闷乱的“臂厥”。

4.手阳明大肠经

起于食指桡侧端，沿前臂外侧上行，再沿上臂前侧至肩，与诸阳经会于大椎穴；复向前入缺盆，经颈部，在人中交叉，到达鼻旁。联络肺脏，属大肠。本经主津液所发生的病变，如眼睛发黄、口干、鼻衄、齿痛、喉间肿痛等。又因经脉流注的缘故，肩前与臑内作痛、拇指和食指痛、不能活动等，有类似正中神经损伤的证候。

5.手太阳小肠经

起于小指尖端，沿手尺侧、前臂背侧尺侧缘，经尺骨鹰嘴与肱骨内上髁之间，再沿上臂外侧后缘，经肩胛、经前到达耳前，联络心脏，沿食道至胃，下行属小肠。本经脉所出现的病证主要为喉痛、下颊肿、颈部不能转动，肩痛似拔、臑痛似折、颈、下颌、肩、臑、肘、臂部外侧后缘疼痛，似颈椎病或尺神经受刺激所引起的疼痛等。

6.手少阳三焦经

起于无指末端，沿着腕背，行于前臂背侧的桡、尺骨之间，通过肘尖，沿上臂外侧，上肩，经颈部、耳后，至耳前，与心包经相联络，向下通过横膈至腹，属上、中、下三焦。本经脉所出现的病证主要为听觉不灵、咽喉肿痛、自汗、眼外角痛、颊痛累及耳后。肩、臑、肘、臂的外缘皆痛，小指、无名指不能活动等。

7.足太阴脾经

起于足踇趾尖端，上行至内踝前方，沿胫骨内后方，经大腿内侧前缘至腹部外侧。属脾，络胃。其支脉从腹向外上方上行至腋，再折向胸部，经咽喉两旁，联系舌根，分散于舌下。本经脉所出现的病证主要为舌根疼痛、食物不下、身体不能摇动、心烦不安、心下掣引作痛、大便稀薄或下利、小便不利、一身发黄、不能安睡、勉强站立、股膝内侧肿胀或厥冷、足踇趾不能动等。

8.足阳明胃经

起于鼻翼外角，绕面部一周，行于颈前及胸腹前，至下肢外侧前面，到达次趾末端。属胃腑，联络脾脏。本经脉所出现的病证主要为高热狂乱、自汗、鼻衄、口角㖞斜、喉痹、腹部水肿，膝髌肿痛、沿胸侧、乳部、大腿、胫前外侧及足背等处皆痛，足中趾麻木等。

9.足少阴肾经

起于足小趾下，斜走足心，沿内踝后，进入跟骨，再向上走于小腿后侧，出腘窝内侧，经大腿内侧后缘，到达腹部和胸部内侧。入属肾脏，下行联络膀胱。本经脉所出现的病证主要为口热、舌干、咽肿、喉痛、心烦而痛、脊及股内后缘疼痛，痿废厥冷、嗜卧、足心热痛等。

10.足太阳膀胱经

起于眼内眦，沿额上行，交会于巅顶。其支脉，从巅顶入里联络于脑，后分两行，夹着脊柱，到达腰部，联络肾脏，属膀胱。从腰脊而下通过臀部，进入腘窝中，再向下至小腿外侧，经足外踝后面，至足小趾外侧尖端。本经脉所出现的病证主要为头痛、脊柱疼痛、腰痛如折、屈髋活动受限，膝腘中筋如被结扎，足跟似裂开，称为“踝厥”。颈、背、腰、骶、腘、踝、足等部皆痛，足小趾不能运动，出现类似坐骨神经痛、腰椎间盘突出症的证候。

11.足少阳胆经

起于眼外眦，向上经颞部、耳后、颈部、肩部，行于胁肋腰间，至下肢外侧正中，前达足四趾末端。本经脉所出现的病证主要为头痛、下颌痛、眼外眦痛，缺盆肿痛、腋下肿、自汗出、振寒如疟，胸、胁、肋、髀、膝等部的外侧直至胫骨、外踝前，以及诸关节皆痛，足四趾不能运动等。

12.足厥阴肝经

起于足𧿹趾，沿足跗经内踝前，向上至小腿内侧前面，经大腿内侧，绕过生殖器，到达小腹，上行夹胃，属于肝脏，联络胆腑，散布胁肋。本经脉所表现的病证主要为腰痛不能俯仰，胸胁内伤者症见胸满气短，其痛在胁肋，并放射至小腿及生殖器；反之，生殖器及小腹损伤，疼痛可放射至胁肋。

当机体受到伤痛侵袭时，十二经脉就会反映出各种证候，在《灵枢·经脉》中有比较详细的记载有关伤痛的证候（表2-2）。

表2-2　《灵枢·经脉》有关伤痛证候

经络名称	伤痛证候
肺手太阴之脉	缺盆（锁骨上窝）中痛，甚则交两手不瞀。臑臂内前廉（缘）痛厥，掌中热，肩背痛
大肠手阳明之脉	肩前臑痛，大指、次指痛不用
胃足阳明之脉	膝髌肿痛，循膺（胸）、乳、气街、股、伏兔、骭外廉（胫骨外缘）、足跗上皆痛，中趾不用
脾足太阴之脉	不能卧，强立，股膝内肿、厥，足大趾不用
心手少阴之脉	臑臂臂内后廉（缘）痛厥，掌中热痛，臂厥
小肠手太阳之脉	不可以顾，肩似拔，臑似折。颈、颔、肩、臑、肘、臂外后廉（缘）痛
膀胱足太阳之脉	脊痛腰似折，髀（髋）不可以曲，腘如结，踹（足）如裂，是为踝厥。项、背、腰、尻（骶）腘、脚皆痛，小趾不用
肾足少阴之脉	脊、股内后廉（缘）痛，痿、厥、嗜卧，足下热而痛
心主手厥阴心包络之脉	臂肘挛急，腋肿，烦心，心痛，掌中热
三焦手少阳之脉	肩、臑、肘、臂外皆痛，小指、次指不用
胆足少阳之脉	缺盆中肿痛，腋下肿，胸胁、肋、髀、膝外至胫、绝骨、外踝前及诸节皆痛，小趾次趾不用
肝足厥阴之脉	腰痛不可以俯仰

13.督脉

起于会阴部，行于腰背后正中脊柱，上达风府，进入脑内，属脑，由项沿头部正中线到达头顶，经前额下行至鼻柱，下入上唇。督脉的主要病证表现为背脊方面，主要表现为颅脑伤后的脊柱强直，角弓反张等证候。

14.任脉

起于会阴部，行于腹部和胸部正中，上达咽喉，走向下颏唇中央承浆穴，会于督脉的龈交穴以后，分两侧至眼眶下。任脉受纳手足三阴的脉气，其证候多发生在小腹腔内脏器。故任脉损伤，男子可发生疝气，女子则易得赤白带下或癥瘕积聚等疾病。

经络辨证不仅可以明确伤患的特性，在诊断上更有意义，并可以作为辨证施治和指导用药的参考。因为，经脉是发挥药物性能、感觉外来刺激的通路，所以，普遍地应用于药物治疗、针灸、推拿按摩及功能锻炼等方面。古人根据药物的作用和性能，结合各脏腑发生证候的特点，总结出归经、引经的法则。临床如能掌握经络辨证，对针灸与推拿循经取穴，处方按经选药，就会更好地提高治疗效果。

第三章 骨科常用治疗技术

第一节 石膏固定

石膏固定是骨科外固定方法之一。医用石膏是天然的硫酸钙石，经过粉碎、加热、脱水而形成的非结晶的粉末，将这种石膏粉末与吸水纱布制成的石膏绷带，在温水中浸泡，缠绕于肢体，干燥后，即变成坚硬的固体，达到塑形、固定的目的。石膏绷带的优点是可塑性大，可随被固定部位的长短、粗细及不同体形任意塑形，固定坚硬、搬运便利。但缺点是弹性小，石膏固定后，变成一个坚硬的外壳，当肌肉收缩时，石膏壳不能随着肢体一起活动，尽管制作时比较合适，但当早期肿胀消退或晚期肌肉萎缩时，石膏与肢体之间就有一定的空隙，骨折往往在石膏内变位。石膏绷带又常需固定骨折上下两关节，影响功能锻炼，甚至发生关节强直。因此，过去大部分四肢骨折会用石膏固定，现在在我国多被夹板固定所代替，石膏绷带在骨折治疗上已大大缩小其使用范围。但目前对于关节内骨折、手术切开复位后的骨折、骨与关节结核、化脓性骨髓炎、矫形术后，以及关节融合术后，有时仍需采用石膏固定。

一、常用石膏绷带类型

(一)石膏托

将石膏绷带按需要的长度折叠成石膏条带，浸泡后敷贴于肢体的一侧，再用纱布绷带包缠固定与成形。一般上肢石膏托需用 10 cm 宽的石膏绷带 10～12 层，下肢石膏托需用 15 cm 宽的石膏绷带 12～15 层。石膏托的宽度一般以能包围肢体周径的 2/3 左右为宜。

(二)石膏夹板

按照做石膏托的方法制作 2 条石膏带，分别置贴于被固定肢体的伸侧及屈侧，用手抹贴于肢体，再用纱布绷带包绕而成。

(三)石膏管型

石膏管型指用石膏绷带和石膏条带结合包缠固定肢体的方法。即在石膏夹板的基础上改纱布绷带为石膏绷带固定，使前后石膏条成一个整体，适用于上肢和下肢。

(四)躯干石膏

躯干石膏指采用石膏条带与石膏绷带相结合包缠固定躯干的方法，常用的躯干石膏有头颈胸石膏、石膏围领、肩人字石膏、石膏背心、石膏腰围及髋人字石膏等。随着新材料、新工艺的不断进步，新的外固定器具的不断出现，涉及躯干部位的大型石膏固定的应用范围已逐渐减少，如硬塑领和充气领代替了石膏围领，肩外展支架代替了肩人字石膏，脊柱器具代替了石膏背心、蛙式外固定器具代替了蛙式石膏等。这些外固定器具因其重量轻、透热性能好、拆装方便等优点，为广大患者所接受。

二、石膏固定的应用

石膏固定的各关节功能位置和范围见表 3-1。

表 3-1　各关节功能位置和固定范围

骨与关节		功能位置	固定范围
肩关节	肱骨	上臂外展 45°～60°，前屈 30°外旋 15°，肘关节屈肘 90°，前臂稍旋前，拇指尖对准鼻尖为准	肩人字石膏：包括胸、肩、肘及前臂，女性应托起乳房，以防受压
肘关节	尺桡骨	屈肘 90°，前臂一般中立位	自腋部起，下达手掌远侧横纹
腕关节	手部	腕背伸 20°～30°，手半握拳，拇指对掌	肘下至手掌远侧横纹
手指关节	指骨	掌指关节屈曲 60°，指间关节屈曲 30°～45°	前臂至手指
髋关节	股骨	屈曲 15°～20°，外展 10°～15°，外旋 5°～10°	髋人字石膏：从乳头至足趾，必要时包括对侧髋关节，下达膝上部
膝关节	胫腓骨	屈膝 10°～15°，小儿全伸	大腿至足趾
踝关节	根骨	呈中立位，无内外翻	小腿至足趾
脊柱		尽量按正常生理弧度，两髋稍屈，并适当外展，膝关节稍屈曲	T_4 以上包括头颈部，L_4 以下包括两侧大腿

三、石膏固定技术

(一)体位

若无治疗的特殊需要，石膏固定应保持关节处于功能位。关节功能位是相对的，与职业特点密切相关。对于某些关节损伤或其邻近部位的肌腱、韧带断裂，则不能机械地照搬上述关节固定的位置。若跟腱断裂缝合后，应采用屈膝和踝关节跖屈固定，尺骨鹰嘴骨折则用伸肘位固定，踝关节外翻损伤需用内翻位固定，内翻损伤则需要外翻位固定等。

(二)放置衬垫

应在被固定的肢体上垫一层薄棉花，或穿上袜套，凡骨突部位应加放厚衬垫(图 3-1)，以免石膏压伤皮肤而形成压疮。

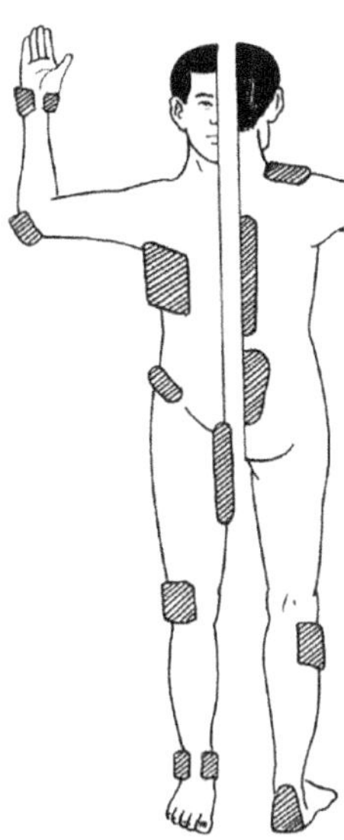

图 3-1　衬垫放置部位

(三)制作石膏条

将选择合适宽度的石膏绷带放在石膏台上按所需长度铺开，并折叠成条状，边铺边用手压平，一般为 6 层，如单纯用作石膏托或石膏夹板固定，可加厚至 10～12 层。超过膝或肘关节的石膏托，上端需加宽加厚。

(四)浸泡石膏绷带

用铁桶盛温热水(40 ℃左右)将石膏绷带卷轻轻置于温水中，下水时石膏一端向桶底，另一端向上，待气冒完后，用双手轻挤石膏绷带两端，挤出多余的水份

(图 3-2)。浸透的石膏绷带应立刻使用,否则会变硬,若勉强使用,会由于石膏层间不能紧密接触,影响固定。

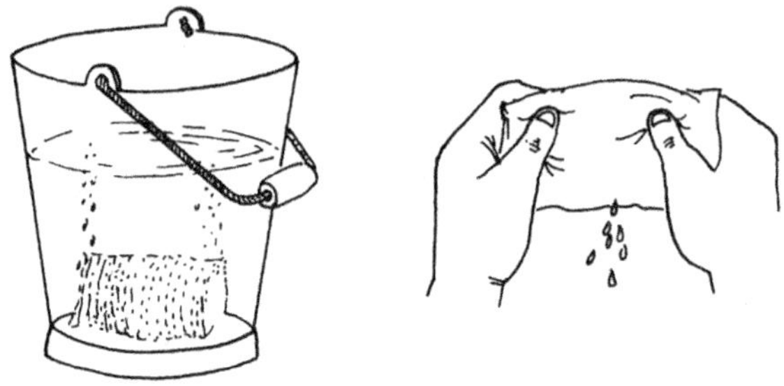

图 3-2 石膏绷带的浸泡与挤水

(五)放置石膏托

将已浸透挤干的石膏托置于需要固定的部位,置于关节部时为避免石膏皱褶,可将其两侧各横向剪开约 1/5,呈重叠状,而后迅速用手掌将石膏托抹平,挤出中间的空气,使其紧贴皮肤。对单纯用石膏托固定者,可上下端翻转呈双层加以塑形。根据天气情况,若气候干燥者,内层需用浸过水的纱布绷带包扎,外层则用干纱布绷带包扎。包扎时一般先在肢体近端缠绕两层,而后再一圈压一圈地依次缠至肢体远端。

(六)石膏固定

石膏管型者,采用石膏固定法,当石膏托放妥后,再取另一浸透但已挤压干的石膏绷带,徐徐缠绕于患肢,或由上而下,或由大而小,作均匀而螺旋式的移动。卷带边相互重叠 1/3～2/3,切忌漏空,同时不断用手抹平和塑形,使每层之间紧密相接。绷带应与肢体纵轴垂直,为了适应肢体上下的粗细不同,可将绷带宽面下 1/3～2/3 折叠起来,以消灭绷带间的空隙(图 3-3),而不能采取把石膏绷带向上拉紧的方法。在上石膏的过程中,应以手掌托扶石膏,切忌用手指压迫,以免该处凹陷,形成压力点,以致术后压迫性皮肤坏死。并应密切注意肢体的功能位置,不可随意改变肢体的伸屈度,以免石膏折断,或造成石膏折叠,引起术后该处压疮,甚至肢体坏死。

(七)修整石膏

包扎完毕后,用剪刀剪除过长过多的部分,修整边缘,抹平石膏面,在石膏面上注明骨折类别和上石膏的日期。

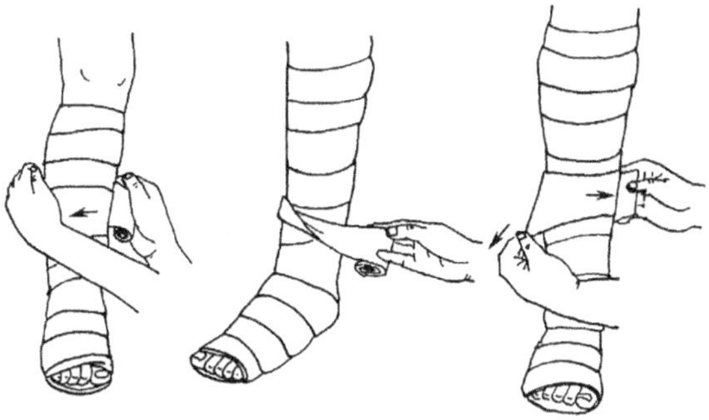

图 3-3 包缠石膏绷带的方法

四、石膏固定适应证

(1)骨折及脱位复位后的固定。

(2)关节损伤后的固定。

(3)病理性骨折。

(4)某些骨关节术后,如关节融合术周围神经、血管、肌腱断裂或损伤手术修复后的固定,需较长时间固定于特定位置者。

(5)畸形矫正术后为了维持位置者。

(6)骨关节及肢体软组织急慢性炎症者,用以固定患肢,控制炎症。

五、石膏固定注意事项

(1)石膏固定完成后,要维持体位直至完全干固,以防折断。应避免肢体屈伸或挤压变扁。为加速石膏的干固,可用电吹风或红外线灯泡烘干。

(2)抬高患肢,以利消肿,下肢可用软枕垫高,上肢可用输液架悬挂,肢体肿胀消退后,如石膏固定过松,失去作用时,应及时更换石膏。

(3)患者应卧木板床,并用软垫垫好石膏,注意保持石膏清洁,勿污染,变动体位时,应保护石膏,避免折断或骨折错位。

(4)石膏固定后应防止局部皮肤尤其是骨突部位受压,注意患肢血液循环有无障碍,观察患肢远端的温度和知觉,如有肢体受压现象,应及时将石膏全层剖开松解,进行检查并作相应处理。

(5)石膏固定后应定期进行 X 线检查。

(6)石膏固定期间,应指导患者及时进行未固定关节的功能锻炼。

(7)寒冷季节应注意患肢外露部分保暖;炎热季节,对包扎大型石膏的患者,要注意通风,防止中暑。

第二节 支具治疗

支具又称矫形器，是一种以减轻四肢、脊柱骨骼肌肉系统功能障碍为目的的体外支撑装置。随着康复医学的普及，低温、高温热塑性板材和树脂材料的问世，应用生物力学及支具设计理论的完善，现代康复支具完全可以满足手术前后制动、功能康复及恢复肢体本体感觉等康复治疗的需要。

一、常用支具类型

支具根据使用的部位不同，可分为脊柱、肩、肘、腕、髋、膝、踝八大类，其中以膝、肩、肘、踝支具的应用最为广泛。常用的肩关节支具：万向轴肩外展支具和肩关节护具；肘关节支具分为动态肘关节支具、静态肘关节支具和肘关节护具；踝关节支具根据其作用分为固定、康复行走位和踝关节护具，对术后早期制动、关节功能恢复，以及控制关节的有害运动，具有良好的康复和纠正作用。

二、支具的应用

（一）上肢常用支具

上肢常用支具主要用于保持不稳定的肢体固定于功能位，提供牵引力以防止关节挛缩，预防或矫正肢体畸形及补偿损伤失去的肌力，帮助无力的肢体运动等。上肢矫形器按其功能分为固定性和功能性两大类。前者没有运动装置，用于固定、支持、制动；后者有运动装置，可允许机体活动或能控制、帮助肢体运动，促进运动功能的恢复。

1.腕托

腕托可稳定腕关节。在腕托基础上附加弹性装置，使手指或腕关节被动伸直，可用于神经、肌腱损伤患者的功能锻炼（图 3-4）。

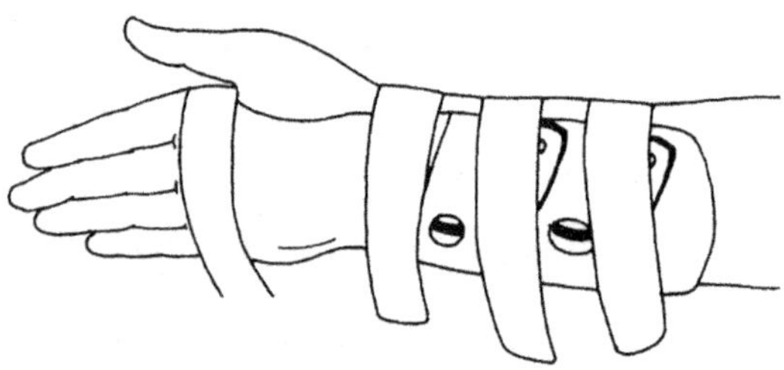

图 3-4 腕托

2.上肢外展架

上肢外展架多用于肩部瘫痪引起上肢不能外展和肩部骨折患者手术前后的固定(图 3-5)。

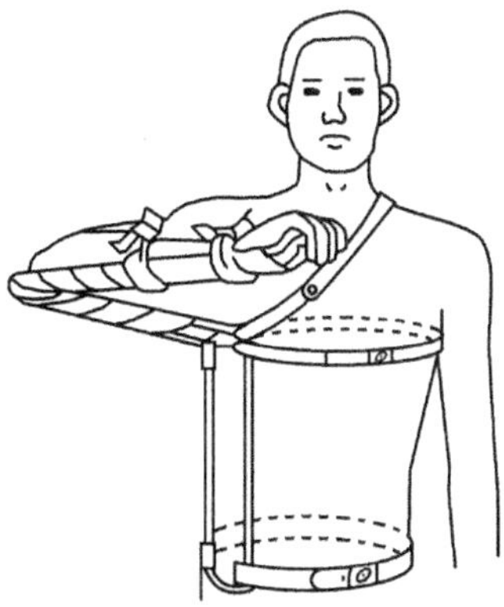

图 3-5　上肢外展架

3.肘关节支具

肘关节支具可保护肘关节及肘关节在保护控制下的活动。

(二)下肢常用支具

下肢常用支具的主要作用是支撑体重、辅助或替代肢体的功能、预防和矫正畸形。近年来由于新材料和新工艺的应用,下肢矫形器增加了许多新品种。根据其结构和适用范围,下肢矫形器可分为用于神经肌肉疾病和用于骨关节功能障碍两大类。其中,用于神经肌肉疾病的矫形器包括踝足矫形器、膝踝足矫形器、髋膝踝足矫形器、膝关节矫形器、截瘫支具、髋关节矫形器等。

1.长腿支具或护膝装置

长腿支具或护膝装置可稳定膝关节,防止畸形(图 3-6)。

2.踝足支具

踝足支具可稳定踝关节,防止畸形(图 3-7)。

3.矫形鞋

矫形鞋可矫正足部畸形,稳定踝关节,补偿下肢短缩(图 3-8)。

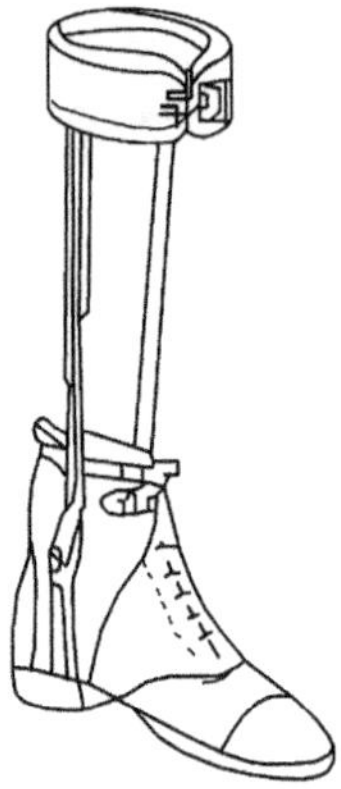

图 3-6 踝足支具

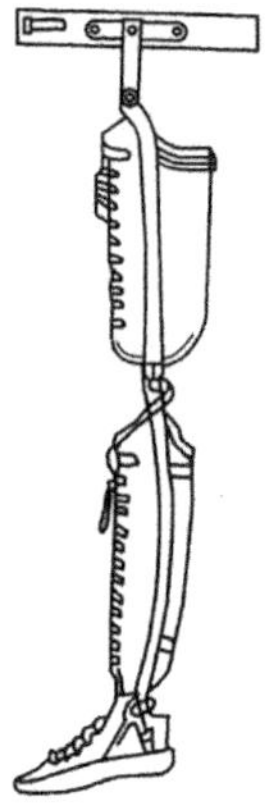

图 3-7 长腿支具

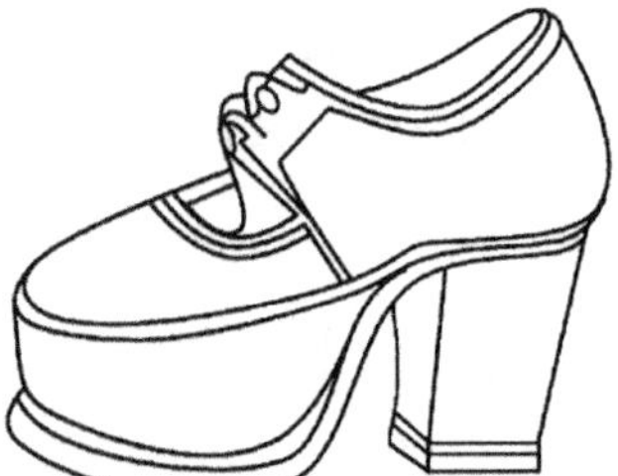

图 3-8 内外补高鞋

(三)脊柱常用支具

脊柱常用支具分为颈椎矫形器、固定式脊柱矫形器和矫正式脊柱矫形器三大类。主要作用是限制脊柱前屈、后伸、侧屈、旋转运动和减少脊柱载荷。

1.颈椎支具

颈椎支具常用塑料围领或头颅环装置,用于颈椎骨折脱位、颈椎不稳或颈椎术后固定(图 3-9)。

2.胸腰椎支具(Boston 支具)

胸腰椎支具常用硬塑料制作,用于脊柱侧凸矫形、维持脊柱稳定性及脊柱矫形的维持。适用于胸、腰椎损伤及肿瘤术后的固定、轻中型脊柱侧凸的矫正等(图 3-10)。

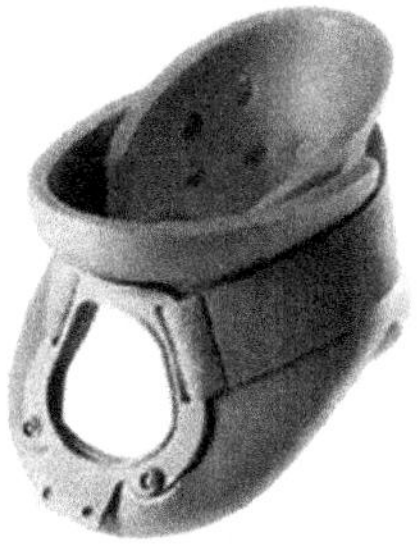

图 3-9　颈部围领

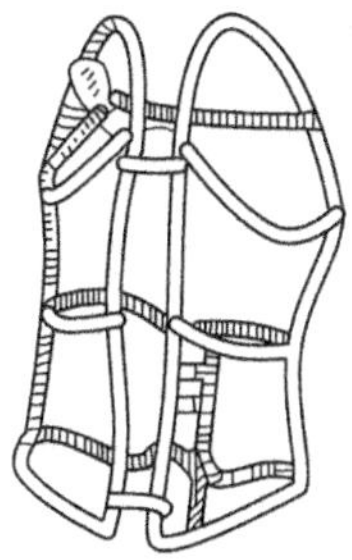

图 3-10　胸腰椎支具

支具对骨骼肌肉系统疾病的治疗具有积极作用，但长期配戴会使肌力减退，产生心理依赖，配戴方法不正确可能会导致皮肤压伤、破溃和神经受损，因而应注意合理适时地应用支具并加以适当的护理。

三、支具治疗适应证

支具暂时或长期用于支持、矫正或辅助病残肢体，以利于恢复或发挥功能。

（一）先天性疾病

可利用支具治疗的先天性疾病：①先天性马蹄内翻足，适用于 3～4 岁以下的患儿。②先天性髋关节脱位，适用于 3～4 岁以下患儿或先天性髋关节脱位复位术后的固定。③先天性斜颈，包括肌性斜颈、骨性斜颈及矫形术后的固定。④先天性髌骨脱位，用于手法复位或手术复位后的固定。⑤先天性平足症，用于功能代偿、矫形或矫形术后的固定。

（二）创伤性疾病

可利用支具治疗的创伤：①脊柱及四肢骨折。用于复位后的外固定及部分功能代偿。②脊柱及四肢关节脱位。用于复位后的固定，防止关节再脱位。③急性腰扭伤。用于保护和支撑性固定，并有止痛和恢复性治疗的作用。④四肢关节扭挫伤。用于保护性固定，并有止痛和促进组织修复的作用。⑤踝关节内外侧副韧带损伤。用于保护性固定，促进侧副韧带的修复。⑥下胫腓韧带损伤。用于保护损伤的韧带，防止关节脱位。⑦创伤性关节炎。用于避免关节负重，减轻疼痛，促进关节软骨的恢复。⑧外伤性截肢。用于补偿部分肢体功能，有利于残端假肢的安装。⑨周围神经损伤。用于保护和促进神经恢复，预防关节及肌肉的挛缩。⑩外伤性爪形手和爪状趾。用于矫正畸形，或矫形术后的固定。

(三)炎症

可利用支具辅助治疗的化脓性炎症和非化脓性炎症:①脊柱及四肢骨与关节的化脓性感染,减轻疼痛,控制感染的扩散,预防肢体关节的畸形挛缩,有利于组织的修复。②脊柱及四肢骨与关节结核,减轻疼痛,防止病理性骨折和脱位,预防肢体关节的畸形挛缩,有利于组织的修复。③四肢关节滑膜炎,减轻疼痛,控制炎症,有利于组织的修复。④风湿和类风湿关节炎,减轻疼痛,防止炎症加重,防止关节畸形。⑤强直性脊柱炎,减轻疼痛,预防脊柱畸形。

(四)特发性疾病

主要用于特发性脊柱侧凸和双下肢不等长的辅助治疗。

(五)术后固定

主要用于以下手术后的固定:①颈椎病前路融合术后,多用不可调式、叠式可调颈支具、胸甲式颈支具等固定。②肌性斜颈术后,多用 Minerva 支具和额颈胸支具固定。③骨与关节结核病灶清除术后。④腰椎间盘突出症椎间盘摘除术后。⑤半月板切除术后,多用半限制性膝支具固定。⑥骨与关节化脓性感染病灶清除术后。⑦先天性或创伤性四肢关节脱位手术复位术后。先天性髋关节脱位多用 von Rosen 支具,肩关节脱位所用铁丝扶模外展支具或可调节外展支具等。⑧先天性马蹄内翻足矫形术后,多用 Denis-Brown 支具固定。⑨软组织损伤清创缝合术后。⑩四肢关节滑膜炎滑膜切除术后,多用半限制性膝支具固定。⑪脊柱和四肢截骨矫形或关节融合术后,用铝背心、胸腰伸展支具、Boston 支具、大阪医大(OMC)支具、Miami 支具、Wilmington 支具、纽约矫形外科医院支具、Cheneau 支具等固定。⑫肌肉、肌腱挛缩松解术后。

(六)其他疾病

(1)脑性瘫痪,预防关节挛缩,维持肢体功能位,协调肢体功能。

(2)周围神经损伤性部分肌肉瘫痪,防止神经损伤加重,预防关节挛缩,协助肢体功能,保护瘫痪的肌肉。

(3)继发性脊柱侧凸,矫正脊柱畸形,预防畸形加重。

四、支具使用注意事项

合理使用支具,可以减轻疼痛和帮助治疗,对某些疼痛患者,长期卧床或术后准备开始下床活动时,用支具保护有一定辅助作用,但卧床后即应去除。支具要间断应用，在无禁忌证的前提下，应每天逐渐增加腰背肌锻炼。支具与皮肤间一定要用针织品隔开，且针织品应保持洁净。支具压于骨突处或支具边缘的皮肤要保持清洁，经常洗擦，以免摩擦、挤压而引起局部皮肤感染或坏死。

第三节　皮　牵　引

皮牵引是将胶布贴在皮肤上或用专用皮牵引套(内衬海绵)，通过牵拉胶布或牵引套进行牵引。牵引术的目的是治疗骨折，固定受伤肢体，减轻疼痛，并矫正畸形。牵引力通过牵引装置，经皮肤沿肢体轴线方向作用。反牵引力是患者的体重与床褥的摩擦力及牵引力的支点克服肌肉挛缩，达到治疗目的。皮牵引的特点是操作简便，也不需要穿破骨组织，对肢体的损伤小。其缺点是不能承受过大的拉力，一般不超过 5 kg，否则容易把胶布或牵引套拉脱。此法常用于小儿或老弱患者的骨牵引，或关节炎症时的矫形与固定。凡强壮成年人的骨折或脱位，需要用较大力量牵拉复位时，不宜用此法。患肢有静脉曲张、皮炎、皮肤擦伤，裂伤时，不宜用胶布牵引。

一、常见皮牵引类型

(1)上肢皮牵引：见图 3-11。

(2)下肢皮牵引：见图 3-12。

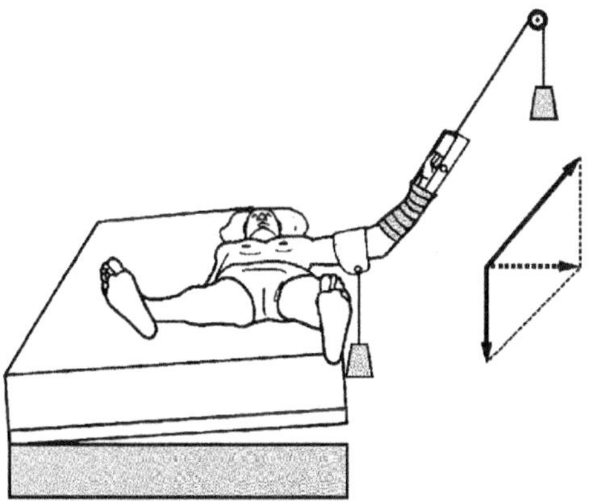

图 3-11　上肢皮牵引

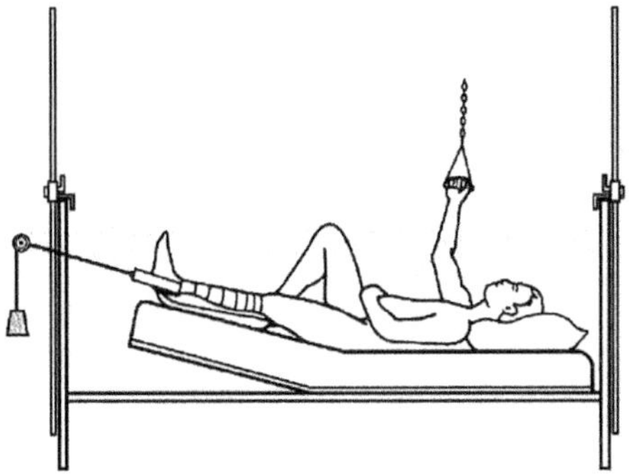

图 3-12　下肢皮牵引

二、皮牵引技术

(一)术前准备

1.皮肤准备

牵引部位剃毛，用清水洗净，以免影响胶布粘合力，并用酒精消毒，防止偶因皮肤牵引而致皮肤感染。

2.皮肤牵引装置的准备

根据患者肢体的粗细，取宽 5～8 cm 的胶布，长度为从骨折线上方约 4 cm 至足底长的 2 倍，再加 20 cm，后者为绕过足底贴在木板上和留出空隙的长度，在胶布的中段贴上方形木板。并将胶布末端撕开约 10 cm，方形木板的宽度约较两踝稍宽一些，中间有一孔，并穿入牵引绳，以备牵引(图 3-13)。

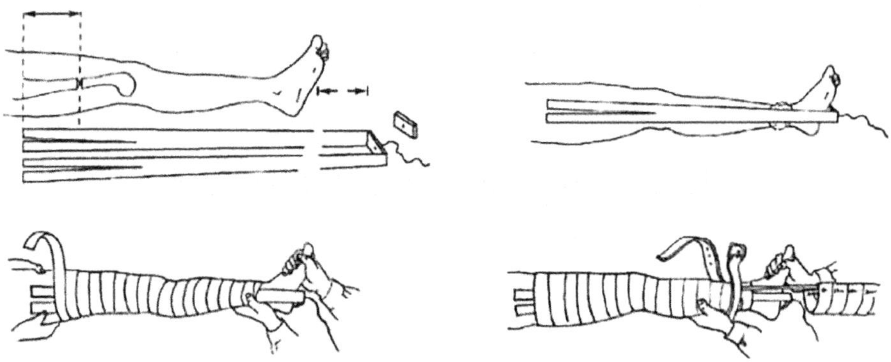

图 3-13　皮牵引

3.其他用品

准备复方安息酸酊 1 瓶，绷带数卷、牵引支架 1 个、牵引砝码若干等。

(二)操作步骤

(1)在骨突起处,如内、外踝,腓骨小头等,用棉花或纱布垫好,不使胶布直接贴该处,以免压迫皮肤形成坏死。

(2)在患肢两侧皮肤上涂一层复方安息酸酊,以增加皮肤粘性,并可防止皮肤发生水疱。

(3)将预先准备好的胶布,从超过骨折线以上 4 cm 处起贴于肢体两侧,胶布必须贴平整,不要有皱褶,为了适应肢体形状,可在其边缘上剪一些斜形小口。为了使胶布粘着牢,可另用 1～2 cm 宽的胶布分段粘贴在上述胶布上绕肢体呈半环形固定,但不能作环形式螺旋形缠绕在肢体上,以免造成血液循环障碍。

(4)胶布外面用绷带自下而上地缠绕固定。但不要盖住上端,以便观察胶布有无滑脱。

(5)将已准备好铺有布托带的下肢直膝牵引支架套入患肢。患肢需垫高,超过心脏水平。从方形木板中央小孔穿出的牵引绳,系上牵引重量,通过滑车进行牵引,其重量应根据患者年龄、体重和骨折移位情况而定,开始用 2～3 kg,以后根据情况调节牵引重量,但一般不超过 6 kg。

三、皮牵引适应证

(1)小儿下肢骨折。

(2)老年人肌肉萎缩的不稳定型下肢骨折。

(3)不需要较大牵引力的短期牵引。

(4)防止或矫正髋、膝关节屈曲、挛缩畸形。

四、皮牵引注意事项

(1)经常测量患肢长度,以便及时调整牵引重量。如患肢短于健肢 1 cm 以上,为牵引力不够,应增加重量;比健侧长 1 cm 以上,为牵引过度,应减少重量。

(2)经常检查牵引装置,如有绳索磨损或滑动不灵,应及时调换。胶布若滑动太多,亦须更换,如发生水疱应予抽吸,水疱过多应停止皮肤牵引。

(3)下肢牵引要防止足下垂,注意观察足趾血液循环,上身应经常活动。

第四节　骨　牵　引

骨牵引是在骨骼上穿过克氏针或斯氏针，安置好牵引弓后，通过牵引绳及滑轮连接秤砣而组成的牵引装置。该装置可以使牵引力直接作用于骨骼上，用以对抗肢体肌肉的痉挛或收缩的力量，达到骨折复位或固定的目的。

一、常用的骨牵引类型

（一）股骨髁上骨牵引

股骨髁上骨牵引适用于有移位的股骨骨折、骨盆骨折、髋关节中心脱位等。陈旧性髋关节脱位或先天性髋关节脱位的术前准备及由于软组织挛缩引起的髋关节畸形，用皮肤牵引无效者。

操作步骤：将伤肢放在布朗式牵引架上，进出针点位于髌骨上缘水平（老年人骨质疏松，进钉位置要距髌骨上缘略高一些）。首先分别经股骨内上髁最高点和腓骨头前缘做股部纵轴的平行线，而后于髌骨上缘水平向上述两条直线引垂线，交点即为穿刺的进出针点。消毒、局部麻醉后，将皮肤稍上提，由股部内侧标记点刺入斯氏针直至股骨，注意保护大收肌裂孔附近的股动、静脉及其分支和隐神经，保持针水平位，与股骨垂直，使其由股部外侧标记点穿出，并使两侧牵引针外露部分等长。安装牵引弓后进行牵引，同时床脚抬高 20 cm 左右，作对抗牵引（图 3-14）。牵引的重量应根据患者的体重及伤情决定，一般为体重的 1/10～1/7。

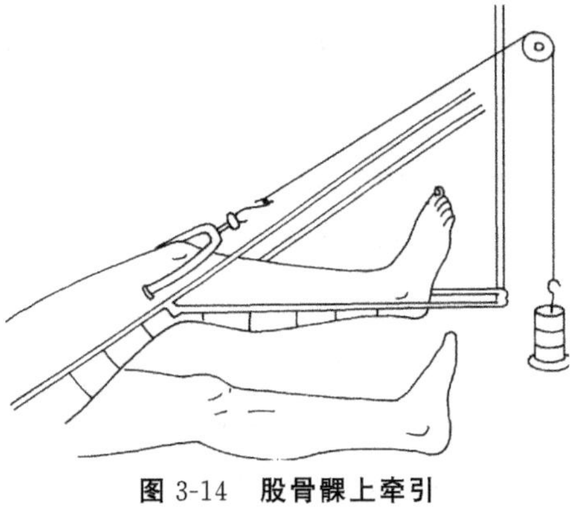

图 3-14　股骨髁上牵引

（二）胫骨结节骨牵引

胫骨结节骨牵引适用于有移位的股骨及骨盆骨折、髋关节中心脱位等。操作方便，相对安全，较常用，但不如股骨髁上牵引作用直接，且不便调整旋转。

操作步骤：将伤肢放在布朗式牵引架上，助手牵引踝部固定伤肢。以胫骨结节和腓骨小头连线的中点作为外侧进针点，以其内侧对应点作为出针点（图 3-15）。此牵引方法及牵引重量与股骨髁上牵引相同。注意进针应从外侧到内侧，防止损伤腓总神经。

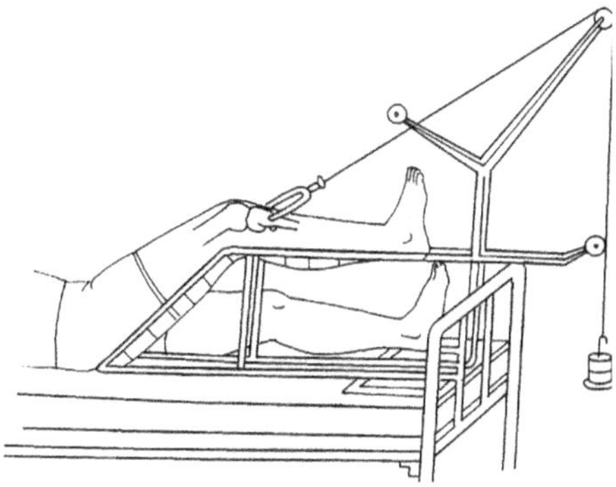

图 3-15　胫骨结节牵引

(三)跟骨骨牵引

跟骨骨牵引适用于胫腓骨不稳定骨折，膝关节轻度挛缩畸形的早期治疗。

操作步骤：踝关节保持于中立位，以内踝尖与足跟后下缘连线的中点为进针点。消毒、局部麻醉后，用斯氏针从内侧标记点刺入跟骨，保持针的水平位与小腿纵轴垂直，将针打入或钻入。使针穿过对侧皮肤并使牵引针两端外露等长（图 3-16）。一般成人的牵引重量为 4～6 kg。

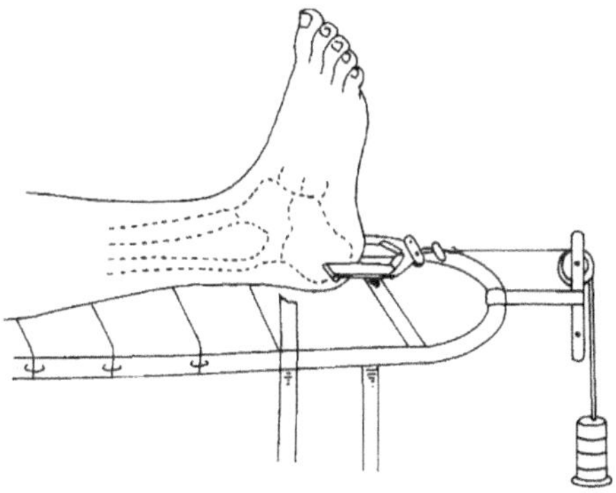

图 3-16　跟骨牵引

(四)尺骨鹰嘴骨牵引

尺骨鹰嘴骨牵引适用于肱骨颈、干、肱骨髁上及髁间粉碎性骨折，局部肿胀严重，不能立即复位者。

操作步骤：沿尺骨鹰嘴顶点下 3 cm，作一条尺骨背侧缘的垂直线；在尺骨背侧缘的两侧各 2 cm 处，分别作一条与尺骨背侧缘平行的直线，相交两点即为进出针标记点。助手牵引患肢并提起，消毒，局部麻醉后，由内侧标记点将克氏针刺入到尺骨，从外侧标记点刺出，并使外露部分等长。此时要注意不要损伤尺神经，不要进入关节腔。保持肘关节屈曲 90°，牵引重量为 2～4 kg。

（五）颅骨牵引

颅骨牵引适用于颈椎骨折和脱位。

操作步骤：剃发，仰卧位，头部固定，在两侧乳突之间作一条冠状线，再沿鼻尖到枕外隆凸作一条矢状线，将颅骨牵引弓的交叉部支点对准两线的交点，两端钩尖放在横线上，并充分撑开牵引弓，钩尖所在横线上的落点作为切口标记，一般为两侧眉弓外缘的矢状线与两侧乳突冠状线的交点。在两标记点处分别消毒，施局部麻醉，各作一小横切口，直至骨膜，用颅骨钻在标记点钻孔，使钻头的方向与牵引弓钩尖的方向一致，仅钻入颅骨外板（成人约为 4 mm，小儿约为 3 mm）。钻孔后安置牵引弓，进行牵引（图 3-17）。床头抬高，作为对抗牵引。牵引重量一般为 6～8 kg，如伴小关节绞锁，要适当加大牵引，但重量一般不超过 15 kg。术后用小棉圈或海绵垫垫于枕部，以免发生压疮。牵引后应经常检查牵引的方向有无歪斜，并根据病情和治疗需要，调整颈部于过伸、屈曲或中间位及重量的增减。

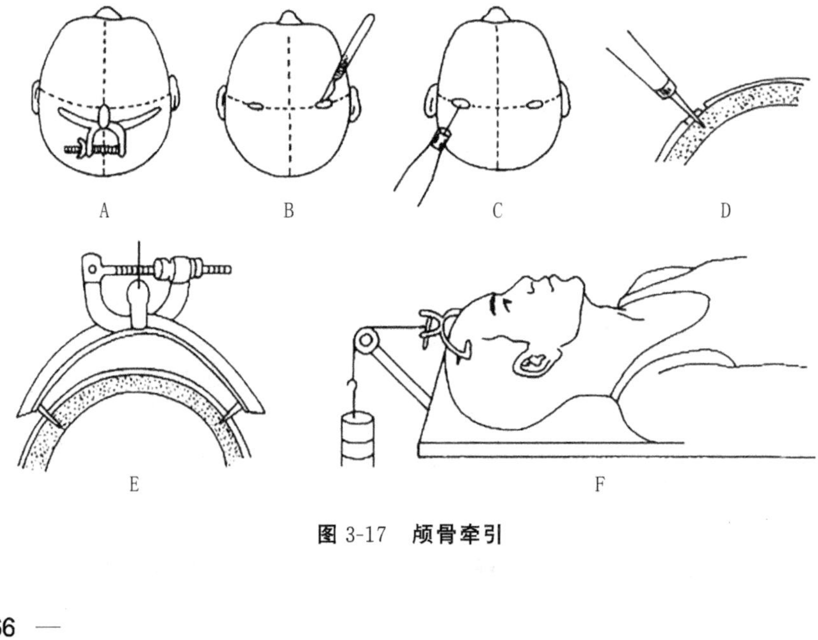

图 3-17　颅骨牵引

二、骨牵引适应证

(1)成人长骨不稳定性骨折(如斜行骨折、螺旋形及粉碎性骨折)。

(2)肌肉强大或容易移位的骨折(如股骨、胫骨、骨盆、颈椎)。

(3)骨折部的皮肤损伤或部分软组织缺损时。

(4)开放性骨折感染或战伤骨折。

(5)患者有严重复合损伤,需密切观察而肢体不宜做其他固定者。

三、骨牵引注意事项

(1)准确选定进针点,严格消毒。注意勿损伤邻近的血管和神经。牵引针抵达骨皮质后,方可以使用手摇钻钻入。钻入时要注意方向,特别是颅骨牵引,若方向不正确,会增加牵引重量,引起牵引钳脱落,造成颈椎复加损伤。

(2)牵引重量要根据伤情、年龄、体质等决定。即使需大重量牵引,开始也不宜一次加到极限,而应逐渐增加。每天测量肢体长度,与健侧对比,以随时增减重量,过轻达不到牵引复位的目的;过重容易造成过牵引,影响骨折愈合。还要定期复查摄片,以了解牵引复位情况。骨折复位后要维持重量。

(3)牵引过程中,可抬高床脚充分利用身体的反牵引作用。牵引方向一般与骨折近段的骨轴线一致。

(4)进、出针部位,要用酒精纱布包盖,每天用酒精消毒,以防感染引起骨髓炎。

(5)如颈椎前脱位,有关节交锁,需先进行屈曲位牵引,然后再行过伸牵引,否则,交锁的关节突不易解脱。

(6)骨牵引患者卧床时间长,要加强护理,防止发生压疮,可鼓励患者主动进行肌肉收缩锻炼,促进骨折愈合。

第五节　手法治疗

手法治疗是利用手或肢体的某一部位按特定手法施加于患处,以达到保健治病目的的方法,通称按摩推拿,属于中医学的重要组成部分。《素问·举痛论》上已有“按之则热气至,热气至则痛止”的记载。明代《小儿推拿秘诀》又增加了推拿的内容,使之更加完善实用。现今两名称通用或合用,统称手法治疗。

一、常用按摩手法

按摩流派甚多，手法不一。常用的按摩手法特点是容易掌握，下列（一）～（五）是针对软组织的按摩手法，（六）～（八）为针对关节的按摩手法。

（一）分筋法

首先在患部用拇指指腹按住皮肤，向上或向右将皮肤略予推移，然后向深部重压（图 3-18）。反复重复上述动作即为分筋法，可重复多次进行。每次所用力量以患者感到疼痛，但能忍受为标准。手法太轻不能起治疗作用，手法太重患者难以接受。第一、二次治疗时“剂量”不能过大，以使患者有一适应过程。向深部按压进行治疗时应逐步加力，结束时亦应逐渐减力。此乃“刚中有柔、柔中有刚”，手法宜缓慢深沉，使指力达到深部病变处以起到治疗作用。一般患处常可扪及压痛的结节状物或条索状物，可在此处施治，亦有部分患者仅有压痛而无明显结节或条索状物，此时需鉴别此压痛处是否为原发病变部位，还是感应痛或穴位痛部位。原发病变压痛点局限，能诱发原性质疼痛，而对侧相应部位不痛；如两侧相同部位出现相同性质及程度的压痛，则可能是由于压在穴位上引起的正常酸痛，而非病变所在处。当然，穴位亦常为病变存在的部位。确定病变部位后，即可施治。

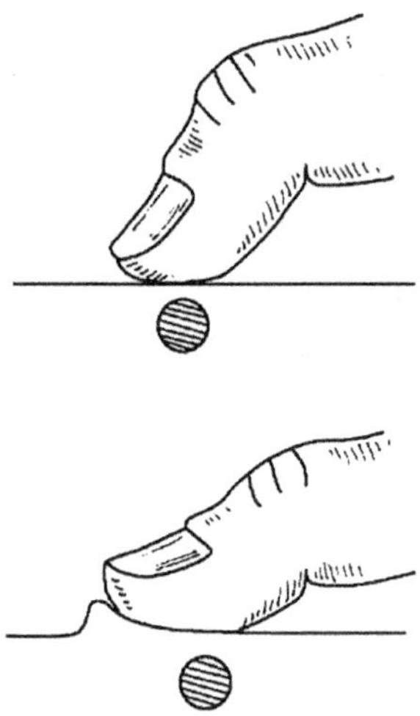

图 3-18　分筋法

（二）点穴法

用拇指指腹前部按压患处有关穴位。可按压片刻后放松，然后再按压，反复按压时可配合局部揉压动作，除拇指外，有时亦可用中指或示指做点穴法。

(三)推法

用拇指或数个手指指腹，从病变近端予以轻微的压力压向皮肤及其深部组织，然后以平稳的力量推滑到病变处并滑向病变处的远端一定距离，称指推法，常用于脊旁肌肉。对于胸背平坦的部位，可用整个手掌掌面进行推滑动作。推法常应用于分筋法、弹筋法及拨络法后。亦常需重复数次。

(四)弹筋法

用拇指及四指相对，捏起肌束，然后稍加挤捏由手指间将肌束挤弹而出(图 3-19)。操作时不可急于用力抓捏，若过于急躁用力，患者肌肉紧张就无法将肌束捏住，而往往仅捏住了皮肤及皮下脂肪。手法应沉着缓慢，首先嘱患者肌肉放松，用手指轻轻逐步向肌束两侧深部插入，然后轻巧地捏住肌肉进行弹筋手法。此手法较痛，故仅能重复 2～3 次，而且手法结束后常配合推法。对颈肩痛常用的弹筋部位为颈根部两侧的斜方肌上缘，肩胛骨内侧的斜方肌及背阔肌的外侧缘。对神经干有时亦可用弹筋法 1～2 次，如腋窝内的大神经干，对此部位手法更应注意轻柔。

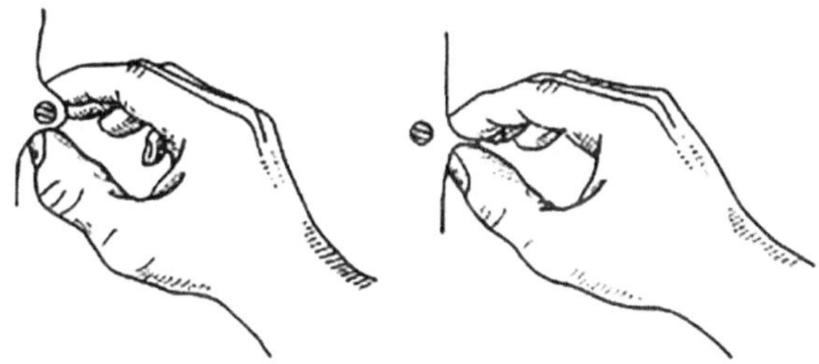

图 3-19　弹筋法

(五)拨络法

作用与弹筋法类似。弹筋法用于活动度大的肌束及神经干，而拨络法则用于比较固定的肌束及神经干，或由于病变肌束有变性粘连不能被捏起时。此手法为用拇指或示指与肌束做垂直方向的来回拨动。亦可同时用四指的指端来拨动肌束或神经干。

(六)升降法

此法作用于关节，为使关节被动屈伸活动。

(七)滚摇法

为关节旋转划圈活动。动作由小到大，力量由轻到重。可先向顺时针方向旋转 10～40 次，然后再向逆时针方向同样旋转划圈 10～40 次。

（八）捏按法

一手扶患者的手，另一手对患者的上肢由近端向远端予以抓捏，一捏一放，用力平稳，重复数遍。捏按法常在整套手法结束前与点穴法配合交叉进行，可促使血流通畅，经络舒展。

对颈肩痛来说，肩部的关节推拿比较安全，而对颈部则应谨慎。强力被动旋转动作对颈部来说应尽量避免。颈椎骨性结构远不如胸腰椎稳定，胸椎上下关节突为冠状面；腰椎关节突基本为矢状面，可限制椎体的脱位移动。而颈椎的上下关节突则多为 45°斜坡状关节面，极易来回滑动，稳定性差，故对颈部施加强力推拿则极易发生椎体错动而造成脊髓损害。

颈椎另一解剖特点为两侧有椎动脉通过横突孔，而两侧椎动脉的大小 90.0%是不对称的，当颈椎本身有退变且存在骨赘时，再做颈部幅度大的旋转活动，则必然会使椎动脉受压发生痉挛。而当这种大幅度活动停止后，动脉的痉挛可继续存在，引起血管内血流灌注不良或血液淤滞，进一步发展为血栓。

二、手法治疗的应用

按摩推拿深受颈肩痛患者的欢迎，亦逐渐被更多的临床医师接受。国内外对其作用机制做了大量研究，使人们对其有了新的认识，具体如下。

（一）改善循环

外伤和病变组织的修复及复原，细胞的活动都需要能量与营养物质作为基础。在正常情况下，组织中大部分的毛细血管是关闭的，只有少部分的毛细血管呈扩张开放状态且有血液通过，这就足以维持生理需要。正常肌肉内可看到的毛细血管数为每立方毫米 31～270 根。按摩后会使毛细血管被刺激而扩张，毛细血管数在显微镜下可增到每立方毫米 1 800 根。毛细血管数量的增多说明局部血液灌注量的提高，给局部组织提供了充分的营养物质和能量，从而加快了康复的速度。

（二）提高新陈代谢

有学者测量，经过按摩后局部皮肤的温度可提高 0.5～3.0 ℃，温度的升高提示新陈代谢的加快，而新陈代谢率的加快又必然有利于病变组织的康复。

（三）松解粘连

颈肩痛的患者由于疼痛减少了局部的活动，肌肉、滑囊、关节囊、肌腱、腱鞘等就会发生粘连，这种变化又更进一步加重了症状。通过按摩，一方面，由于手法对肌腱、韧带等组织的直接拨动及牵拉，可机械性地将粘连分开。另一方面，由于通过按摩，改善了局部血液循环及淋巴的流动，则可生理性地促进水肿、粘连的吸收，进而使组织营养状况得到改善，变柔软富有弹性，恢复组织功能。

(四)恢复关节的正常关系

脱位的关节可通过手法复位，部分由于轻微的关节错动或滑膜嵌夹于关节之间，则亦可以通过手法复位使原已紊乱的关节恢复正常解剖关系。达到消除疼痛、恢复功能的目的。

(五)解除痉挛

疼痛会使部分颈肩部肌肉长期处于痉挛性收缩状态。在临床查体时可扪及变硬压痛的肌束。通过按摩可解除痉挛，使肌束变软，利于血运畅通，进而使疼痛减轻或消失。

三、手法治疗适应证与禁忌证

(一)手法治疗适应证

对大部分颈肩痛疾病，用按摩手法治疗多能收到良好效果，达到症状改善的目的，部分则可痊愈。

(1)颈肩部劳损、急性扭伤、陈旧性扭挫伤、骨折脱位康复期。

(2)非化脓性炎症引起的颈肩痛，如纤维织炎、关节炎、滑囊炎、肌腱炎。

(3)退行性疾病引起的颈肩痛，如颈椎间盘突出症、颈椎病、肩关节周围炎、骨关节炎等。

(二)手法治疗禁忌证

(1)化脓性感染如化脓性脊柱炎、硬膜外脓肿、化脓性肩关节炎、颈肩部蜂窝织炎、脓肿及皮肤有痈、疖、毛囊炎等皆不宜用按摩治疗。

(2)颈肩部的骨关节结核。

(3)颈肩部的骨、关节及软组织肿瘤引起的颈肩痛。

(4)有鼻咽部炎症、上呼吸道感染时绝对禁止做颈部屈伸或旋转按摩手法。因上述部位有炎症时与鼻咽部毗邻的颈椎关节囊亦可诱发水肿而使韧带关节囊松弛。颈椎关节突本身骨性结构又不够稳定，在大幅度被动外力下极易发生颈椎半脱位或全脱位，进而造成脊髓甚至外伤后引起延髓水肿，最后导致患者截瘫或死亡。故有伤风的患者发生落枕时，对颈部切勿做大幅度旋转或屈伸的按摩治疗手法，当然，有经验者使用轻柔的手法还是允许的。

(5)对老年人特别是有高血压、动脉硬化、心脏病等疾病的老年人更要禁忌做用力转动头颈部的动作。国内外已有文献报道对颈部做牵拉、旋转等手法后引起中风、椎动脉假性动脉瘤及颈内动脉闭塞致死的病例。

四、手法治疗注意事项

在应用手法治疗相关疾病时应注意以下几点。

(1)施手法医师应掌握中医学基本理论和西医学相关理论，熟练掌握基本的手法技巧，了解手法治疗在脊柱病中应用的适应证和禁忌证，并能将其正确地应用于临床。

(2)明确诊断，按照手法原理制定科学合理的手法治疗方案。

(3)在施术前，选择好医师，包括助手的体位及患者的适当体位，以便于施术时的操作。

(4)在施术时，医师应全神贯注，意到手到。手法要由轻到重，缓中有力，外柔内刚，刚柔周济，繁简适中，动作忌粗暴。

(5)操作医师要保持个人卫生与清洁，尤其是手部的清洁卫生，常修剪指甲，不戴装饰物品，如戒指等，冬季应使手温暖后再接触患者肌肤施术。

(6)推拿使用的治疗巾要保持清洁，尤其是直接接触患者皮肤的治疗巾应尽量做到一人一巾，做好治疗巾的清洁和消毒准备工作。

(7)恪守医德。施手法医师给异性患者做手法治疗时，应尽量避免接触患者的性器官，如确有必要接触时，应事先征得患者同意，有了充分的思想准备，并有其亲属或与其同性的其他医护人员在场的情况下方能施术，避免发生纠纷。

第四章 上肢骨折

第一节 锁骨骨折

锁骨古称"锁子骨""缺盆骨""拄骨"。《医宗金鉴·正骨心法要旨》中有,"锁子骨,经名拄骨。横卧于两肩前缺盆之外,其两端外接肩解"。锁骨细长弯曲,位置表浅,桥架于肩峰与胸骨间,是连接上肢和躯干之间唯一的骨性联系。锁骨有两个弯曲,内侧段向前突,外侧段向后突,呈"S"形。内侧段有胸锁乳突肌附着,外侧段有三角肌和斜方肌附着,中1/3下方有臂丛神经和锁骨下血管走行。

一、病因、病机

锁骨骨折多由间接暴力引起,如跌倒时手掌着地或肘、肩着地,暴力均可传达至锁骨,引起骨折,骨折线多位于中段。儿童骨质柔软,多表现为青枝骨折,无移位,仅向上成角状,或使前弓加大;成年人多发生横行骨折,偶为斜行骨折或粉碎性骨折,常有移位。骨折端除重叠移位外,近折段会受胸锁乳突肌的牵拉向上向后移位,远折端会受三角肌、胸大肌和肢体重量的牵拉向前向下移位。粉碎性骨折的小碎片可呈垂直变位,尖端刺入皮内或刺向锁骨下的血管、神经。直接暴力打击所致的锁骨骨折,折线多位于外1/3处,移位情况同上,仅程度稍轻而已。

二、临床表现

锁骨位置较浅,易发现畸形。锁骨骨折后,患者多有典型的体态:患肢向内、下、前倾斜,常以健手扶托患侧肘部,以减轻肢体重量对远折段的牵拉,从而减轻疼痛。

三、诊断

锁骨的完全骨折,检查时可测得骨折体征,不难诊断。年幼患者的青枝骨折，易遗漏诊断，因缺乏自述能力，且皮下脂肪丰富，畸形也不明显，但在活动患肢，如穿衣、上提患手或拉动患肩时，会因伤处疼痛加重而啼哭，常可提示诊断，拍片检查即可证实。

四、治疗

(一)治疗方案

根据年龄、移位情况、有无合并症决定治疗方案。

(1)儿童锁骨青枝骨折，三角巾悬吊患侧上肢1～2周。

(2)儿童锁骨骨折有移位者，手法复位后用横形“8”字绷带固定2～3周。

(3)成年人锁骨骨折，手法复位后用双圈或横形“8”字绷带固定4～5周。

(4)开放性骨折或合并有神经、血管损伤者，需行手术治疗。骨折不愈合在锁骨骨折中极少见，愈合后稍有畸形者，无碍上肢功能及外观，无需手术治疗。

(5)锁骨外1/3骨折，治疗与肩锁关节脱位大致相同，可用胶布绕过屈曲的肘部和锁骨近侧骨折端作环状固定。

(二)整复手法

患者坐于方凳上，双手叉腰，双肩外旋后伸，挺胸，用2.0%普鲁卡因5～10 mL注入血肿麻醉，5分钟后，助手站于患者身后，屈膝屈髋，足踩于凳缘，膝部顶于患者背后肩胛骨间，两手把住患者双肩，向背后徐徐牵拉，使两肩扩张，即可复位。医师检查复位情况，若有不足，可用双手拇、食二指捏持骨折两断端，上提下按，使位置更趋完好。术后于双侧腋窝置棉垫，施行后横形“8”字绷带固定或双圈固定。

青壮年患者，或坐位整复失败的患者，可采用仰卧位整复法。患者仰卧位，双肩胛骨间垫一沙袋或小枕头。助手双手分别推患者双肩向后。待重叠牵开后，医师双手拇、食指分别捏持骨折远近端，上提下按，矫正侧方移位。

(三)固定方法

1.横形“8”字绷带固定

用宽绷带，从伤肩，经上背部，绕向对侧腋下，至健侧肩部，再返回背部，绕过伤肢腋下，至肩部，如此反复包扎7～8层，然后用宽胶布按上述路径固定1～2遍，并稍用力收紧。

2.双圈固定法

用两个棉圈套于两肩部，在前后分别捆扎固定，前方稍松，后方要紧。

(四)运动指导

自固定后开始练习握拳，伸屈肘关节，后伸肩关节等活动，中后期逐渐增加肩关节的外展和旋转运动，防止肩关节固定过久而僵凝。

(五)药物治疗

早期为了活血化瘀，消肿止痛，可内服云南白药或桃红四物汤。中期为了接骨续筋可内服复方健骨片。后期可适当配合舒筋活络，滑利关节的药物内服。伤处瘀肿甚者，早期可浸敷寻痛酒。

第二节　肩胛骨骨折

肩胛骨骨折是指肩胛盂、颈部、体部、肩胛冈、肩峰、喙突的骨折。肩胛骨位置表浅，为扁平骨，肩胛冈、肩峰内侧缘及肩胛下角部均易于触摸。肩胛体部呈三角形，形似锹板，扁薄如翅，内侧缘和上缘有菲薄的硬质骨，外侧缘较厚且坚固。肩胛颈从肩胛切迹伸至腋窝缘的上部，几乎与关节盂平行。肩胛骨位于背部第 2～7 后肋的后面，前后两面和内外缘均被肌肉所覆盖包裹。肩胛骨参与肩部的活动，其本身可沿胸壁活动，有一定的活动范围，从而大大增加了上肢的活动范围。肩胛区皮肤较厚，肩胛骨被肌肉覆盖较深，前方又有胸廓保护，其活动较其他四肢关节和脊柱活动范围小，故肩胛骨通常不易发生骨折，其骨折发生率远较长管状骨和脊柱低。骨折多发生于肩胛体和肩胛颈，其他部位少见。肩胛骨周围肌肉丰厚，血运丰富，骨折较易愈合。

一、病因、病机

肩胛骨骨折由直接暴力或间接暴力所致。按骨折部位一般分为肩胛体骨折、肩胛颈骨折、肩胛盂骨折、肩峰骨折、肩胛冈骨折和喙突骨折。临床上，常见的为混合骨折，如肩胛体骨折伴肩胛盂骨折，或肩胛体骨折伴喙突或肩峰骨折。由于猛烈的外力作用，还可在肩胛骨骨折的同时，伴有单根肋骨骨折或多根肋骨骨折。

(一)肩胛体骨折

肩胛体骨折多由直接挤压、钝器撞击肩胛部或跌倒时背部着地所致。骨折可为横行或斜行骨折，但多为粉碎性骨折，有多个粉碎性骨块。有的骨折只限于肩胛冈以下的体部，多在肩胛冈以下与肩胛下角附近，有的骨折线呈“T”形，或呈“V”形。由于肩胛骨被肌肉、筋膜紧紧包裹，骨折后一般无明显移位。但若肩峰、肩胛冈和肩胛体多处骨折，则常有肩胛骨的外缘骨折片被小圆肌牵拉向外、向上移位，或骨折片发生旋转。暴力严重者，有时合并第2～3后肋骨骨折，甚至胸内脏器损伤。

(二)肩胛颈骨折

肩胛颈骨折多为间接暴力所致。跌倒时肩部外侧着地，或肘部、手掌着地，暴力冲击至肩部而发生肩胛颈骨折。其骨折线自关节盂下缘开始向上至喙突基底的内侧或外侧，也可延伸至喙突、肩胛冈和肩胛体。骨折远端可与骨折近端嵌插；若骨折远端与体部分离，因胸大肌的牵拉，骨折远端可向下向前移位，并向内侧旋转移位。若合并同侧锁骨骨折，则有“漂浮肩”征。

(三)肩胛盂骨折

肩胛盂骨折多为肱骨头的撞击所致。跌倒时肩部着地或上肢外展时手掌着地，暴力经肱骨头冲击肩胛盂，可造成肩胛盂骨折，骨折块发生移位；有时，此种骨折为肩胛体粉碎性骨折所累及。骨折线横过肩胛盂上1/3者，骨折线多往体部延续，或沿肩胛冈上方横向走行；骨折线在盂中或盂下1/3者，骨折线多往体部横行延续，或有另一折线向下纵行达肩胛骨外缘处。尚可由于肩关节前脱位时，肱骨头撞击肩胛盂前缘而发生骨折。

(四)肩峰骨折

由于肩峰位置表浅，容易遭受自下而上的传达暴力，以及肱骨强力过度外展而产生的杠杆力，均可造成肩峰骨折。当骨折发生于肩峰基底部时，其远端骨折块被三角肌和上肢重量的牵拉而向外下方移位；当骨折发生于肩锁关节以外的肩峰部时，远端骨折块甚小，移位不多。

(五)肩胛冈骨折

肩胛冈骨折为直接暴力所致，常合并肩胛体粉碎性骨折，骨折移位不多。

(六)喙突骨折

喙突骨折多并发于肩关节前脱位或肩锁关节前脱位时，由于喙突受喙肱肌和肱二头肌短头牵拉而造成喙突撕脱骨折，骨折块向下移位；或由于肱骨头对喙突的冲击而造成喙突骨折。肩锁关节脱位时，由于锁骨向上移位而喙锁韧带向上牵拉，造成喙突撕脱骨折，骨折块向上移位。喙突骨折在临床上较少见(图 4-1)。

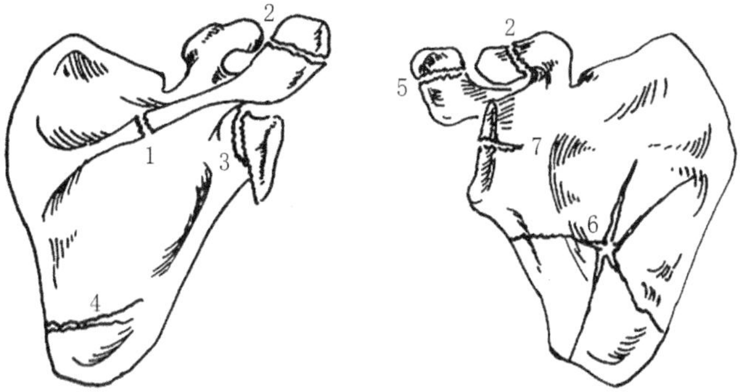

1.肩胛冈骨折；2.肩峰骨折；3.肩胛颈骨折；4.肩胛角骨折；

5.喙突骨折；6.肩胛体骨折；7.肩胛盂骨折。

图 4-1　肩胛骨骨折的分型

二、临床表现

骨折后，肩胛部周围疼痛、肿胀、瘀斑，患肩不能或不愿活动，患肢不能抬高，活动时疼痛加剧。患者常用健侧手托持患侧肘部，以固定、保护患部。肩胛体骨折，局部皮肤常有伤痕或皮下血肿，压痛范围较广泛，有移位骨折者可扪及骨擦音，合并肋骨骨折时有相应症状。肩胛颈骨折，一般无明显畸形，移位严重者肩部塌陷，肩峰隆起，外观颇似肩关节脱位的“方肩”畸形。肩胛盂骨折，腋部肿胀青紫，肩关节内、外旋转时疼痛加剧。肩峰骨折，局部常可扪及骨擦音和骨折块异常活动，肩关节外展活动受限。肩胛冈骨折，常与肩胛体骨折同时发生，临床症状与肩胛体骨折症状难以鉴别。若肩胛颈骨折合并同侧锁骨骨折，则有“漂浮肩”的表现。喙突骨折，局部可扪及骨折块和骨擦音，肩关节外展或抗阻力内收屈肘时疼痛加重。

三、诊断

X 线检查可以了解骨折类型和移位情况。轻微外力造成的肩胛体骨折，因骨折分离移位不明显，菲薄的硬质骨互相重叠，骨折线表现为条状致密白线，诊断时应注意防止漏诊。肩胛体骨折呈“T”形或“V”形时，骨折线常常看不到，但肩胛骨外缘、上缘可有皮质断裂，内缘失去连续性并表现出阶梯样改变。肩胛颈骨折，正位照片可见肩胛盂向内移位，肩部穿胸位照片可显示盂前游离骨折块。

根据受伤史、临床症状、体征和 X 线检查，可作出诊断。在诊断肩胛体骨折时，还必须仔细地检查有无合并肋骨骨折和血气胸。

四、治疗

肩胛骨周围有较多肌肉包裹，且血液供应丰富，故肩胛骨骨折移位多数较轻，用非手术疗法，容易使骨折愈合，且功能恢复常较满意，仅少数严重移位的骨折需行手法整复或切开复位内固定。骨折早期可应用中药外敷，以消肿止痛。无移位的骨折、轻度移位的骨折无需复位，仅用三角巾悬吊患肢即可，宜在早期进行功能锻炼。有移位骨折的肩胛体横行骨折及严重移位的肩胛颈骨折，均需进行手法整复和固定，必要时手术复位内固定。对有合并肋骨骨折、血胸、气胸者，应及时处理。

（一）非手术治疗

1.手法复位

根据不同部位的骨折，可采用以下手法复位。

（1）肩胛体骨折：有移位的肩胛体横行或斜行骨折宜行手法整复，患者侧卧位或坐位，医师立于背后，一手按住肩胛冈以固定骨折上段，另一手按住肩胛下角将骨折下段向内推按，使之复位（图 4-2）。

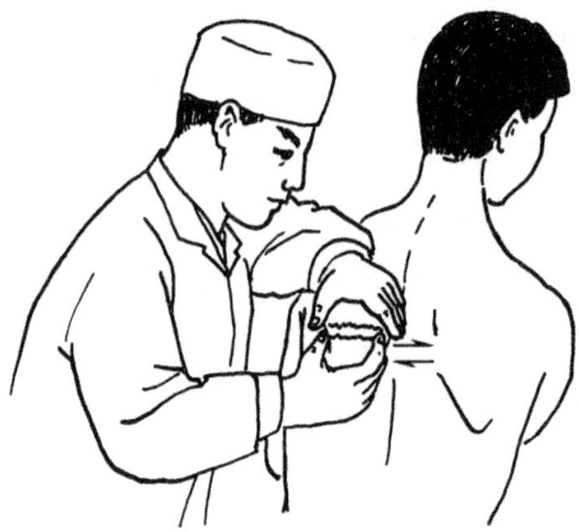

图 4-2　肩胛体骨折复位法

（2）肩胛颈骨折：患者仰卧或坐位，患肩外展 70°～90°，医师立于患者外后侧，一助手握其腕部，另一助手用宽布带在腋下绕过胸部，两助手行拔伸牵引。然后医师一手由肩上偏后方向下、向前按住肩部后侧，固定骨折近端；另一手置于腋窝前下方，将骨折远端向上向后推顶，矫正骨折远端向下、向前的移位；再将肩关节放在外展 70°位置，屈肘 90°，用拳或掌叩击患肢肘部，使两骨折端产生纵向嵌插，有利于骨折复位后的稳定和骨折愈合（图 4-3）。

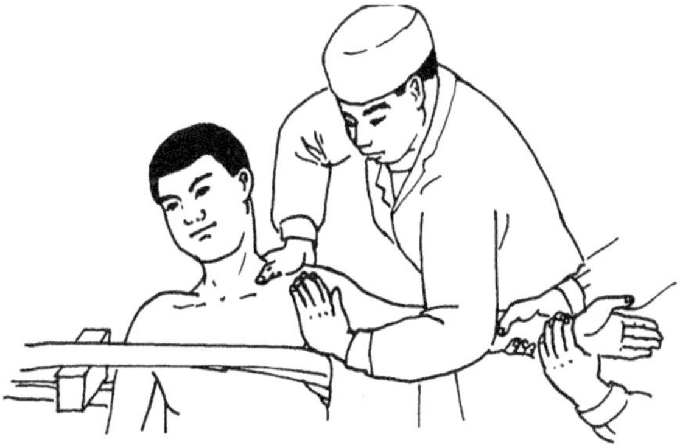

图 4-3　肩胛颈骨折复位法

(3)肩胛盂骨折:患者坐位,助手双手按住患者双肩,固定患者不使动摇。医师握患侧上臂将肩关节外展至 70°～90°,借肌肉韧带的牵拉,即可使骨折复位,整复时应注意不可强力牵引和扭转。

(4)肩峰骨折:肩峰基底部骨折向前下方移位者,患肢屈肘,医师一手按住肩峰,一手推挤肘上,使肱骨头顶压骨折块而复位。

(5)肩胛冈骨折:移位不多,一般不须手法复位。

(6)喙突骨折:主要以整复肩锁关节脱位和肩关节脱位为主,随着关节脱位的整复,喙突骨折块也可随之复位。若仍稍有移位,可用手推回原位。

2.固定方法

无移位、轻度移位及嵌插移位的各种肩胛骨骨折,用三角巾悬吊患肢 2～3 周。不同部位的有移位骨折,复位后采取不同的固定方法。

(1)肩胛体骨折。《救伤秘旨》云:“用纸裹杉木皮一大片,按住药上,用绢带一条,从患处胁下绑至那边肩上。”固定时,可用一块比肩胛骨稍大的杉树皮夹板放置于患处,用胶布条固定于皮肤上,然后用绷带从患处胁下开始,在患处敷药,压住上面的夹板,至健侧肩上,再经胸前至患侧胁下,逐渐绕到健侧胁下,经胸背回缠 5～10 层(图 4-4)。

(2)肩胛颈及肩胛盂骨折。在患侧腋窝内垫以圆柱形棉花垫或布卷、竹管,使患肢抬起,用斜形“8”字绷带进行固定,再用三角巾将患肢悬吊于胸前。亦可用铁丝外展架将上肢肩关节固定于外展 80°～90°,前屈 30°的位置上,固定 3～4 周。骨折移位者,复位后还可将上臂置于外旋及外展 70°位皮肤牵引,牵引重量 2～3 kg,必须使患肩稍抬起离床,牵引 3～4 周。牵引时必须注意患肢血运情况,血运较差者可适当将患肢放低。

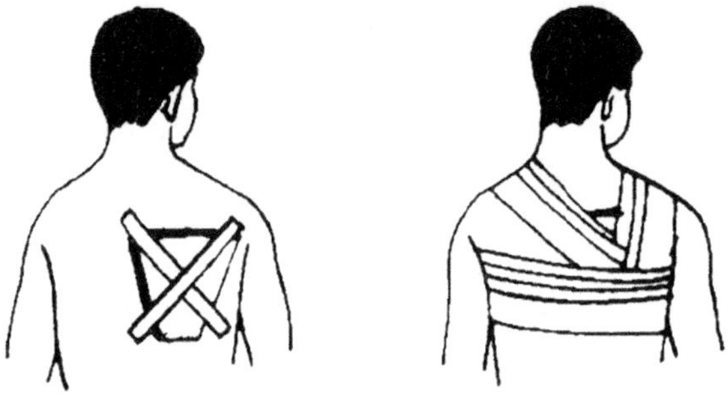

图 4-4 肩胛体骨折固定法

(3)肩峰骨折。骨折远端向下移位者,用三角巾兜住患侧上肢,减少肢体下垂的重量,或采用宽胶布自肩至肘向上托起固定,颈腕带悬吊患肢。骨折远端向上移位者,用肩锁关节脱位的压迫固定法固定。必要时,让患者卧床,肩外展 90°作上肢皮肤牵引,2～3 周后,改用三角巾悬吊。

(4)喙突骨折。复位后可仅用三角巾悬吊。骨折固定后,要定期检查固定的松紧度,因三角巾较易松动,应及时给予调整,以起到扶托作用。腋窝内垫以圆柱形棉花垫或布卷、竹管者,必须注意有无神经或血管压迫症状,必要时应重新固定,以解除压迫。

3.运动指导

肩胛骨骨折为邻近关节骨折或关节内骨折,应强调早期进行活动。因肩胛骨与胸壁之间虽无关节结构,但活动范围较广,可与肩关节协同作用而增加肩部活动。因此早期进行康复活动,可以避免发生肩关节功能障碍。固定后即可开始进行手指、腕、肘等关节的屈伸活动和前臂旋转的功能锻炼。肩胛颈骨折严重移位者,早期禁止做患侧上肢提物和牵拉动作。2～3 周后,用健手扶持患肢前臂作肩关节轻度活动。对老年患者,应鼓励积极进行活动。若固定时间延长或过迟进行活动,可使肩胛骨周围软组织发生粘连,影响肩关节功能恢复,老年患者尤为明显。肩胛盂粉碎性骨折,常易造成肩关节活动功能障碍。肩胛骨骨折,只要经过恰当处理,早期进行活动,即使严重的骨折,仍可恢复较好的功能。

4.药物治疗

早期骨折,血瘀气滞较甚,治疗宜活血祛瘀、消肿止痛,内服可选用活血止痛汤或活血祛瘀汤加川芎、钩藤、泽兰;外敷可选用消肿止痛膏或双柏散。中期宜和营生新,接骨续损,内服可选用生血补髓汤或正骨紫金丹;外敷可选用接骨膏或接骨续筋药膏。后期宜补气血,养肝肾,壮筋骨,内服可选用肢伤三方或右归丸等;外敷可选用坚骨壮筋膏或万灵膏。解除固定后宜用舒筋活络中药熏洗或热熨患处，选用海桐皮汤或五加皮汤。

(二)手术治疗

肩胛骨骨折多数情况下采用手法复位或外展牵引治疗，极少数情况需内固定治疗，但仍应掌握手术适应证。具体手术适应证如下。

(1)关节盂骨折，盂肱关节不稳定，即关节盂骨折损害关节表面 1/4 以上时。

(2)肩峰骨折移位明显，向下倾斜或侵入肩峰下间隙，影响肩外展功能。

(3)喙突骨折晚期可致疼痛，合并肩锁关节脱位或臂丛神经损伤。

(4)肩胛颈骨折移位，肩盂倾斜角度＞40°，易致脱位或半脱位。

(5)肩胛冈及其下方肩胛骨骨折，骨突顶压胸壁者均可采用切开复位内固定。

根据骨折部位和类型，采用内侧缘切口、肩胛冈切口或“L”形切口，避免损伤肩胛上神经和动脉、肩胛背神经和颈横动脉降支。对喙突、肩峰部骨折多采取克氏针固定，对肩胛颈、冈部基底及外侧边缘骨折，可采用接骨板、克氏针或钢丝固定。采用重建钢板治疗不稳定性肩胛骨粉碎性骨折可取得较好的疗效。采用后侧弯形切口，起自肩峰，平行于肩胛冈外侧 2/3，再弧形弯向肩胛骨下角。将三角肌起点处切断，沿冈下肌与小圆肌间隙分离，横行切开关节囊，显示骨折处，直视下将骨折复位，AO 重建钢板固定。术后 3 周开始功能锻炼。

第三节　肱骨干骨折

肱骨干上部粗，中 1/3 细，下 1/3 扁平。肱骨干中段后侧有桡神经紧贴骨干走行，故中 1/3 骨折易合并桡神经损伤。肱骨干前侧有肱二头肌、肱肌、喙肱肌，后侧有肱三头肌。骨干上 1/3 的外侧有三角肌抵止，三角肌的牵拉常造成骨折端向外上移位。

一、病因、病机

肱骨干骨折可由直接暴力所致，如钝物打击、撞击、重物压砸等，多造成横行骨折、短斜行骨折或粉碎性骨折。间接暴力如上肢伸展位跌倒再以手或肘部着地同时身体发生扭转，间接的扭曲应力可造成肱骨干骨折，骨折多为螺旋形或斜行骨折。偶尔也可见到因投掷运动导致的螺旋形骨折。此种损伤机制多见于大龄儿童。肱骨病理骨折如骨囊肿可在微小力作用下造成病理性骨折，多为横行、嵌插骨折或短斜行骨折，在儿童中并不少见。

二、临床表现

肱骨干骨折时由于骨折远端肢体重量相对较大，故疼痛明显，无法启动肩肘关节任何动作，局部有明显肿胀、压痛、畸形，并有异常活动及骨擦音。伴有桡神经损伤时可见相应体征，检查者控制肘关节位置后，患者不能主动伸腕、伸拇、伸指。病理性骨折时局部症状体征较轻，甚至仍可主动活动肩、肘关节，只是局部轻度肿胀、局限压痛，容易漏诊。

三、诊断

根据暴力作用病史、临床表现及放射学所见诊断一般没有困难。侧位投照需旋转肩关节有困难，可拍摄经胸侧位片，切不可强行旋转骨折远端，以免造成患者痛苦和加重损伤。从正侧位 X 线片上，除观察骨折端形态、成角、移位方向外，还应时刻警惕病理性骨折存在的可能，如骨折端表现皮质突然变薄，透亮度增加、相邻部位有囊性改变、骨折端嵌插或骨折端无明显移位等。要特别注意是否合并神经损伤及病理性骨折的诊断。骨折诊断分型适用于普通骨折分型方法，如横行骨折、斜行骨折、螺旋骨折、粉碎性骨折、病理性骨折等。

四、治疗

(一)治疗原则

消除分离，防止愈合障碍。措施如下。

(1)整复时不用麻醉，避免诱发分离。

(2)整复时，牵引手法勿过度，以免引起分离。

(3)固定时，消除远端肢体重量的牵拉，防止分离，如用外展架或弹力带固定，或早期多以卧床为主，均可预防分离。

(二)治疗方案

1.逐步复位法

该方法是利用肢体远端重量的牵拉矫正骨折重叠，并通过调整夹板压垫及配合挤按断端来进行骨折整复的方法。适用于肱骨干中、下 1/3 横行、长斜行骨折、螺旋形、粉碎性骨折。

2.一次复位法

该方法适用于青壮年的肱骨干上 1/3 骨折。

(三)整复手法

1.上 1/3 骨折

(1)牵引:可矫正重叠、成角移位。近端助手用布带绕过患侧腋窝向上牵引,远端助手握患侧前臂及肘部,在中立位行对抗牵引。

(2)提按:医师双手拇指置于骨折远端外侧,其余四指置近端内侧,对向用力,拇指按远端向内、四指提近端向外,以矫正侧方移位。

2.中 1/3 骨折

(1)牵引:详见上 1/3 骨折。

(2)提按:双拇指按骨折近端向内,其余四指提远端向外。

3.下 1/3 骨折

(1)牵引:力量不可过大,方法同上 1/3 骨折。

(2)合挤:医师双手分别置于骨折部位的前后侧或内外侧,十指交叉,双掌部用力合挤,可矫正成角、侧方移位。

(四)固定方法

1.范围

(1)上 1/3 骨折:超肩关节固定。前、后、外侧板超肩关节,并用宽胶布固定在一起。

(2)中、下 1/3 骨折:内、外侧板超肘关节,并用宽胶布将内外侧板远端拉紧固定在一起。

2.纸压垫放置

(1)两点对挤:适用于侧方移位者。纸压垫分别置于侧方移位的近、远折端。

(2)三点对挤:适用于成角移位者。角顶处放一压垫,对侧夹板远近端各放一压垫。

3.外展架固定

肱骨干骨折整复完毕,小夹板固定后,可将患肢置于外展架上,以消除肢体远端重量的牵拉,防止分离。

4.弹力带固定

弹力带固定用于有分离移位倾向的肱骨干骨折。用环形弹力带套在患侧肩、肘部固定,可预防和消除分离。

第四节　尺骨干骨折

单独尺骨干骨折的发生率远高于桡骨干，多为直接的碰撞、打击所引起。尺骨全长处于皮下，而人们遇到袭击时，总是自然地举肩屈肘护住头部，以尺骨首当其冲地承受打击，因此易于骨折。西方人称为警棍骨折。可发生于各年龄组，而多见于青壮年。尺骨为一长管状骨，位于前臂内侧，尺骨干上粗下细，比较表浅，整个骨骼均可在皮下摸到，中 1/3 及下 1/3 段较为细弱，且其背侧、内侧无肌肉保护，容易遭受暴力打击而造成骨折。骨折多发生于中、下 1/3 交界处，该处血液供应差，骨折后愈合较缓慢。

一、病因、病机

直接暴力和间接暴力均可造成尺骨干骨折，但绝大多数为直接暴力所致。直接暴力所致者，多为前臂背侧遭受打击、撞击和挤压而引起，常见为横行或粉碎性骨折。偶尔可由间接暴力所致，如跌倒时手掌着地，前臂突然极度前旋扭转，致使尺骨遭受扭转暴力，在较为细弱的中、下 1/3 交界处发生螺旋形骨折。尺骨骨折后，因为有完整的桡骨支撑，且有骨间膜相连，所以骨折端移位甚少。由于尺骨略向背侧突起，且肌肉均附着于尺骨的前方，故骨折后多有向背侧轻度成角。

二、临床表现

伤后可有局部疼痛、肿胀、瘀斑，部分患者有轻度的向背侧成角畸形。检查局部有明显压痛和纵向叩击痛，前臂旋转时疼痛加重。因尺骨位置表浅，在皮下易摸到两骨折断端，有异常活动和骨擦音。

三、诊断

X 线正、侧位片可了解骨折类型和移位情况，照片应包括腕、肘关节。

四、治疗

无移位的尺骨骨折，可单纯用夹板固定 4～5 周。有移位的骨折，主要是采用手法复位夹板固定。由于一般骨折移位不大，尺骨全长位于皮下，因此整复并不困难。不稳定骨折，经皮穿入克氏针内固定或用骨外固定器外固定方法简便而有效。切开复位损伤内外骨膜，不利于骨折愈合，应尽可能避免。

尺骨干骨折的成角畸形及旋转移位必须矫正，以免影响前臂的旋转功能。尺骨上 1/3 和中 1/3 骨折，前臂置于中立位牵引；下 1/3 骨折，前臂应置于旋前位牵引，以放松旋前方肌，利于复位和纠正旋转畸形。若骨折向背侧成角者，用推按手法矫正，可用三点加压法放置压垫，防止骨折再移位。一般用前臂 4 块夹板固定，但尺侧夹板须超腕关节，将腕部固定于桡偏位。固定时间一般需 4～6 周。尺骨上 1/3 骨折应注意鉴别有无桡骨头脱位，下 1/3 骨折有严重的成角或重叠畸形时，应注意是否有下尺桡关节脱位。

第五节　桡骨干骨折

桡骨干骨折的发生率少于尺骨干骨折，仅占前臂骨折的 12.0%，好发于青壮年。这是由于桡骨有厚厚的肌肉包绕，且具有旋转功能，使所受直接外力得以缓冲。

一、病因、病机

直接暴力和间接暴力均可造成桡骨干骨折，但多由间接暴力所致。直接暴力多为重物打击于前臂桡侧所造成，以横行或粉碎性骨折较常见。间接暴力多为跌倒时手掌撑地，因暴力向上冲击，作用于桡骨干所致，以横行或短斜行骨折较常见。桡骨干骨折，因有尺骨支持，骨折端重叠移位不多，而主要是肌肉造成的旋转移位。在幼儿群体中多为不全或青枝骨折。成人桡骨干上 1/3 骨折时，附着于桡骨结节的肱二头肌及附着于桡骨上 1/3 的旋后肌，拉骨折近段向后旋移位；而附着于桡骨中部及下部的旋前圆肌和旋前方肌，拉骨折远段向前旋转移位。桡骨干中 1/3 或中下 1/3 骨折时，骨折位于旋前圆肌抵止点以下，因肱二头肌与旋后肌的旋后倾向，被旋前圆肌的旋前力量相抵消，骨折近段就处于中立位，而骨折远段被附着于桡骨下端的旋前方肌影响而向前旋转移位（图 4-5）。

二、临床表现

骨折后局部可有疼痛、肿胀、压痛和纵向叩击痛。完全性骨折时，可有骨擦音，较表浅的骨段骨折，可触及骨折端。不完全性骨折症状较轻，尚有部分旋转功能。

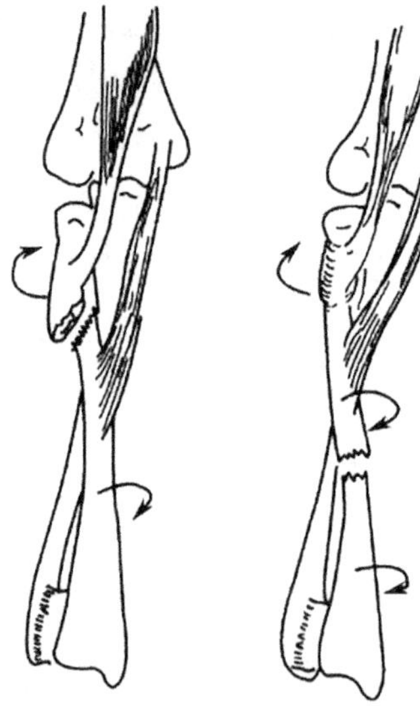

图 4-5　桡骨干骨折

三、诊断

前臂 X 线正侧位片可明确骨折部位和移位情况，拍摄 X 线片时，应包括上、下尺桡关节，注意检查是否有尺桡关节脱位。

四、治疗

无移位的骨折，先将肘关节屈曲至 90°，矫正成角畸形，再将前臂置于中立位，用前臂夹板或长臂管型石膏固定 4～6 周。对有移位的骨折应以手法整复及夹板固定为主。

(一)手法复位夹板固定法

1.手法复位

患者平卧，麻醉下，患肩外展，屈肘 90°。一助手握住肘上部，另一助手握住腕部。两助手作对抗牵引，骨折在中或下 1/3 时，前臂置中立位，在上 1/3 置稍旋后位，牵引 3～5 分钟，待骨折重叠移位矫正后，进行夹挤分骨。在牵引分骨下，医师一手固定近侧断端，另一手的拇指及食、中、环三指，捏住向尺侧倾斜移位远侧断端，并向桡侧提拉，矫正向尺侧移位。若有掌背侧移位，可用折顶提按法，加大骨折断端的成角。医师一手将向掌侧移位的骨折端向背侧提拉，另一手拇指将向背侧移位的骨折端向掌侧按捺，一般都可复位成功。

手法整复要领：桡骨骨折后可出现重叠、成角、旋转、侧方移位 4 种畸形，其中断端的短缩、成角和侧方移位是在暴力作用时发生，而旋转移位则是在骨折以后发生的。由于前臂的主要功能是旋转活动，故如何纠正旋转移位就成为了整个治疗的关键。由于有尺骨的支撑，桡骨骨折的短缩重叠移位甚少，但常有桡骨骨折端之间的旋转畸形存在。因此，在整复时，只有恰当地处理好这个主要移位，才能为纠正其他移位创造条件。如上 1/3 骨折，为旋前圆肌止点以上的骨折，则骨折端是介于两旋转肌群之间；近侧断端只有旋后肌附着，则近折端处于旋后位；远折端只有旋前肌附着，则远折端相对旋前。按照骨折远端对近端的原则，首先应将前臂牵引纠正至稍旋后位，以纠正远折端的旋前移位。如桡骨中、下 1/3 骨折，近折端有旋后肌与旋前肌附着，其拮抗作用的结果使近折段仍处于中立位；远折端则受旋前方肌的作用而相对旋前，故应首先纠正远折端的旋前移位至中立位。对于桡骨中、下 1/3 骨折整复侧方移位较容易，而桡骨上 1/3 骨折因局部肌肉丰满则较难整复，但如果能以前臂创伤解剖为基础，使用推挤旋转复位也较易成功。即整复时将肘关节屈曲纵行牵引，前臂由中立位渐至旋后位，医师两手分别握远近骨折端，将旋后而向桡背侧移位的骨折近端向尺掌侧推挤，同时将旋前而向尺掌侧移位的骨折远端向桡背侧推，使骨折断端相互接触，握远端的助手在牵引下小幅度向后旋转并作轻微的摇晃，使骨折完全对位。

2.固定方法

骨折复位后，用前臂夹板固定，尺侧夹板和桡侧夹板等长，不超过腕关节。在维持牵引下，先放置掌、背侧分骨垫各一个，再放置其他压垫。桡骨上 1/3 骨折须在骨折近端的桡侧再放一个小压垫，以防向桡侧移位。然后放置掌、背侧夹板，用手捏住，再放桡、尺侧夹板。桡骨中 1/3 骨折及下 1/3 骨折，桡侧夹板下端超腕关节，将腕部固定于尺偏位，借紧张的腕桡侧副韧带限制骨折远端向尺侧偏移。两骨折端如有向掌、背侧移位，可用两点加压法放置压垫。夹板用 4 条布带缚扎固定，患肢屈肘 90°。桡骨上 1/3 骨折者，前臂固定于稍旋后位；中、下 1/3 骨折者，应将前臂固定于中立位。用三角带悬吊前臂于胸前，一般固定 4～6 周。

固定要领：无论是手法复位还是夹板固定，均应注意恢复和保持桡骨旋转弓的形态，恢复和保持骨间隙的正常宽度。桡骨旋前弓、旋后弓的减少或消失，骨间隙的变窄，不仅影响前臂旋转力量，也将影响前臂的旋转范围。为了保持桡骨旋转弓的形态和骨间隙的正常宽度，在选择前臂夹板固定时，掌背侧夹板应有足够的宽度，使扎带的约束力主要作用于掌背侧夹板上，尺桡侧夹板宜窄，尺侧夹板下端不宜超过腕关节，腕关节应固定于尺偏位以抵消拇长肌及伸拇短肌对骨折端的挤压。

3.运动指导

初期应鼓励患者作握拳锻炼，待肿胀基本消退后，开始作肩、肘关节活动，如小云手等，但应避免作前臂旋转活动。解除固定后，可作前臂旋转锻炼。

(二)切开复位内固定

不稳定骨折和骨折断端间嵌有软组织手法整复困难者，应行切开复位，以钢板螺丝钉固定，必要时同时植以松质骨干于骨折周围。手术途径在桡骨中下段，以采用前臂前外侧切口为宜，经桡侧腕伸肌、肱桡肌与指浅屈肌之间进入，此部位桡骨掌面较平坦，宜将钢板置入掌面。桡骨上 1/3 则宜选用背侧切口，经伸指总肌与桡侧腕短伸肌之间进入，钢板置于背侧。术后仍以长臂石膏固定较稳妥。

第五章

下肢骨折

第一节 股骨骨折

股骨又名髀骨、大揵骨，俗称大腿骨，是人体中最大的长骨。临床中常见的股骨骨折包括股骨颈骨折、股骨转子间骨折、股骨干骨折等。

一、股骨颈骨折

股骨颈骨折是指由股骨头下到股骨颈基底部的骨折，占全部骨折总数的3.6%。股骨颈骨折多见于中、老年人，随着人的寿命延长，其发病率逐渐增加。其移位骨折难以获得满意的复位和稳定，易发生不愈合情况，晚期可出现股骨头坏死，老年易发生严重的全身并发症。至今，股骨颈骨折的治疗及效果等方面仍有许多颇有争议的问题。

(一)病因、病机

90.0%以上的股骨颈骨折是在站立或行走时跌倒发生，属间接暴力、低能损伤。老年人多有骨质疏松，由于骨量减少、骨小梁稀疏、骨脆性增加，故轻微伤力即可造成骨折。青壮年的股骨颈骨折，往往是由于严重损伤如车祸或高处跌落导致，偶见因过度、过久负重劳动或行走，逐渐发生骨折者，称为疲劳性骨折。

(二)分类

1.按骨折部位分类(图5-1)

(1)头下型骨折：骨折线位于股骨头与股骨颈交界处，股骨颈支持带血管遭到损伤，血液供应中断，即使股骨头韧带内的小凹动脉存在，也仅能供应圆韧带凹周围股骨头的血供，如果小凹动脉闭塞，则股骨头完全失去血供。此类骨折愈合困难，股骨头易发生缺血坏死。

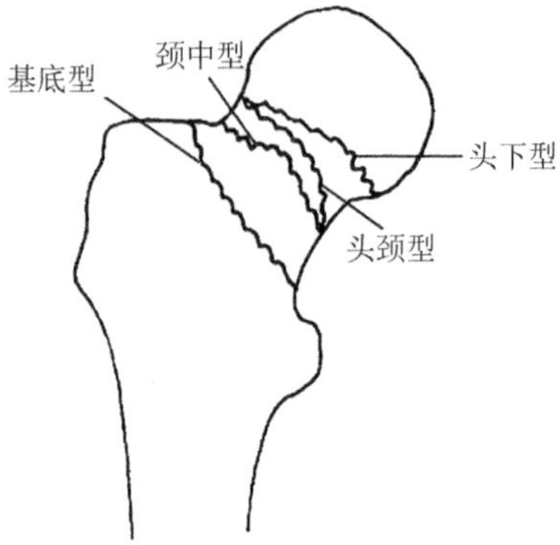

图 5-1 股骨颈骨折按骨折部位分类

(2)头颈型骨折：骨折线外上部分在头下，内下部分位于股骨颈中部，骨折线与股骨纵轴的交角很小，由于易遭受剪切力而难获稳定性，远折端往往向上移位，关节囊及滑膜被牵拉扭曲，导致股骨头的血管损伤，常发生股骨头缺血坏死和骨折不愈合。

(3)颈中型骨折：骨折线横行经过股骨颈中部，该型骨折较少见。由于保存了旋股内侧动脉分支、骺外侧动脉、干骺端上及下侧动脉，可经关节囊的滑膜下进入股骨头，供应股骨头的血液循环，因此若骨折移位不严重，此型骨折尚能愈合。

(4)基底型骨折：骨折线位于股骨颈与大转子之间，由于骨折两端的血液循环受损较轻，因此骨折容易愈合。

2.按骨折线倾斜角分类(图 5-2)

该角测量的是骨折线与水平面的夹角，称为 Pauwels 角。

(1)Ⅰ型：外展骨折，Pauwels 角$<30°$。跌倒时下肢常处于外展位，颈干角加大，骨折嵌插，稳定性较好。

(2)Ⅱ型：Pauwels 角在 30°～50°之间，稳定性次之。

(3)Ⅲ型：内收骨折，Pauwels 角$>50°$。跌倒时下肢常处于内收位，股骨头呈内收，骨折远端向上错位，骨折端极少嵌插，骨折线之间剪力大，稳定性较差，多有移位。因下肢重量而外旋，关节囊血供破坏较大，愈合率较前两型低，股骨头坏死率较高。此骨折面实际为螺旋形，在 X 线平片上见到骨折线的斜度受投照体位，特别是旋转位的影响。这种分类由于股骨头的移位和旋转，往往使骨折线的走行难以判断。

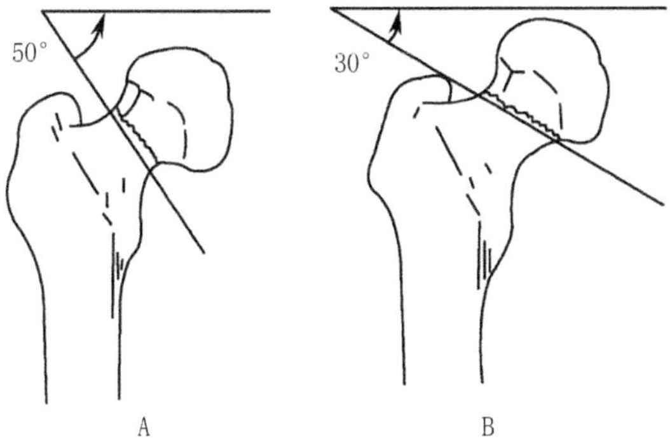

图 5-2　**股骨颈骨折按骨折线倾斜角分类**

A.内收骨折；B.外展骨折

3.按骨折移位程度分类(Garden 分型)

根据完全骨折与否和移位情况可分为以下 4 型(图 5-3)。

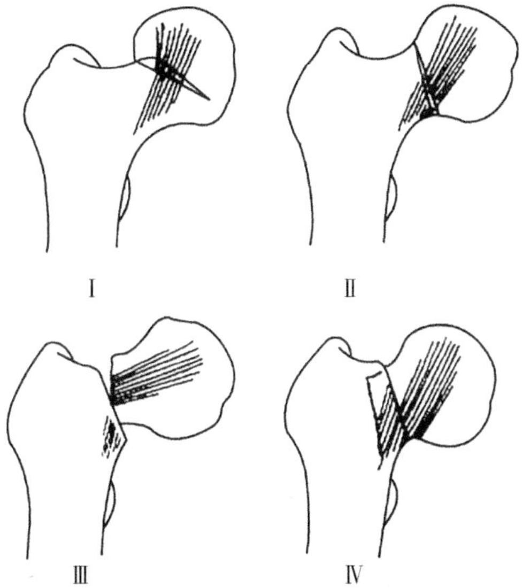

图 5-3　**股骨颈骨折 Garden 分型**

(1)Ⅰ型：不完全骨折，为外展位嵌插型骨折，股骨颈有部分骨质相连，骨折无移位，骨折近端保持一定血供，骨折容易愈合。

(2)Ⅱ型：完全骨折，但无移位。若为头下型骨折，仍有可能愈合，但股骨头坏死变形常有发生。若为颈中型或基底型骨折，骨折容易愈合。

(3)Ⅲ型：完全骨折，部分移位；骨折面有部分接触，多为远折端向上移位或远折端的下角嵌插在近折端的断面内，股骨头向内旋转，颈干角变小。由于关节囊受损，血供破坏明显，骨折不易愈合。

(4)Ⅳ型：完全骨折，完全移位。骨折面完全分离，近折端可产生旋转，远折端多向后上移位。关节囊和滑膜严重损伤，经关节囊和滑膜的血管受损严重，造成股骨头缺血坏死。

Garden 分型是目前临床上应用比较广泛的分型方法 。Garden 分型试图根据骨折的预后分类，证明Ⅲ型和Ⅳ型在骨折的不愈合和骨坏死并发症方面无明显差别，而且 GardenⅠ型仍可出现股骨头骨坏死。有些学者提出，将 GardenⅠ型、Ⅱ型合并为无移位骨折型，但Ⅰ型的外展嵌插实际上存在外展成角移位。

(三)临床表现

1.畸形

下肢短缩、外展和外旋畸形。因骨折位于关节囊内，骨折远端失去了关节囊和髂骨韧带的稳定作用，附着于转子区的肌群的共同牵拉引起外旋畸形。若外旋角度近 90°，应怀疑股骨转子间骨折。

2.疼痛及肿胀

患肢多有纵轴叩击痛和腹沟股韧带中点下方压痛。股骨颈骨折多是囊内骨折，骨折后出血不多，关节外肌群丰富，外观上看肿胀往往不是很明显。

3.功能障碍

移位骨折患者伤后不能坐起或站立。但 GardenⅠ型骨折容易漏诊，因其外伤史不明显，仅有局部微痛或不适，而且髋关节可屈伸甚至可以步行，X 线检查不易发现骨折线，故常被误诊为髋周围软组织损伤。

(四)诊断

确诊需髋部正侧位 X 线检查，尤其是对线状骨折或嵌插骨折的检查更为重要。X 线检查对于骨折的分类和指导治疗也不可缺少。X 线表现不清楚或骨折线隐匿时，应行 CT、MRI 或核素骨扫描检查，或嘱患者卧床休息，2 周后再行 X 线检查，可因骨折局部骨质吸收而显示骨折线，切不可轻易否定骨折存在。另外，当年轻人出现多发伤时，由于股骨干骨折等较明显的损伤可能掩盖股骨颈骨折，因此对于这种患者一定要注意髋部检查。

(五)治疗

股骨颈骨折的最佳治疗方法是手法复位内固定。只要复位满意，大多数内固定方法可获得 80.0%～90.0%的愈合率。不愈合病例及日后需手术处理的病例仅占 5.0%～10.0%。临床中应根据患者的年龄和骨折特点及类型，来选择不同的治疗方法。对于移位的股骨颈骨折患者的治疗原则:早期无创伤复位,合理内固定,早期康复锻炼。

1.无移位股骨颈骨折的治疗

对于无移位或外展嵌插骨折,可将患肢置于轻度外展位,牵引治疗。但临床上经常遇到骨折转变成移位者,而且长期卧床易发生致命并发症,故近来多主张采取内固定,以利于患者早期活动。

2.移位股骨颈骨折的治疗

大部分股骨颈骨折为有移位骨折,除年龄过大且全身情况差,合并心、肺、肝及肾功能障碍不能耐受手术者,均适合手术治疗。

(1)治疗时机。对于身体能够耐受手术的患者,应当尽早手术,以利于骨折后股骨头的血运尽快恢复。有动物研究证实,股骨头缺血 6 小时就会引起成骨细胞不可逆损伤,因此有学者认为股骨颈骨折的手术应属急症手术,但对于多发创伤伴有股骨颈骨折的患者,应当处理完威胁生命的严重创伤后,待生命体征平稳再行股骨颈骨折的手术,不超过 2 周仍可认定为新鲜骨折。

(2)麻醉方法。一般可用硬膜外麻醉,以利于减轻痛苦,缓解肌紧张。移位不明显时可选用局部麻醉。

(3)复位方法。①手法复位:指导患者仰卧于牵引床上,双下肢伸直,外展 30°,双足固定于足托,行持续牵引,至双下肢等长。分别将健肢和患肢内旋 20°,再使患肢由外展位收至中立位或稍外展。②牵引复位:许多学者主张术前在病房采用皮牵引或骨牵引数天,逐渐复位后手术。复位有效、安全,但会延误时间。复位时应用 X 线透视观察复位的程度,有利于获得准确而良好的复位效果。复位的好坏与预后密切相关,应当尽可能地达到解剖复位。

(4)手术方式。股骨颈骨折治疗方法的选择,取决于患者的年龄、创伤前患者的身体状况、骨折移位程度、骨折部位、骨折线的走行方向及角度、骨密度及股骨颈的粉碎程度等。由于特殊的解剖部位,骨折闭合复位内固定要求固定坚硬、方法简单、对血供影响小、符合局部生物力学特征。内固定的选择要求抗剪切力、抗弯曲及旋转力,同时能抵抗一定的张力及压缩力。内固定术后能使骨折达到稳定固定,有利于愈合,便于护理,利于患者早期离床活动以减少严重的全身并发症。

3.内固定加股骨颈植骨术

此方法适用于陈旧性股骨颈骨折和青壮年头下型、头颈型股骨颈骨折。

(1)带股方肌蒂骨瓣移植术:手术在硬膜外麻醉或全麻下进行。患者取健侧卧位或半俯卧位。取髋关节后侧切口，显露股方肌并游离至股骨粗隆后侧的止点。沿其止点周围凿取包括肌止点在内的骨块，骨块长 5.0～6.0 cm，宽1.5 cm，厚 1.5 cm。将骨块连同股方肌一起向内翻开。显露髋关节囊后面，沿股骨颈长轴切开关节囊，直视下将骨折复位。此时可先将骨折部位用 3 根松质骨螺钉固定，其位置应避开准备凿骨槽处，亦可先凿取骨槽嵌入移植骨块后再固定骨折。沿股骨颈长轴凿一骨槽(4.0～5.0)cm×1.5 cm×1.5 cm，将带股方肌肌蒂的骨瓣嵌插在凿出的骨槽内并稍加锤击，使其嵌插紧密(图 5-4)。

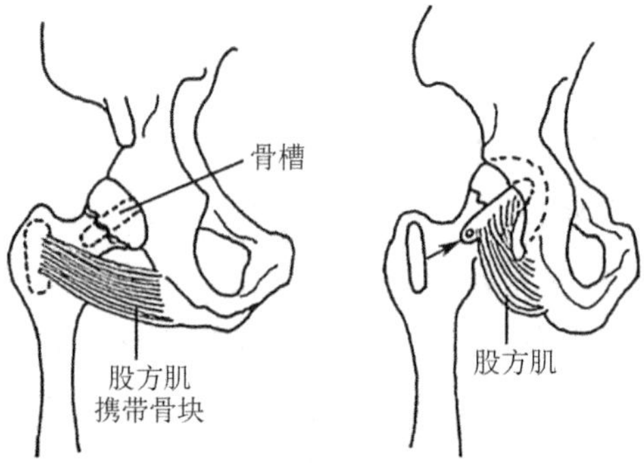

图 5-4　带股方肌蒂骨瓣移植治疗股骨颈骨折

(2)带旋髂深血管蒂的髂骨瓣转位移植术：手术在硬膜外麻醉下进行，患者取平卧位或侧俯卧位，取髋前外侧切口(S-P 切口)。在切口中部向内侧游离皮瓣，在股动脉或髂外动脉上寻找向外上方走行的旋髂深动脉及伴行静脉，在向髂骨分离时尽量保留髂肌，注意勿损伤股外侧皮神经，旋髂深动脉在距髂前上棘上方内侧 6.0 cm 处分出数支穿支进入髂骨。以此血管束为中心设计取骨的范围，骨膜下显露外板，一般取 6.0 cm×1.5 cm×1.5 cm 全层骨块，保留血管束周围的髂肌和骨膜，防止损伤进入髂骨的血管支。用生理盐水湿纱布包裹血管蒂骨块备用。显露股骨颈并开骨槽，分开缝匠肌与阔筋膜张肌间隙，切断股直肌的止点下翻暴露髋关节囊，沿股骨颈方向切开关节囊显露股骨颈。复位骨折端并应用 2～3 枚克氏针固定骨折两端，同前述方法股骨颈开槽约 6.0 cm×1.5 cm，注意开槽不要过深，约 1.0 cm 即可。将带血管蒂的髂骨瓣在无扭转下植入股骨颈骨槽内并略施敲击。必要时可用螺钉或丝线局部缝合固定(图 5-5)。

4.人工关节置换术

随着人工关节材料的发展和关节置换技术的成熟，人工关节置换术已经成为治疗髋部疾病及创伤的重要方法。应用人工关节行假体置换后，可使老年人即刻恢复活动及负重能力，有利于预防卧床及不活动引起的诸多并发症；假体置换后消除了骨折后可能引起的骨不连及股骨头坏死等后遗症，可降低再手术率。但关节置换手术比一般内固定术创伤大，时间长，出血多，感染风险高且后果严重，对手术技术要求高，且目前的人工关节设计使用寿命尚不能完全满足需要，因此应合理掌握适应证。

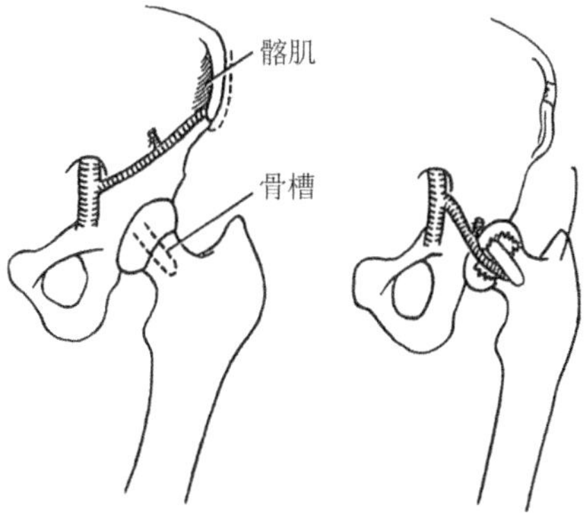

图 5-5　带旋髂深血管蒂的髂骨瓣转位移植治疗股骨颈骨折

(1)适应证：目前较公认的适应证有以下几点。①55～65 岁间骨质疏松明显，骨折不能得到满意复位及内固定者。②65 岁以上股骨颈头下型骨折，或 GardenⅢ、Ⅳ型骨折者。③年老合并内科疾病，一般情况较差，不能耐受第 2 次手术者。④内固定术后数周内出现内固定失败较难矫正者。⑤陈旧性股骨颈骨折不愈合，股骨头坏死或合并髋关节骨关节炎者。⑥股骨颈骨折后发现伴有股骨头颈部位肿瘤者。

(2)手术方式：人工关节置换术分为人工股骨头置换术和人工全髋关节置换术(图 5-6)。

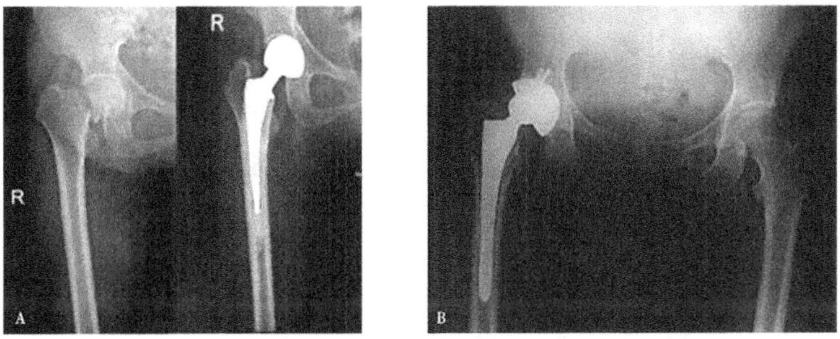

图 5-6　人工股骨头置换术(A)与人工全髋关节置换术(B)

5.儿童股骨颈骨折的治疗

儿童股骨颈骨折较少见，往往需要很大的暴力才能造成骨折，骨折多发生在靠近基底部，移位明显，复位困难。由于儿童股骨颈主要供血来自髓内动脉，头与颈之间的骺板无血运交通，因此骨折后发生近折端股骨头、颈缺血，其坏死率可高达 40.0%，也易导致髋内翻及骨骺早闭合等并发症。治疗一般采用闭合复位，在X 线透视引导下，用多针或细螺丝钉内固定。螺钉或克氏针应尽量不要穿过骨骺。如果固定不够牢固，术后可用髋人字石膏固定 8～12 周。对于外展或无移位骨折可采用牵引或单侧髋人字石膏固定治疗。

二、股骨转子间骨折

股骨转子间骨折是指从股骨颈基底至小转子水平以上的骨折。随着社会人口的老龄化，人均寿命的延长，骨质疏松人数和交通伤的逐年增加，股骨转子间骨折的发生率也呈明显的上升趋势。股骨转子间骨折约占全身骨折的 3.6%，约占髋部骨折的 45.0%，其中不稳定骨折占 35.0%～40.0%。由于转子间骨折大多发生于老年患者，常合并严重的内科疾病，因此已成为引起死亡和功能障碍的主要原因之一。骨折后 1 个月内的病死率约为 10.0%，而 1 年内的病死率为 20.0%～30.0%。

(一)病因、病机

股骨转子间位于股骨干及股骨颈的交界处，主要由骨松质构成，是承受剪切力最大的部位，其机械强度受骨质疏松的影响较大。大转子和小转子为肌腱附着处，转子区主要由骨松质组成，周围肌肉丰富，血液循环良好。肌群多起自骨盆，止于股骨或胫腓骨，使髋关节屈伸、收展、内旋和外旋。90.0%的老年股骨转子间骨折的原因是由摔伤引起，年龄大较易摔倒的因素有视力弱、肌力降低、反应力降低、心血管疾病和骨与关节疾病，而决定摔倒后是否骨折有 4 个主要相关因素：①摔倒的方向是髋部还是接近髋部的部位着地。②保护反射必定不能使摔倒的能量降到安全的程度。③髋部软组织不能吸收足够的能量。④髋部骨的力量不足，如合并骨质疏松或局部病理性改变等。而青壮年患者股骨转子间骨折常由高能量损伤引起，如高处坠落伤或车祸伤，这些患者应密切注意合并伤，如颅脑、颈椎及胸腹部的损伤。

(二)分类

股骨转子间骨折的分型很多，目前公认并广泛应用的有 AO 分型、Evans 分型和 Evans-Jensen 分型。

1.AO 分型(图 5-7)

国际内固定协会(AO/ASIF)骨折综合分类，股骨近端骨折的代码为 31-，其中将囊外的转子间骨折划为 A 型。

(1)31-A1 型:股骨转子间的简单两部分骨折,内侧骨皮质复位后仍能获得良好支撑。

(2)31-A2 型:粉碎性骨折,内侧和(或)后方骨皮质在多个平面上骨折,但外侧骨皮质完整。

(3)31-A3 型:凡转子间骨折,骨折线都经过外侧骨皮质。每型中根据骨折的形态又细分为 3 个亚型。

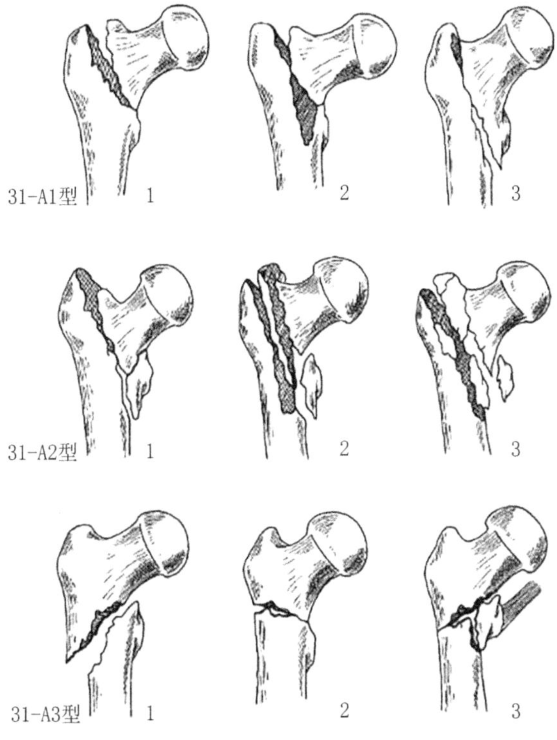

图 5-7　股骨转子间骨折的 AO 分型

AO 型既考虑到解剖部位,又考虑到骨折的形态及损失程度,有助于临床医师对骨折的诊断做出准确的描述,以便评价治疗效果和储存资料。

2.Evans 分型(图 5-8)

1949 年 Evans 根据骨折线方向及骨折的稳定性尤其是骨折愈合期骨折再移位的可能性,将股骨转子间骨折分为以下 5 型。

(1)Ⅰa 型:骨折无移位,小粗隆无骨折,骨折稳定。

(2)Ⅰb 型:骨折有移位,小粗隆有骨折,复位后内侧骨皮质能附着,骨折稳定。

(3)Ⅰc 型:骨折有移位,小粗隆有骨折,复位后内侧骨皮质不能附着,骨折不稳定。

(4)Ⅰd 型:粉碎性骨折,至少包括大小粗隆 4 部分骨折,骨折不稳定。

(5)Ⅱ型:骨折线自小粗隆斜向外下方,骨折不稳定。虽然 Evans 分型是基于保守治疗的结果,但其提出的关于骨折不稳定性的增加妨碍骨折的复位及骨折再移位的概念已经历了时间的考验,这对现今股骨转子间骨折的手术治疗仍有指导作用。

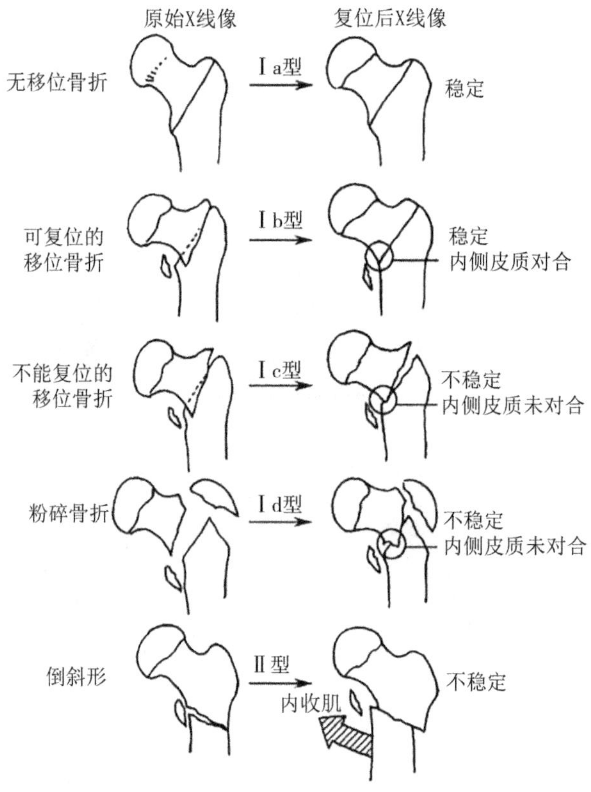

图 5-8　股骨转子间骨折的 Evans 分型

3.Evans-Jensen 分型(图 5-9)

1975 年,Jensen 改良了 Evans 分型,基于大小转子是否受累及复位后骨折是否稳定而分为以下 5 型。

(1)ⅠA 型:两部分骨折无移位。

(2)ⅠB 型:两部分骨折有移位。

(3)ⅡA型:三部分骨折,大转子骨折。

(4)ⅡB型:三部分骨折,小转子骨折。

(5)Ⅲ型:四部分骨折,大、小转子骨折。

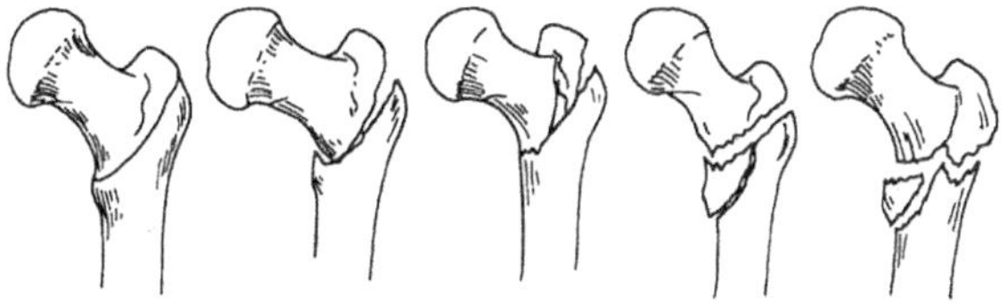

图 5-9　股骨转子间骨折的 Evans-Jensen 分型

无论选择哪一种分型系统,在术前对于转子间骨折的稳定性作出判断十分重要。股骨转子间骨折稳定与否主要取决于两个因素:①内侧弓的完整性,即小转子是否累及。②后侧骨皮质的粉碎程度,即大转子的粉碎程度。

另外,逆转子间骨折非常不稳定。小转子骨折使内侧弓的骨皮质缺损而失去力学支持,容易造成髋内翻畸形。大转子骨折则进一步加重了矢状面上的不稳定,容易造成股骨头后倾。逆转子间骨折常发生骨折的远端向内侧移位,若复位不良则会造成内固定物在股骨头中切割。转子间骨折的不稳定是内固定失效(移位、断裂、切割)的因素之一。

(三)临床表现

伤后临床表现因骨折的类型、严重程度,以及受伤机制而有所不同,移位骨折的患者表现为髋部明显疼痛,不能站立和行走,而无移位或嵌插骨折的患者可能尚能行走,但伴有髋部轻微疼痛,也有少数患者否认明显的外伤史,但是主诉髋部或大腿疼痛。

肢体的畸形反映了骨折的移位程度,典型移位的转子间骨折肢体的畸形表现为患肢短缩外旋畸形,而无移位的转子间骨折患肢则无明显畸形表现。

(四)诊断

诊断应常规行髋部正位和患侧髋部侧位 X 线检查,正位有助于明确骨折线的方向及骨的质量,而侧位 X 线检查有利于确定有无冠状位的骨折和判断后侧骨折块的大小、位置及粉碎程度,必要时可行髋部三维 CT 检查。

(五)治疗

1.非手术治疗

老年患者常由于长期卧床而引发致命的并发症,死亡率可达 20.0%。手术内固定有利于患者早期活动和负重，减少并发症，降低死亡率和髋内翻的发生率。因此，仅在少数情况下才考虑非手术治疗，如存在全身感染者、伴有严重的系统性或慢性疾病而不能耐受手术者。对于根本无法行走的患者，无需行牵引或予短期皮牵引。同时加强护理防止压疮，鼓励其尽早坐起。对于有希望下地行走的患者，可行骨牵引 8～12 周，力求骨折复位。定期行 X 线检查，并对复位和牵引重量酌情进行调整。去除牵引后尽早嘱患者行功能锻炼及部分负重。待骨折愈合坚实之后方可完全负重。由于长期牵引治疗产生的并发症是造成患者高病死率和致残率的原因，因此目前多主张早期手术治疗。

2.手术治疗

手术治疗的主要目的是复位后对于股骨粗隆间骨折进行牢固的固定，应选择股骨头质量最好的部位进行内固定。由于股骨头颈的前上方骨质较差，因此内固定物应位于股骨头颈的中央或稍偏下方。而理想的内固定物的设计应具有以下优点：更坚固稳定的固定，以利于早期负重功能锻炼；更低的股骨头切割、内固定松动及其他内固定物相关并发症发生率；更简易的植入技术，可以微创操作，以减少手术期间的并发症；具备加压技术，促进骨折更快愈合；费用低廉。

(1)人工关节置换术：人工髋关节置换术是一种既简单有效并能迅速恢复髋关节功能的手术方法，术后能使患者早期下地活动以进行功能锻炼，利于康复和护理，从而有效地避免了采用内固定才有的并发症，降低死亡率，提高生活质量。有研究表明，人工髋关节置换术治疗严重不稳定或粉碎性股骨转子间骨折及伴有明显骨质疏松的老年股骨转子间骨折的临床疗效较好。尽管人工髋关节置换术治疗不稳定型转子间骨折及骨质疏松性骨折有较多的优点，但是不能忽视其创伤较大，并有假体下沉、松动、感染、脱位等并发症，尤其是当大、小转子粉碎性骨折或反转子间骨折时，需要重建骨矩和大转子，其手术难度更大，对缺乏经验的医师，其并发症的发生率可能更高。有系统评价结果表明，与内固定术相比，髋关节置换术治疗的患者术后卧床时间相对较短，内科相关并发症较少，术后 1 年病死率也较低，而且术后与内植物相关并发症发生率较内固定组低。但是也有系统评价认为，关节置换与髓内固定二者在手术时间、二次手术、病死率，以及功能恢复等方面无明显差异，但是关节置换术中失血量较大，患者需要输血的比率也比髓内固定高。

(2)外固定支架术：外固定支架术具有手术操作简单、手术时间短、创伤小、闭合复位骨折、无需切口、不损伤骨折端血运、术后恢复快、利于骨折愈合等优点，主要用于治疗严重粉碎性骨折，或者不能耐受麻醉或手术高风险的患者。但由于外固定架术不便于术后功能锻炼，护理困难，而且针道感染，固定针易松动等并发症也经常发生，因此，外固定架在股骨转子间骨折中的应用也越来越少。对于某些股骨转子间骨折术后出现骨髓炎需要分期手术治疗的患者，可以考虑应用。

三、股骨干骨折

股骨干骨折是骨科临床上最常见的骨折之一，多由剧烈创伤引起，如摩托车或汽车的交通伤、火器伤或从高处坠落伤等高能量损伤，常合并其他多系统损伤，严重威胁患者生命。股骨是人体最大的骨骼，是下肢主要的负重骨之一，股骨干骨折能明显影响到下肢功能。治疗应使患者可早期活动，恢复正常肢体长度和轴线，直到骨折愈合，且髋和膝关节的功能活动范围达到正常。如果治疗不当，可引起长期功能障碍及严重残疾。

(一)病因、病机

股骨干骨折经常是由高能量的创伤引起，多见于30岁以下的男性。主要是直接外力，如汽车撞击、重物砸压、辗压或火器伤等，骨折多为粉碎、碟形或近似横行，故骨折断端移位明显，软组织损伤也较严重。间接外力致伤者如高处坠落、机器绞伤所发生的骨折多为斜行或螺旋形，旋转性暴力所引起的骨折多见于儿童。火器伤则不同于钝性损伤，一般低能量的手枪损伤，仅需小的软组织扩创和常规的骨折固定，而高能量的火器伤，应与ⅢB开放骨折类同考虑。

成人股骨干骨折发生的部位以股骨干中下1/3交界处最多，上1/3或下1/3次之。骨折端因受暴力作用的方向，肌群的收缩，下肢本身重力的牵拉和不适当的搬运与手法整复，可能发生各种不同的移位。股骨干上1/3骨折时，骨折近端因受髂腰肌，臀中、小肌及外旋肌的作用，而产生屈曲、外展及外旋移位；骨折远端则向后上、内移位。

股骨干中1/3骨折时，骨折端移位，无一定规律性，视暴力方向而异，若骨折端尚有接触而无重叠时，由于内收肌的作用，骨折向外成角。股骨干下1/3骨折时，由于膝后方关节囊及腓肠肌的牵拉，骨折远端多向后倾斜，有压迫或损伤腘动、静脉的危险，而骨折近端内收向前移位。

股骨上1/3骨折后，近折段受髂腰肌、臀中肌、臀小肌和髋关节外旋诸肌的牵拉而屈曲、外旋和外展，而远折段则受内收肌的牵拉而向上、向后、向内移位，导致向外成角和缩短畸形。股骨中1/3骨折后，其畸形主要是按暴力的撞击方向而成角，远折段又因受内收肌的牵拉而向外成角。股骨下1/3骨折段受腓肠肌的牵拉而向后倾倒，远侧骨折端可压迫或刺激腘动脉、腘静脉和坐骨神经(图5-10)。

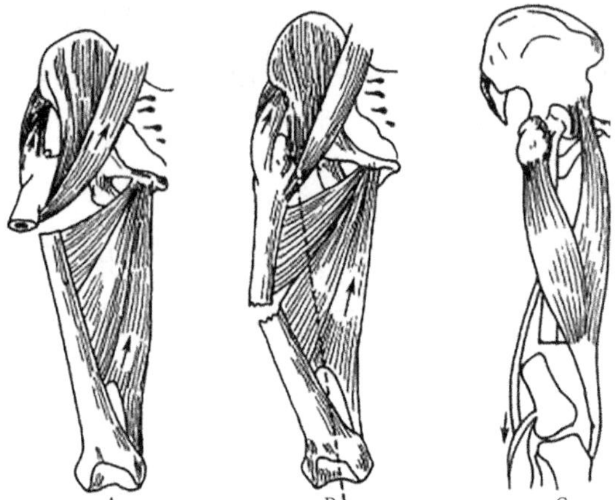

图 5-10　股骨干不同部位骨折移位机制

A.股骨干上 1/3 骨折;B.股骨干中 1/3 骨折;C.股骨干下 1/3 骨折

(二)临床表现

股骨干骨折临床表现为大腿疼痛、畸形、肿胀和短缩。多数骨折由于高能量损伤所致而常合并其他损伤,因此进行包括血流动力学的全面体检非常重要。骨科诊断包括全面检查整个肢体、观察骨盆和髋部是否有压痛,同时合并骨盆或髋部骨折可以出现局部淤血和肿胀。骨折后由于患者不能移动髋部,故触摸大腿近端和臀部十分重要。臀部饱满和股骨近端呈屈曲内收畸形则表明合并发生了髋关节后脱位。股骨干骨折常合并膝关节韧带损伤,可在骨折内固定后再进行临床和 X 线的应力检查。神经血管损伤虽然少见,但必须在术前进行详细检查。

(三)诊断

X 线检查应包括骨盆正位、膝关节正侧位和整个股骨的正侧位,如果术前髋关节处于外旋位,应内旋股骨近端拍摄髋关节正位 X 线片,以免漏诊股骨颈骨折。

(四)治疗

无论是开放性还是闭合性股骨骨折,如有合并伤,必须考虑优先处理,如贻误诊断或处理不恰当,常会造成死亡。由于股骨干骨折常有周围软组织严重挫伤,如急救输送时未做好固定,骨端活动反复刺伤软组织(肌肉、神经、血管),特别是股动、静脉、腘动静脉的破裂,可以引起大出血。股骨骨折后骨髓腔的出血也常可达 1 000～1 500 mL。因此观察和治疗休克是治疗股骨骨折重要的一环,不可忽略。

1.非手术治疗

股骨干骨折因周围有强大的肌肉牵拉,手法复位后用石膏或小夹板外固定均不能维持骨折对位。因此，股骨干完全骨折不论何种类型，皆为不稳定型骨折，必须用持续牵引克服肌肉收缩，维持一段时间后再用外固定。常用牵引方法如下。

(1)悬吊牵引法(图 5-11)：用于 4～5 岁以内儿童。将双下肢用皮肤牵引向上悬吊，重量 1～2 kg，保持臀部离开床面，利用体重作对抗牵引。3～4 周经 X 线片有骨痂形成后，去掉牵引，开始在床上活动患肢，5～6 周后负重。对于儿童股骨干骨折要求对线良好，对位要求达功复位即可，不强求解剖复位。如成角不超过 10°、重叠不超过 2 cm，则一般不影响后续肢体功能。在牵引时，除保持臀部离开床面外，还应注意观察足部的血液循环及包扎的松紧程度，及时调整，以防足趾缺血坏死。

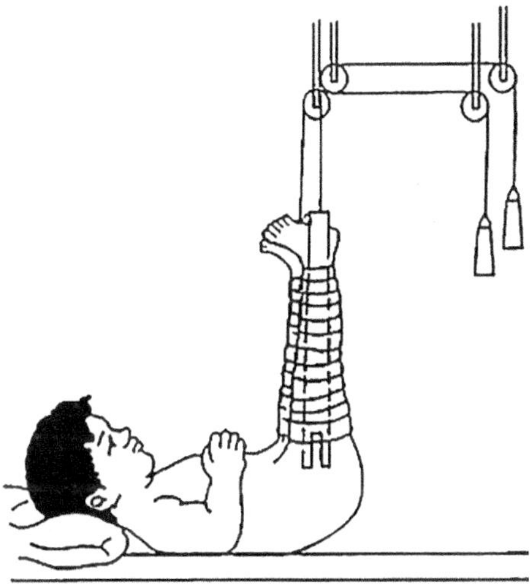

图 5-11　悬吊牵引法

(2)动滑车皮肤牵引法(图 5-12)：适用于 5～12 岁儿童。在膝下放软枕使膝部屈曲，用宽布带在腘部向上牵引，同时小腿行皮肤牵引，使两个方向的合力与股骨干纵轴成一直线，合力的牵引力为牵引重力的 2 倍。有时亦可将患肢放在托马斯夹板及 Pearson 氏连接架上，进行滑动牵引。牵引前可行手法复位，或利用牵引复位。

(3)平衡牵引法(图 5-13)：用于青少年及成人股骨干骨折。在胫骨结节处穿针，如有伤口可在股骨髁部穿针(克氏针或斯氏针)。患肢安放在托马斯夹架上，作平衡牵引，有复位及固定两种作用。可先手法复位小夹板维持，然后用维持重量持续牵引(维持重量为体重 1/2)，或直接用牵引复位(复位重量为体重 1/7)，复位后改为维持重量。根据骨折移位情况决定肢体位置。①上 1/3 骨折应屈髋 40°～50°，外展约 20°，适当屈曲膝关节。②中 1/3 骨折屈髋屈膝约 20°，并按成角情况调整外展角度。③下 1/3 骨折时，膝部屈曲 60°～80°，以便腓肠肌松弛，纠正远侧骨端向后移位。牵引后 24～48 小时要进行床边 X 线检查，了解骨折对位情况，同时每天多次测量骨端肢体长度，并加以记录，以资参考。此外要根据 X 线片及测量情况，及时调整肢体位置、牵引重量和夹板，防止牵引不够或牵引过度。在牵引时还应注意观察穿针部位有无感染及肢体保温，并教会患者锻炼躯体，上肢、患肢关节和肌肉的方法。使用平衡牵引，患者较舒适，牵引期间能活动髋、膝和踝关节，洗澡和大小便较方法。一般牵引 4～6 周，经 X 线片发现有骨痂形成后，可改用髋人字石膏固定 4～8 周。在牵引中可同时应用小夹板固定，纠正成角。去除牵引后也可用小夹板外固定，但要经常复查以防骨折移位或成角。

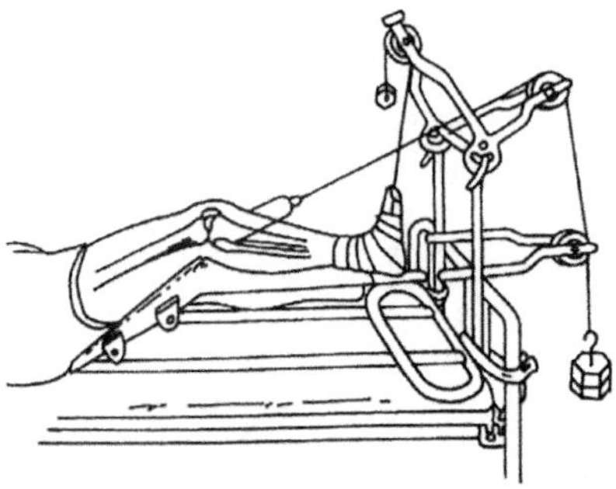

图 5-12　动滑车皮肤牵引法

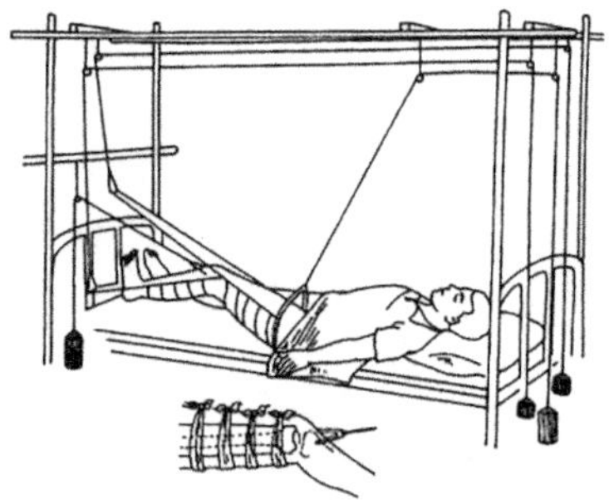

图 5-13　平衡牵引法

2.手术治疗

20 世纪 70 年代以前，长管骨骨折的固定（包括股骨）经常在骨折几天后进行，当时认为延迟固定无论对患者的全身情况还是骨折的治疗都是有利的。现在已明确长管骨骨折的早期固定可降低致残率和死亡率，特别是对损伤严重者。

越来越多的证据表明，在长管骨骨折手术固定前，有必要使患者得到充分复苏，并达到血流动力学的稳定。内固定手术会增加失血量并进一步刺激先前软组织创伤和再灌注损伤引发的全身炎症发应。即使是正在复苏的患者也会受益于骨折的早期固定，特别是使用外固定架固定（损伤控制性手术）。

与髓内钉和钢板比较，临时外固定能减少出血和缩短手术时间。外固定架在伤后 2～3 周更换为髓内固定是安全的。有学者发现，外固定架治疗组虽然创伤更重，但是死亡率与扩髓髓内钉治疗组相近。目前的治疗指南推荐高危患者（ISS＞40）应临时应用外固定架治疗。对于多发伤，股骨干骨折必须在 12～24 小时内早期进行手术固定。

手术前，拍摄高质量的 X 线片必不可少。如果骨折有多枚碎片，X 线片就会因为失去皮质标志而无法正确判断下肢是否恢复了正常长度。

（1）髓内钉：可顺行或逆行置入（图 5-14）。新型的髓内钉系统无论是逆行还是顺行，其主钉均为空心，而且都使用同一套器械。目前顺行髓内钉仍然是治疗的金标准。顺行髓内钉的进针点因主钉的不同设计而异。在前后位上进针点可在与髓腔走向一致的梨状窝，也可在大转子顶点。皮肤切口通常在大转子近端 2～4 cm 处。注意，在正位像上，后方的梨状窝被股骨近端前方皮质所遮挡，因此导引针尚未穿透皮质时往往会造成已进入髓腔的假象。逆行髓内钉的进针点在正位像上应与髓腔一致，而侧位像上位于股骨髁间窝顶部骨皮质切线前方。如需处理关节内损伤，可采用标准的内侧髌旁入路，也可采用经皮小切口，经髌腱入路似乎没有增加术后膝痛的发生率。虽然逆行髓内钉存在关节内进针点带来的潜在缺陷，但还是得到了医师们的普遍认可。逆行髓内钉的适应证：①肥胖（很难找到正确的顺行进针点）。②同侧股骨颈和股骨干骨折；同侧股骨和胫骨干骨折（两处髓内固定可经同一切口完成）。③多发伤（在透视床上可同时进行对侧上下肢、腹部和胸部的准备和铺单）。④不稳定的脊柱损伤。⑤妊娠（减少胎儿的射线照射）。⑥未污染的膝关节切开术。⑦同侧骨盆和（或）髋臼骨折（顺行髓内钉切口可能会妨碍后面的切口）。

（2）钢板：如果用钢板固定，可取大腿外侧切口。切开阔筋膜张肌后将股外侧肌从肌间隔上剥离，术野可见穿支血管，通常予以结扎。钢板可用于固定骨折线延伸至干骺端的股骨干骨折。在骨折线的近端做 1 个，或者近端远端各做 1 个切口，钢板在肌肉下和骨膜外的间隙中插入。这样骨折端骨膜的血供可得到较好的保护。①开放手术：股骨干骨折切口复位钢板内固定已有 100 多年的历史。适应证包括禁忌使用髓内钉；有大的开放性创口；骨筋膜室综合征；缺乏透视影像设备；医师更熟悉钢板固定。优点是便于清创和清除血肿，并可以直接观察大骨折片及精确复位。缺点是增加失血量和破坏骨块的血供，后者使骨折不愈合和（或）感染的概率增加。相对于应力分散的髓内钉，钢板则是承受负荷的装置。由于股骨本身承受高应力，因此使用钢板内固定失败的风险比髓内钉高。②微创手术：目前，对于累及干骺端的粉碎性骨折，人们热衷于小切口间接复位经皮肌肉下隧道置入钢板的技术。实验研究表明，该项技术较少损伤穿支血管和骨膜血供。经皮桥接钢板技术所提供的相对稳定性不仅有利于早期骨痂的形成，而且也能很好地保留了骨折块的血供。缺点是畸形愈合的风险更高。

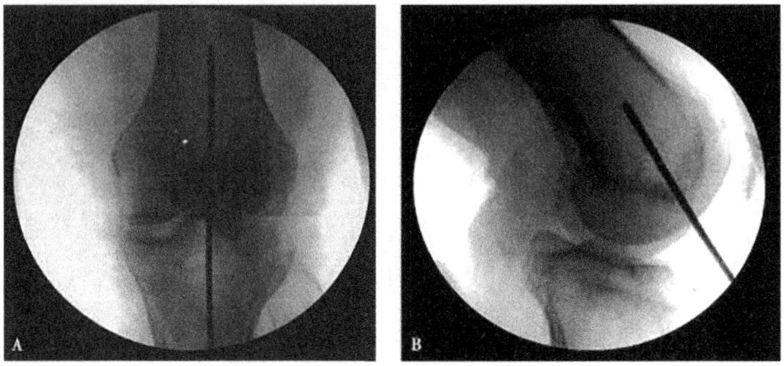

图 5-14 股骨远端正位和侧位

正、侧位上显示逆行股骨髓内钉进针点与髓腔方向一致

第二节 髌骨骨折

髌骨是人体最大的籽骨，其近侧基底和股四头肌腱相连，远侧髌骨下极和髌韧带相连，两侧通过髌旁支持带和关节囊相连，与股骨两髁之间形成髌股关节。髌骨可将股四头肌的拉力经髌韧带传导至胫骨结节，同时延长股四头肌力臂，是伸膝装置的重要组成部分。

髌骨骨折是人体常见的关节内骨折，占全部骨骼损伤的 1.0%，治疗不当会影响到髌股关节和伸膝功能。

一、病因、病机

髌骨骨折根据损伤机制可分为直接暴力、间接暴力和混合暴力致伤。直接暴力多为外力直接打击或碰撞，一般可造成粉碎性骨折，也可造成横行或斜行骨折，髌前腱膜、髌旁支持带及关节囊一般完整，骨折移位不明显。间接暴力多为股四头肌受到牵拉，如突然滑倒时膝关节位于屈曲位，股四头肌猛烈收缩。间接暴力一般造成髌骨体横行骨折或髌骨上、下极撕脱骨折，多伴有髌前腱膜和髌旁支持带撕裂。

二、临床表现

髌骨骨折多有外伤史，膝部肿胀，膝关节积血，髌上囊丰满，有皮下瘀斑，疼痛，膝关节不能主动伸直。检查骨折部位有压痛，可扪及两骨折块分离的沟槽，呈马鞍状。

三、诊断

由于髌骨位置表浅，诊断容易，但移位不明显或只有裂隙骨折者则不易诊断，必须借助X线检查，有的需要CT检查。应摄膝关节侧位及轴位X线片，前后位摄片有时价值不大。侧位虽然对判断横行骨折及骨块分离最为有用，但不能了解有无纵形骨折及粉碎性骨裂。髌骨骨折需与副髌骨相鉴别。副髌骨大多在主髌骨外上角，两块相对面边缘整齐光滑，临床上局部无压痛，且多为双侧性，摄对侧同一部位的X线片即可证实。如临床上怀疑有髌骨骨折而X线片阴性者，还应考虑有股四头肌髌骨附着部或髌韧带髌骨附着部损伤的可能。

四、治疗

(一)非手术治疗

非手术治疗一般用于骨折分离移位＜2 mm和(或)关节面台阶＜2 mm的髌骨骨折。治疗方法主要包括伸膝位石膏外固定或支具外固定，一般需固定4～6周，而后逐渐进行膝关节功能练习。

(二)手术治疗

对于移位的髌骨骨折来说，伸膝装置连续性已被破坏，因此需手术修复。对于合并伸肌支持带撕裂的骨折、开放性骨折、骨折分离移位＞2 mm和(或)关节面台阶＞2 mm均为手术治疗的适应证。手术治疗的目的：恢复关节面的外形、修复伸膝装置并确切固定，以便使膝关节能早期进行功能锻炼。常用髌骨骨折的手术切口有髌前横弧形切口和髌前纵行直切口两种。目前临床上多采用切开复位内固定治疗髌骨骨折，对于横行骨折也可采取微创张力带内固定。

1.克氏针张力带系统(图5-15)

自从20世纪50年代张力带技术问世以来，已被广泛应用于治疗移位髌骨骨折。克氏针张力带内固定系统既可应用于简单的横行骨折，也可应用于粉碎性骨折。对于髌骨粉碎性骨折者，首先将远近端骨折块分别复位，并用横行克氏针张力带固定，形成远近端两个较大骨块，随后应用纵行克氏针张力带将远近端固定成为一整体即可。

最初的克氏针张力带系统形式为两根克氏针固定骨折远近端后，用一根钢丝环形在髌前缠绕两根克氏针的远近端固定，被称为AO张力带钢丝。如钢丝在髌前缠绕成“8”字状则称为“8”字张力带钢丝或称为AO改良张力带钢丝。国内学者将两根钢丝分别缠绕两根克氏针在髌前固定，称为胥氏张力带钢丝。上述 3 种克氏针张力带系统是用于髌骨骨折的 3 种主流内固定方式。对于横行骨折、垂直骨折等简单骨折，可以直接采用克氏针张力带钢丝内固定，对于粉碎骨折，应用细克氏针将粉碎，骨折转变为横行和垂直骨折，然后在克氏针张力带钢丝内固定的基础上增加环扎钢丝固定。

2.空心拉力螺纹钉张力带钢丝系统（图 5-16）

空心拉力螺纹钉张力带钢丝系统是对克氏针张力带系统的一个改进，既能够利用空心拉力螺纹钉进行骨折端的加压，又能够发挥张力带钢丝的作用。

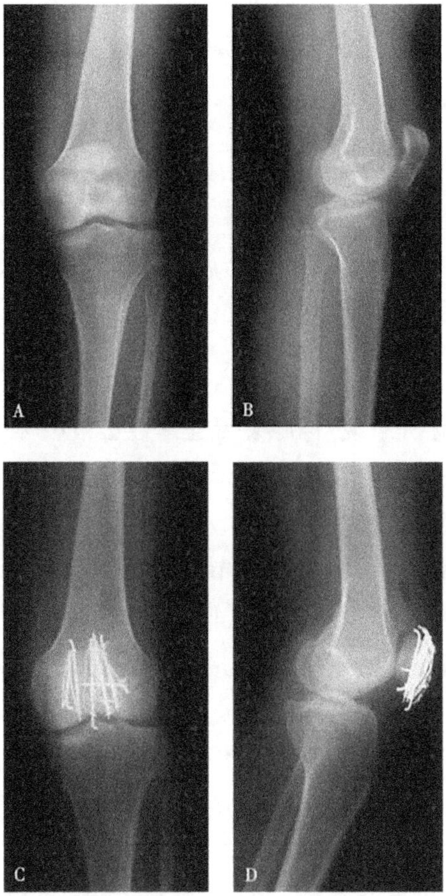

图 5-15　髌骨骨折克氏针张力带钢丝内固定

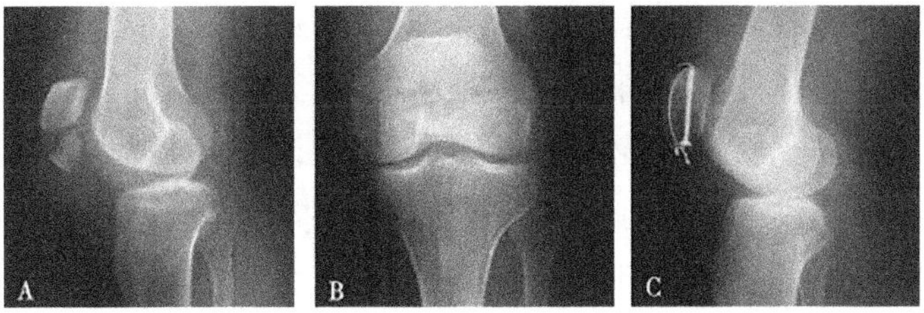

图 5-16　**髌骨骨折空心拉力螺纹钉张力带钢丝内固定**

3.聚髌器系统(图 5-17)

常用的聚髌器有两类,即镍钛-聚髌器(NT-PC)和分体式聚髌器。

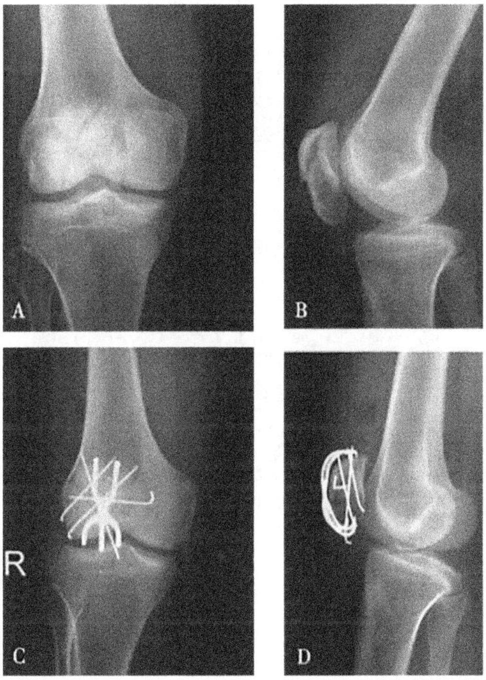

图 5-17　**髌骨骨折记忆合金髌骨爪内固定**

4.髌骨适形加压接骨板(图 5-18)

为了提高髌骨粉碎性骨折内固定治疗效果,国内有学者根据髌骨解剖外形,设计了一种置于髌骨上下极的分体式髌骨环抱固定器,称为髌骨适形加压接骨板,髌骨骨折髌骨适形加压接骨板内固定后如图 5-18。具有以下特点:①可配合加压骨栓治疗髌骨骨折实现加压固定,骨折固定牢固,符合骨折治疗的 AO 原则,可促进骨折愈合,发生内固定物松动、断裂等并发症的风险低。②髌骨适形加压接骨板的多爪结构,能够将骨栓的加压作用分布于髌骨粉碎性骨折的各个骨折块上，固定可靠，通常不需外固定，可早期行关节功能锻炼，提高骨折愈合后膝关节功能。③有多种置钉角度可供选择，适用于骨折类型广、操作简单，与张力带技术相比可以更好地收拢粉碎骨块，特别是髌骨下部的粉碎性骨折。由于髌骨下部不参与构成关节面，此部分的粉碎性骨折通常不会导致创伤性关节炎，因此可充分利用髌骨适形加压接骨板收拢碎骨块的功能进行简单而高效的复位。④材质好，外形贴服，对髌骨周围软组织刺激小。

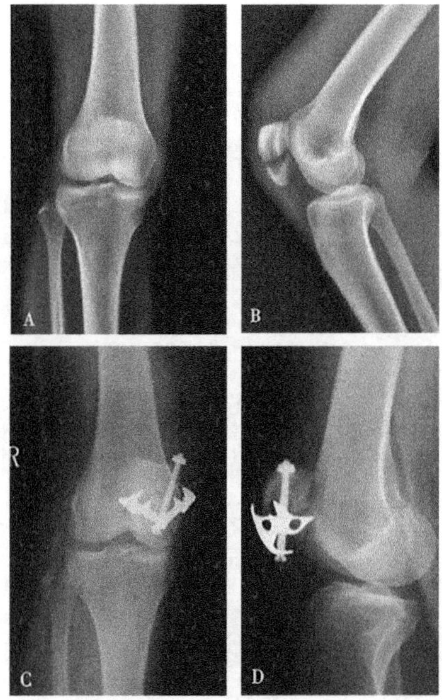

图 5-18　**髌骨骨折髌骨适形加压接骨板内固定**

第三节　胫腓骨骨折

胫腓骨是长管状骨中最常发生骨折的部位，占全身骨折的 8.0%～10.0%。交通伤最为常见，最严重的损伤也出现在交通伤中。胫腓骨由于部位的关系，遭受直接暴力撞击、压轧的机会较多。又因为胫骨前内侧紧贴皮肤，所以开放性骨折较多见。严重外伤、创口面积大、骨折粉碎、污染严重，组织易遭受挫灭伤为胫腓骨骨折的特点。胫骨骨折愈合缓慢，常可以引起永久性的后遗症。

一、病因、病机

胫腓骨骨折以重物直接打击、撞击伤或车轮碾轧伤等多见，多为高能量损伤，软组织损伤严重。暴力多来自小腿的外前侧。骨折线多呈横行或短斜行。巨大暴力或交通事故伤多为粉碎性骨折。两骨折线常在同一平面，如横行骨折，可在暴力作用侧出现三角形碎骨片。骨折后，骨折端多有重叠、成角、旋转移位。因为胫骨前面位于皮下，所以骨折端穿破皮肤的可能性极大，肌肉被挫伤的机会较多。即使暴力轻微，皮肤未穿破，如果挫伤严重、血运不良，亦可发生皮肤坏死，骨外露，出现感染。较大暴力的碾挫、绞轧伤可有大面积皮肤剥脱、肌肉撕裂和骨折端裸露。

骨折部位多与直接撞击部位一致。中下 1/3 骨折，由于营养血管损伤，软组织覆盖少，血运较差等特点，因此延迟愈合及不愈合的发生率较高。

骨折移位取决于外力作用的大小、方向，肌肉收缩和伤肢远端重量等因素。小腿外侧受暴力的机会较多，可使骨折端向内成角，小腿重力可使骨折端向后侧倾斜成角，足的重量可使骨折远端向外旋转，肌肉收缩又可使两骨折端重叠移位。

二、临床表现

胫腓骨骨折后，局部肿胀疼痛。骨折有移位时，畸形明显。单纯腓骨骨折，可能有时压痛不明显。但胫骨骨折时，即使无移位，局部压痛也很明显。

三、诊断

拍 X 线片可确定骨折部位、类型和移位程度。X 线片应包括胫腓骨全长，以免遗漏腓骨上段骨折，要注意检查足背动脉搏动，足趾血运情况，踝及足趾伸屈活动是否受限，以了解有无神经、血管损伤。软组织损伤严重，肌肉明显肿胀时，应警惕骨筋膜室综合征的发生。

按照损伤涉及范围可分为胫骨骨折、腓骨骨折及胫腓骨双骨折。按照骨折类型可分为单纯骨折、蝶形骨折、粉碎性骨折和多段骨折。对骨折的严重程度进行分级时，都必须考虑到软组织损伤的程度。根据外伤史结合局部表现，在考虑骨折可能时 X 线检查就可做出诊断。

四、治疗

胫腓骨骨折的治疗目的是恢复小腿的承重功能。因此，骨折端的成角畸形与旋转移位应该予以完全纠正，以免影响膝踝关节的负重功能和发生关节劳损。

除儿童患者外，虽可不强调恢复患肢与对侧等长，但成年患者仍应注意使患肢缩短不多于 1 cm，畸形弧度不超过 10°，内外翻不超过 5°，两骨折端对位至少应在 2/3 以上。治疗方法应根据骨折类型和软组织损伤程度选择外固定或开放复位内固定。

(一)手法复位外固定

该方法适用于稳定性骨折，或不稳定性骨折牵引 3 周左右。待有纤维愈合后，再用石膏进行外固定。

1.稳定性骨折

无移位或整复后骨折面接触稳定无侧向移位趋势的横行骨折、短斜行骨折等，在麻醉下行手法复位及外固定，即长腿石膏固定。膝关节应保持 20°左右轻度屈曲，待石膏干固后可扶拐练习以足踏地及行走，2～3 周后可开始去拐练习持重行走。

2.不稳定性骨折

斜行、螺旋形或轻度粉碎性的不稳定性骨折，单纯外固定难以维持良好的对位。可在局部麻醉下行跟骨穿针牵引，用螺旋牵引架牵引复位，小腿石膏行局部外固定。术后用 4～6 kg 重量持续牵引 3 周左右。待纤维愈合后，除去牵引，用长腿石膏继续固定直至骨愈合。

(二)开放复位内固定

胫腓骨骨折一般骨性愈合期较长，长时间的石膏外固定，对膝、踝关节的功能必然造成影响。另外，由于肌肉萎缩和患肢负重等因素，固定期可能发生骨折移位。因此，对不稳定性骨折采用开放复位内固定者日渐增多，并可根据不同类型的骨折采用不同的术式和内固定方法。现在更强调根据软组织的状态决定使用哪一种固定器械，当前更多地采用交锁髓内针治疗。

1.螺丝钉内固定

斜行或螺旋形骨折，可采用螺丝钉内固定，于开放复位后，用 1～2 枚螺丝钉在骨折部固定，用以维持骨折对位，然后包扎有衬垫石膏，2～3 周后改用无垫石膏固定 10～12 周。但 1～2 枚螺丝钉仅能维持骨折对位，只起到所谓骨缝合的作用，固定不够坚固。整个治疗期内必须有坚硬的石膏外固定。

2.接骨板固定

有移位的不稳定胫骨近端和远端 1/3 骨折，合并用膝、踝关节内骨折，特别是当难以插入髓内针或者要求精确的解剖复位时，采用接骨板治疗是最佳选择。

然而，对于软组织受损严重或者有缺损的患者，接骨板固定是禁忌的。使用接骨板应该满足以下条件：接骨板表面应该有健康的软组织覆盖，建立稳定的骨-接骨板结构，允许有效愈合，不过多剥离骨膜及软组织。骨折间隙水平的骨膜要被剥离，但仅限于清理骨折断端和判断骨折复位所必须的范围之内。

3.髓内钉固定

以髓内固定为代表的非交锁髓内钉在 20 世纪 80 年代已经得到广泛认可，特别适用于治疗闭合横行无粉碎的胫骨干中段骨折。在交锁髓内针常规应用后，大多数胫骨干骨折使用髓内钉都十分稳定，很少发生感染及其他并发症。髓内钉已成为治疗移位胫骨干骨折的常规手段，大部分闭合性的胫骨中段骨干骨折，与较大直径的扩髓髓内钉比较，较细直径的非扩髓髓内钉导致的骨皮质坏死显著减少。

4.外固定架

对胫骨骨折和其并发症可以合理使用外固定架进行治疗，当髓内钉和接骨板不适合立刻使用或存在风险时，外固定架对中度或重度胫腓骨骨折的治疗，特别是伴有较严重软组织伤时是有价值的。胫骨外固定架的适应证如下。

(1)髓内钉或微创接骨板手术中的复位辅助装置。

(2)伴有血管损伤时的迅速固定。

(3)严重软组织损伤的临时支撑。

(4)开放骨折伴有髓内污染。

(5)灾难或战地的固定。

(6)用于固定解剖学上不适合髓内钉固定的骨折(近端或远端骨折，髓腔畸形或有骨髓炎)。

(7)严重损伤的重建。

(8)用于骨折的最终固定。

(9)用于治疗骨折部位的感染。

(三)开放性胫腓骨骨折的治疗

小腿开放性骨折的软组织伤轻重不等，可发生大面积皮肤剥脱伤、组织缺损、肌肉绞轧挫灭伤、粉碎性骨折和严重污染等。早期处理时，创口开放或是闭合，采用什么固定方法均必须根据不同伤因和损伤程度做出正确的判断。小腿的特点是前侧皮肤紧贴胫骨，清创后勉强缝合常因牵拉过紧造成缺血、坏死或感染。对污染严重、皮肤缺损或缝合后张力较大者，均应清创后令其开放。如果骨折需要内固定，也可在内固定后用健康肌肉覆盖骨折部，令皮肤创口开放，待炎症局限后，延迟一期闭合创面或二期处理。大量临床资料证实，延迟一期闭合创口较一期缝合的成功率高。

对骨折的固定问题：预计创口能够一期愈合或延迟一期闭合创面的患者，可按闭合性骨折处理原则进行治疗；如果需要内固定，可以与手术同时进行。对于污染严重或失去清创时机，感染可能性大的伤情，单纯外固定不能维持骨折对位时，可行跟骨牵引或用外固定架固定，一般不应在一期内固定。

第四节　踝部骨折

踝关节是人体负重量最大的关节之一，是一个非常复杂的铰链样结构，其中的骨和韧带均起着重要的、不可分割的作用。在交通伤中，踝关节骨折多为间接扭转暴力导致的骨折。踝部碾压伤导致骨折常伴有严重软组织损伤，预后差。踝部骨折均为关节内骨折，约占全身骨折的3.9%，青壮年最易发生。踝部骨折需要完全复位，如果关节面对位不良，踝穴增宽或变窄，都会引起负重疼痛或关节不稳定，松动或运动受限，日后必将发生创伤性关节炎。

一、病因、病机

踝部骨折，由于外力作用方向，作用力的大小和受伤时肢体的姿势不同，可造成各种不同类型的骨折。分类方法较多，如根据力学分型分为5型，即Ⅰ型：旋后内收型；Ⅱ型：旋后外旋型；Ⅲ型：旋前外展型；Ⅳ型：旋前-外旋型；Ⅴ型：垂直压缩型。按照AO原则分类为A、B、C 3型，重点强调了骨折与胫骨关节面的关系。Ashurst和Bromer的分类方法被广泛采用，即按踝部外伤的基本机制与骨折特点分为内翻、外翻和外旋型骨折，并根据骨折的严重程度分为单踝、双踝和三踝骨折，以及高处坠落等所致的纵向挤压骨折和直接暴力引起的骨折。

(一)内翻(内收)型骨折

此种骨折为足部强烈内翻所致，如高处落下，足外缘先着地，或小腿内下方受暴力直接冲击，或行在不平的路上，足突然内翻，距骨向内侧撞击内踝，引起骨折，可分为以下3度。

1. Ⅰ度

单纯内踝骨折，骨折缘由胫骨下关节面斜上内上，接近垂直方向。

2. Ⅱ度

如暴力较大，内踝发生撞击骨折的同时，外踝发生撕脱骨折，称双踝骨折。距骨有移位。

3. Ⅲ度

如暴力较大，在内外踝骨折的同时距骨向后撞击胫骨后缘，发生后踝骨折，称三踝骨折。

（二）外翻（外展）型骨折

此种骨折为足部强力外展所致。如高处跌下，足部内侧着地，或小腿下部外侧受到暴力直接冲击使足骤然外翻，或足踏入凹地，身体向腓侧倾斜。当足外翻时，暴力先作用于内侧韧带，内踝三角韧带不易断裂，而发生内踝撕脱骨折，按骨折程度可分为以下 3 度。

1. Ⅰ度

单纯内踝撕脱骨折，骨折线呈横行或短斜行，骨折面呈冠状，多不移位。

2. Ⅱ度

暴力继续作用，距骨体向外踝撞击，发生外踝斜行骨折，即双踝骨折。如果内踝骨折的同时胫腓下韧带断裂，可以发生腓骨下端分离，此时距骨向外移位，可在腓骨下端相当于联合韧带上方，形成扭转外力，造成腓骨下 1/3 或中 1/3 骨折，称为 Dupuytren 骨折。

3. Ⅲ度

如暴力过大，距骨撞击胫骨下关节面后缘，发生后踝骨折，即三踝骨折。

（三）外旋骨折

此种骨折发生在小腿不动足部强力外旋，或足不动小腿强力内转时，距骨体的前外侧挤压外踝前内侧，迫使其向外、向后移位，造成腓骨下端斜行或螺旋形骨折。骨折面呈矢状，亦可分成以下 3 度。

1. Ⅰ度

骨折移位较少，如有移位，其发生规律为远骨折端向外，向后并向外旋转。

2. Ⅱ度

如果暴力较大，发生内侧韧带断裂或发生内踝撕脱骨折，即双踝骨折。距骨向外移位。

3. Ⅲ度

强大暴力，距骨向外侧移位，并向外旋转，撞击后踝，发生三踝骨折。

(四)纵向挤压骨折

高处坠落,足跟垂直落地时,暴力沿小腿纵轴向下传导,足前部着地后,撞击力向上前方反击,可致胫骨前缘骨折,伴踝关节向前脱位。如果暴力过大,可造成胫骨下关节面粉碎性骨折或形成"T"形或"Y"形骨折。

(五)直接暴力骨折

如重物压伤、车辆碾伤及枪弹伤等,多为粉碎性骨折,横行骨折次之,直接暴力多有软组织开放性损伤,并常与足部外伤合并发生。

严重外伤,发生三踝骨折时,踝关节完全失去稳定性并发生显著脱位,称为Pott骨折。有的还可同时伴有神经、血管、肌腱、韧带及关节囊损伤。

二、临床表现

患者有明确外伤史,行走或运动时足的内翻或外翻位扭伤,高处坠落或车祸伤。伤后踝关节局部肿胀、压痛、皮下瘀血、畸形和功能障碍。

三、诊断

查体局部压痛明显,有时可查及骨擦音或骨擦感。内外翻应力试验可为阳性。摄取X线片可协助踝关节骨折的诊断。对于比较复杂或X线片难以清楚显示的骨折,如Pilon骨折、Tillaux骨折、Triplane骨折等,CT及三维重建技术可以帮助临床医师立体、直观地了解骨折类型及移位情况,指导临床医师制定周密详细的手术方案。而MRI检查则可清晰地显示踝关节韧带、肌腱及其他软组织的损伤情况。

四、治疗

踝关节面比髋、膝关节面积小,但其承受的体重却大于髋膝关节,而踝关节接近地面,作用于踝关节的承重应力无法得到缓冲,因此对踝关节骨折的治疗较其他部位要求更高。踝关节骨折解剖复位的重要性越来越被人们所认识,骨折后如果关节面稍有不平或关节间隙稍有增宽,均可发生创伤性关节炎。有学者指出,距骨向外错位1 mm,即可使胫距关节面的接触减少42.0%。而在统计的距骨有倾斜或移位者中,发生创伤性关节炎者占75.0%。只有精确复位,才能得到良好的治疗效果。无论哪种类型骨折的治疗,均要求胫骨下端凹形关节与距骨体的鞍状关节面吻合一致;而且要求内、外踝恢复其正常生理斜度,以适应距骨后上窄、前下宽的形态。即使简单的单踝骨折,只要移位,距骨必然发生脱位,踝穴正常的解剖关系也必然遭受破坏。

(一)无移位骨折

用小腿石膏固定踝关节于背伸90°中立位，1～2周待肿胀消退石膏松动后，可更换一次，并在铁足镫的保护下，锻炼行走。石膏固定时间一般为6～8周。

(二)有移位骨折

1.手法复位

外固定手法复位的原则是采取与受伤机制相反的方向，手法推压移位的骨块使之复位。如为外翻骨折则采取内翻的姿势，足部保持在90°背伸位，同时用两手挤压两踝使之复位。内翻骨折，足部90°背伸位然后外翻整复。合并胫腓骨分离者，用双手对抗挤压踝部，使之复位。三踝骨折时，应先复位内、外踝，再复位后踝。后踝复位时，足先稍向背屈，然后用力将足跟向前推挤，以矫正距骨后移，使之复位。如果后踝骨折片较大，超过关节面的1/3，因失去距骨的支点而易再错位。可用袜套悬吊牵引法，即用纱套套在足部，近端包在小腿远端，用牵引绳通过滑轮将固定于足上的纱套远端悬吊牵引，利用肢体重量使后踝复位。骨折复位后，小腿石膏固定6～8周。

对有胫腓骨分离的骨折，石膏固定后，患肢负重时间应在8周以后，以免胫腓骨负重过早发生分离。

2.手术复位内固定踝关节骨折

虽然手术感染率文献报告高达18.0%，但对手法复位不能达到治疗要求者，仍多主张手术治疗。适应证：①手法复位失败者。②内翻骨折，内踝骨折块较大，波及胫骨下关节面1/2以上者。③外翻外旋型内踝撕脱骨折，尤其内踝中部骨折，骨折整复不良，可能有软组织(骨膜、韧带)嵌入骨折线之间，将发生骨折纤维愈合或不愈合者。④足背强度背伸造成胫骨下关节面前缘出现大骨折块者。⑤后踝骨折手法复位失败者。⑥三踝骨折手法不易复位者。⑦开放性骨折，经过彻底清创术后者。⑧陈旧性骨折在1～2个月以内，骨折对位不良踝关节有移位者。⑨陈旧性骨折，继发创伤关节炎，影响功能者。

手术原则：踝关节发生骨折的力学机制极为复杂，因此类型较多，不同类型之间的骨折部位和移位情况，可有很大差异。手术治疗应根据骨折类型，选用不同的方式，一般原则：踝穴要求解剖对位；内固定必须坚固，以便早期功能锻炼；须彻底清除关节内骨与软骨碎片；如决定手术应尽早施行，如果延迟，尤其在多次手法操作之后再行手术，关节面可能不易正确对位，并影响手术效果。

手术时机：手术的时机取决于软组织的状态。踝关节的理想手术时机为骨折局部水肿和水泡出现以前。初期的肿胀是由于血肿而非水肿引起，切开复位内固定可以清除血肿，允许手术切口在无张力的情况下关闭。但是多数情况下无法在软组织受到干扰前进行手术。如果有明显的肿胀和水泡，切开复位内固定应延迟到局部软组织恢复正常，其标志是表面水泡消退，擦伤处的上皮组织形成，手术部位的皮纹征出现(踝关节内翻或外翻时皮肤皱纹正常)，这需要 7～10 天。这期间，骨折应用轻柔的手法复位，用衬垫良好的石膏托制动，抬高患肢。

3.对不同部位骨折的手术复位方法

(1)内踝撕脱骨折：如果骨折间隙较大，可能多伴有软组织嵌入，手法不易复位。手术时，清除嵌入组织，即可达到对位要求，用螺丝钉固定即可。但在切开复位时应注意踝穴内上角骨质是否塌陷，如有塌陷则应予整复，并可自邻近胫骨取骨松质充填，然后内固定，否则日后距骨可在踝穴内倾，因而发生创伤性关节炎。

(2)外踝骨折：如为横行骨折，可用螺丝钉固定。如果腓骨骨折面高于下胫腓联合平面且骨折面呈斜行，手术时必须注意，不使骨折端发生重叠缩短，否则外踝必然上移。正常解剖位腓骨纵轴与外踝纵轴形成向外开放的角为 15°。如果外踝上移，踝穴可之增宽，使距骨在踝穴中失去稳定性，这是日后发生创伤性关节炎的重要原因。对于这类骨折，螺丝钉不易达到固定要求，可用钢板或加压钢板固定。

(3)后踝骨折：如果波及胫骨下端关节面的 1/4 或 1/3，手法复位较为困难且不稳定，一般应开放复位，螺丝钉内固定。若为胫骨下端压缩骨折，闭合复位不能达到满意要求，应行手术整复加压螺丝钉固定。

(4)Dupuytren 骨折：下胫腓韧带断裂的同时，骨间膜可以向上撕裂至腓骨骨折线以上，同时还会使三角韧带断裂，下胫腓关节完全分离，导致手法复位不易成功。可用骨栓横行固定下胫腓关节，同时修补三角韧带。

(5)开放性踝关节骨折：踝关节开放性骨折的特点是踝关节接近地面，伤口污染机会多。踝部软组织覆盖少，血运差，创口多为骨折端自内向外穿破皮肤形成的横行创面。如果清创后直接缝合，皮肤有一定张力，创缘容易发生坏死及感染，所以彻底清创后，必要时应行植皮或转移皮瓣修复创面。

在彻底清创的基础上，对外固定不能达到解剖复位的骨折应以简单有效的内固定为主；如果为粉碎性骨折，难以用螺丝钉固定时，可用克氏针固定；对损伤或污染严重不能内固定的患者，可依赖软组织缝合后的张力和管型石膏，维持骨折对位。肿胀消退后及时更换，以期保持最大限度的功能复位。

第六章 脊柱疾病

第一节 颈椎病

颈椎病是一种常见的颈段脊柱慢性退行性疾病。常在中年以后发病，男性多于女性。本病又称颈椎退行性关节炎、颈肩综合征或颈椎综合征等。它是指颈椎间盘退行性变及其继发性椎间关节退行性变所致脊髓、神经根、椎动脉、交感神经等邻近组织受累而引起的相应临床症状和体征。

中医学关于颈椎病的论述，散见于“痹证”“头痛”“眩晕”“项强”“项筋急”和“项肩痛”等。如《素问·逆调论》说：“骨痹，是人当挛节也……人之肉苛者，虽近衣絮，犹尚苛也，是谓何疾……曰：荣气虚，卫气实也，荣气虚则不仁，卫气虚则不用，荣卫俱虚，则不仁不用，肉如故也，人身与志不相有，曰死”。这里所描述的病症与脊髓型颈椎病相类似。清·张璐在《张氏医通》中说：“肾气不循故道，气逆挟脊而上，致肩背痛……或观书对弈久坐致脊背痛”。指出了类似颈椎病的形成原因，同时他还详细地记载了肩背臂痛的辨证施治，为后世治疗颈椎病提供了宝贵的经验。

一、病因、病机

引起颈椎病的原因是多方面的，归纳起来主要有如下方面。

(一)西医观点

1.颈椎退行性变因素

颈椎间盘、椎体、椎间小关节等退行性改变，是颈椎病发生的主要原因。颈椎间盘因退变而向周围膨出，椎体周围的韧带及关节囊变得松弛，使脊柱不稳定，活动度增大，会刺激周围的骨膜和韧带，导致椎体线及小关节部形成骨刺。

椎体增生的骨刺可引起周围膨出的椎间盘、韧带、关节囊出现充血反应、肿胀、纤维化等，共同形成混合性突出物。如突出在前方，一般不引起临床症状。如果突出在椎体侧方，可刺激压迫椎动脉（图 6-1），造成脑基底动脉的供血不足，产生椎动脉型颈椎病。后外侧的突出物，可使椎间孔变窄，挤压颈神经根和交感神经（图 6-2），而造成神经根型颈椎病。突出物若突向椎体后方，则压迫脊髓，造成脊髓型颈椎病。

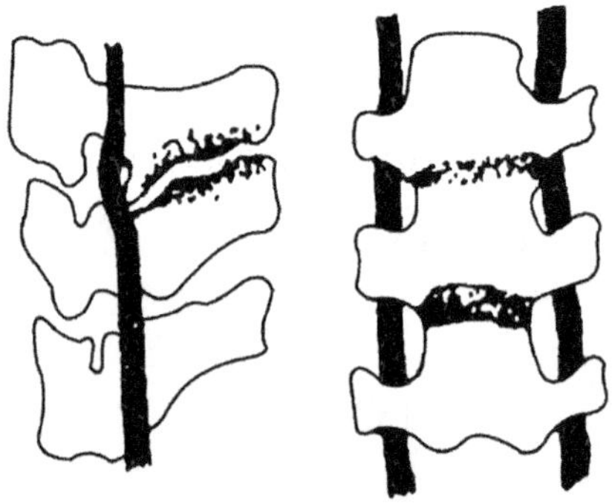

图 6-1　椎动脉受压

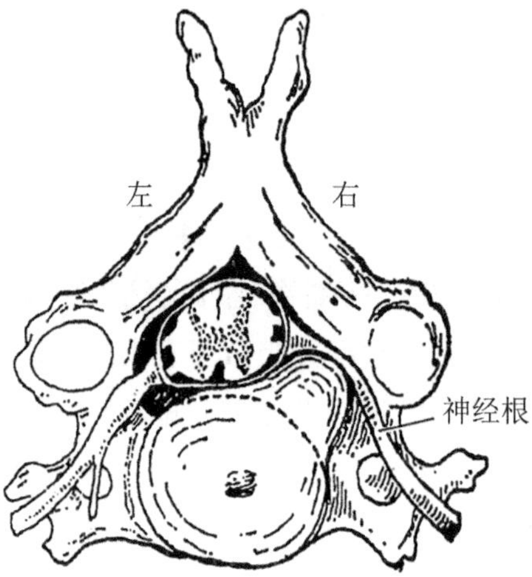

图 6-2　颈神经根受压

2.颈部损伤因素

颈部损伤分急性损伤和慢性劳损两种。急性损伤引起颈椎病的较少见，如颈部的扭伤、挫伤等急性损伤，可使已退变的颈椎间盘和颈椎的损害加重而诱发颈椎病。但暴力所致颈椎骨折、脱位所并发的脊髓或神经根的损害则不属于颈椎病的范畴。慢性劳损引起颈椎病较为多见，如长期从事缝纫、刻写及伏案工作的脑力劳动者等。由于长期低头工作，使颈部经常处于一种强制性体位，可引起颈部肌肉、韧带、筋膜与关节等的劳损。平时姿势不良、枕头和睡姿不当亦可造成颈部劳损。颈部软组织的劳损可使颈椎的生理曲度改变，使颈椎间盘的退变过程加速，促进小关节的增生，从而造成压迫症状而发病。

3.椎动脉本身因素

正常情况下，椎动脉的长度和颈椎的长度相互适宜，双侧椎动脉在颈椎左右横突孔内垂直上行，椎动脉内血流通畅。随着年龄的增长，由于颈椎间盘发生退行性变，间盘弹性降低，髓核脱水，纤维环变性，会使椎间隙变窄。由于诸节椎间隙均变窄，因此必然会使颈椎的总高度缩短，椎动脉相对过长。这不仅破坏了椎动脉本身与颈椎之间原有的平衡，也易出现椎动脉的迂曲，以致血流受阻。随着年龄增长，全身动脉均可有不同程度的硬化，椎动脉亦然，而且由于颈椎的活动度较大，旋转、前屈、后伸动作较多，这些均可使椎动脉常处于受牵拉状态，更加速了其硬化性改变。富有弹性的椎动脉发生硬化后，回缩力减低，再加上椎间隙变窄，便形成了椎动脉的绝对延长。此外，动脉的硬化常可导致管腔狭窄，当血管壁上出现粥样斑块时，常可加速这一病理变化过程。上述多种因素的综合，必然会导致椎动脉走行发生弯曲，血流缓慢，甚至受阻中断，导致椎-基底动脉供血不足，出现椎动脉型颈椎病的临床症状。椎动脉周围存在着丰富的交感神经丛，主要来自星状神经节发出的分支，部分来自颈上和颈中神经节的分支。椎神经伴随椎动脉穿横突孔向上走行，并不断发出分支，分布在椎动脉而形成网状神经纤维，以 $C_{3\sim5}$处分布最为密集。因而此段的颈椎失稳，钩椎关节增生，极易刺激攀附在椎动脉表面的交感神经，引起椎动脉的痉挛。

4.交感神经因素

颈部交感神经纤维的节前纤维来自 $T_{1\sim2}$灰质的外侧中间柱，节前纤维经脊神经前支发出的白交通支上行，在颈部组成交感神经干，有 3 个交感神经节。颈上神经节的节后纤维可到达下位 4 对脑神经、上位 4 对颈神经、颈内动脉神经、颈外动脉神经、咽神经丛和心上神经丛。颈中神经节发出节后纤维可到达颈总动脉丛、$C_{5\sim6}$神经、甲状腺下丛和心中神经。颈下神经节发出节后纤维可到达 $C_{7\sim8}$神经。一个颈脊神经内可以有来自两个以上的神经节的节后纤维。交感神经的节前纤维多与一个以上的节后神经元相接触。因此节前神经元的支配范围较广，而且节段水平亦不易测定。这些交感神经节后纤维还在脊神经脊膜支返回椎间孔前参与其中，脊膜支为窦椎神经的一个组成部分，后者还包括躯体感觉神经纤维。窦椎神经供应硬脊膜、椎体后骨膜、椎间盘纤维环浅层、后纵韧带及硬膜外间隙内的血管和疏松结缔组织。因此可以说颈部的交感神经分布十分广泛。颈椎较其他脊椎的活动度都大，活动快速而敏捷，在日常生活中经常受到压迫或牵张，因而颈椎关节易受到外伤和磨损，发生慢性创伤性炎症，而出现颈椎病的症状。颈椎病的病理改变，不但能刺激硬脊膜、躯体神经、椎动脉，表现出相应的症状，亦能直接或反射性地刺激交感神经，出现交感神经紊乱的一系列症状。

5.软组织因素

颈椎周围的软组织受到创伤后，结缔组织增生，形成瘢痕，可使椎动脉受压，或可使交感神经受刺激，引起椎动脉血流缓慢，甚至血流受阻中断。颈椎周围软组织的慢性劳损，可使颈深部肌肉产生痉挛收缩，紧张的肌肉改变了椎体间的力学平衡，小关节紊乱使椎间孔变小、椎动脉受压，或刺激局部交感神经，导致椎动脉痉挛。

（二）中医观点

本病多见于40岁以上中老年患者，肝肾不足，颈脊筋骨痿软是引起本病的内因；颈部外伤、劳损及外感风寒湿邪等是引起本病的外因。中医学关于颈椎病病因、病机的论述，可从如下方面认识。

1.风寒湿侵袭

风为百病之长，寒性收引、凝滞、湿性重着。风寒湿三邪夹杂侵袭颈部筋肉，使颈筋气血凝滞，经络闭阻，筋脉不舒而发生颈项疼痛，此种情况多在睡眠时、颈肩外露，遭受风寒湿邪侵袭而发病。

2.血瘀气滞

由于颈部筋肉急性损伤或慢性劳损，使颈筋损伤撕裂，血不循经，溢于脉外，瘀阻不行，气机受阻，不通则痛而发病。

3.脾肾虚寒

脾主运化，化生气血，肾主藏精，脾肾之阳气相互温煦，故谓“先天生后天，后天养先天”。脾肾阳虚，虚寒内生，气血生化不足，精血亏虚，筋骨失于濡养，每易遭受风寒湿邪侵袭而使经络闭阻，不通则痛。

4.肝阳上亢

肝为刚脏，主升发，肾主水，肝与肾的关系是肝肾同源，乙癸同源，若素体肝肾亏虚，水不涵木，不能制约肝阳，以至亢逆于上，肝风内动，上扰清空，以致头胀痛、眩晕、失眠。

5.痰浊中阻

肾阳亏虚，阳虚水停，加之风邪侵入，风痰相搏、阻滞经络，或风痰上扰清空，或痰湿阻于中焦，而见头痛、眩晕，或脘闷不舒。

6.气血虚弱

年老体弱或久病劳损以致气血虚弱，不能濡养经筋，营行不利，相搏而痛，肌肉，筋脉失于濡养则可使肩臂麻木不仁，血虚不能上荣可见头晕，面色不华。

7.肝肾亏虚

素体虚弱或年老体衰，肝肾亏虚，筋骨失健，筋弛骨痿，气血不足，循行不畅，或因疲劳过度，或因复遭风寒侵袭，从而导致经络受阻，气血运行不畅，筋肉僵凝疼痛而发病。此为本虚标实之证。

(三)分类

颈椎病按病变部位、范围及受压组织的不同，可分为如下类型。

1.颈型颈椎病

颈型颈椎病作为颈椎病的一个分型，目前在国内尚有争议。根据患者表现出来的临床症状，将以颈部症状为主的颈椎病，列为颈型颈椎病。此型虽症状不重，但临床较为常见，可能为其他型颈椎病的前驱表现。

2.神经根型颈椎病

神经根型颈椎病是颈椎病中最常见的一种分型，约占颈椎病发病率的60.0%。其临床上可分为急、慢性两种，多表现为受累神经根支配区范围的皮肤感觉异常，肌力减弱，肌肉萎缩及腱反射减弱。

3.椎动脉型颈椎病

椎动脉型颈椎病的发病率占颈椎病发病率的20.0%左右，本型颈椎病的症状复杂，变化多端，易与多种疾病相混淆，在椎动脉造影前常难以确诊。该病的发病年龄较其他型颈椎病高，多在45岁以上，而且发病率随年龄的增大有平行上升的趋势，症状亦随年龄增加而日益加重。

4.交感神经型颈椎病

交感神经型颈椎病临床表现复杂多样，多为主观症状，诊断上缺乏特异的客观指标，故先前认为该型颈椎病的发病率较少，随着对交感神经型颈椎病认识的不断深入，发现该型其实并不少见，占颈椎病患者总数的10.0%左右。以往由于其他病因而引起的头部、肩部、上肢或胸腔脏器等的交感神经紊乱症状，实际上都属于这类疾病范畴。

5.脊髓型颈椎病

脊髓型颈椎病占颈椎病总数的10.0%左右，多见于中老年人，男多于女。本病的症状较为严重，致残率较高，轻者可丧失部分或全部工作及学习能力，较重者可出现四肢瘫痪、卧床不起，影响生活。本型颈椎病发病后多无神经根性颈椎病样疼痛，且常易和其他疾病相混淆，因而就诊较晚，以致延误治疗时机，故脊髓型颈椎病的早期诊断、早期治疗十分重要。

6.混合型颈椎病

临床上将具备两型或两型以上颈椎病的临床症状和体征者称为混合型颈椎病。如神经根型和脊髓型同时存在者可称为混合型，或椎动脉型与神经根型同时存在者亦称为混合型，在某些情况下也有3型共存的情况，临床上也称为混合型。混合型临床上不少见，据统计，该型占颈椎病总数的20.0%左右。以交感神经型合并其他型颈椎病者更为多见。因为混合型颈椎病的症状表现复杂，诊断、鉴别诊断、临床辨证分型均较困难，所以诊治该病时一定要详细询问病史、仔细查体，以免误诊误治。

7.其他型颈椎病

临床上除上述介绍的6种颈椎病分型外(颈型、神经根型、椎动脉型、交感神经型、脊髓型、混合型)，还有其他类型的颈椎病，如颈椎椎体前缘骨赘压迫或刺激食管而引起的以吞咽困难为主要临床表现的颈椎病，即食管压迫型颈椎病。

二、临床表现

(一)颈型颈椎病

颈型颈椎病多见于青壮年，也可见于个别的中老年。颈部可有酸、胀、痛等不适，患者自觉有头部不知放在何种位置好的感觉。颈部活动受限或强迫体位，肩背部僵硬发板。部分患者可反射性地出现短暂上肢感觉异常，咳嗽、喷嚏时疼痛加重，麻木不加重。

(二)神经根型颈椎病

神经根型颈椎病多见于30岁以上患者，起病缓慢，病程较长，可因劳累，损伤而急性诱发。多见于$C_{5\sim7}$椎间。颈肩臂疼痛可为持续性隐痛或酸痛，也可为阵发性剧痛，或为针刺样、烧灼样疼痛。咳嗽、喷嚏等腹压增高的动作可使疼痛加重。下颈段病变可出现肩臂手沿神经根分布区的疼痛和麻木，疼痛多呈放射性。感觉障碍与根性痛相伴随，以麻木如隔布样，感觉过敏或感觉减弱等为多见。该型与受累神经根支配区范围相一致。病程较长者可有患肢肌力减退，握物不稳等表现。若同时伴有交感神经损害,可出现患侧手指肿胀,头痛、眼痛、出汗等症状。

(三)椎动脉型颈椎病

该型颈椎病出现的头痛、头晕常可因颈部的突然旋转而加重。头痛多偏一侧,并有定义意义,以颞部多见。疼痛多为跳痛、胀痛。头晕较为多见,可伴有耳鸣、耳聋等迷路症状。颈肌紧张、痉挛。病变椎体节段处棘旁可有压痛。颈部不敢活动,否则会使头晕、头痛明显加重。若病变累及脊髓或神经根时,则会出现相应的体征。斜方肌及胸锁乳突肌痉挛发硬。旋转试验可加重患者的头晕、头痛症状。除上述症状外,还包括以下症状:①猝倒,突然发作,当在某一体位转动颈部时,肌张力会突然消失而跌坐在地。随后清醒,可立即站起,意识清楚。②自主神经紊乱症状,如恶心、呕吐、多汗或无汗、流涎、心动过缓或心动过速、胸闷、胸痛、Horner 征阳性。③视力减退、视力模糊或失明。④发音不清、吞咽障碍、喝水返呛、声音嘶哑。⑤神经衰弱、记忆力减退,严重者可出现锥体束受累症状和共济失调的表现。

(四)交感神经型颈椎病

颈部脊髓没有交感神经细胞,所有的交感纤维都是从胸部上升来的。颈脊神经无白交通支,而仅以灰交通支与交感神经节相连。本型的发病机制尚不太清楚,一般认为各种结构的颈椎病变的刺激可通过脊髓反射或脑、脊髓反射而产生一系列交感神经症状。

交感神经型颈椎病是以交感神经兴奋的症状为主,如头痛或偏头痛,有时伴有恶心、呕吐。颈部疼痛时,患者常诉说有脖子支持不住自己头部重量的感觉。眼部的症状表现为视物模糊,视力下降,眼窝胀痛,流泪,眼睑无力,瞳孔扩大或缩小。常有耳鸣、听力减退或消失。还可有心前区痛、心律不齐、心跳过速和血压升高等心血管症状。若为交感神经抑制症状,主要表现为头晕、眼花、流泪、鼻塞、心动过缓、血压下降及胃肠胀气等。

头颈部转动时颈部和枕部不适与疼痛的症状可明显加重。压迫患者不稳定椎节的棘突可诱发或加重交感神经症状。

(五)脊髓型颈椎病

脊髓型颈椎病多见于中年以上的患者,有颈部慢性劳损病史、落枕病史,或颈部外伤史。颈部症状不多,或仅有轻微的颈部不适。多先表现为一侧或两侧下肢麻木、无力、双腿沉重发紧、步态不稳、笨拙,行走时有踏棉感。继而表现为一侧或双侧上肢麻木、疼痛无力、握力减退、持物易坠，不能完成精细动作，如扣纽扣，夹花生米等。颈部发僵，颈后伸时上肢或四肢窜麻。胸、腹部或骨盆区有束带感。严重者行走困难，二便失禁或尿潴留，甚则四肢瘫痪，卧床不起。部分患者可表现出交感神经症状，如头晕、头痛、半身出汗。

颈棘突或棘突旁压痛，颈后伸、侧、弯受限。下肢肌张力增高，肌力减退。躯干部有感觉障碍，但不规则，临床上不能按感觉出现障碍的水平定位病变节段。下肢多有感觉障碍。生理反射亢进：肱二、三头肌腱反射，桡骨膜反射，跟、膝腱反射均亢进。病理反射阳性：如 Hofman 征阳性，踝阵挛、髌阵挛阳性，Babinski 征阳性，Chaudack 征阳性。浅反射如腹壁反射，提睾反射多减退或消失，肛门反射常存在。部分患者可出现感觉分离，即同侧触觉，深感觉障碍，对侧痛、温觉消失但触觉正常。此多在脊髓半侧受压而引起的脊髓半切综合征中出现。

（六）混合型颈椎病

混合型颈椎病多见于中老年人，体力劳动者多见。具有两型或两型颈椎病的症状体征（具体表现见前述各型颈椎病的临床表现）。

（七）其他型颈椎病

其他型颈椎病可有吞咽困难症状。①轻度：仰头位时吞咽困难明显，低头时减轻。当吞服硬质食物时更加困难，有的可表现为食后胸骨后有烧灼感和刺痛感。②中度：不能吞食硬质食物，只能吞食软质食物，或流质、半流质。③重度：只能进食牛奶、豆浆、水等液体。颈部肌肉酸痛、紧张。或伴有神经根型、椎动脉型、脊髓型或交感神经型颈椎病的表现，尤其以交感神经紊乱症状较为多见。

三、诊断

（一）颈型颈椎病

颈部僵直，患者颈部多呈“军人立正”姿势，颈椎活动受限，椎旁肌、斜方肌、胸锁乳突肌有明显压痛，患椎棘突间亦有明显压痛。椎间孔挤压试验及臂丛神经牵拉试验均为阴性。

X 线检查：颈椎生理曲度变直，椎间关节失稳，出现“双边”“双突”等征象。

（二）神经根型颈椎病

颈肌紧张，颈部变直，常处于某一保护体位，被动、主动活动均受限，颈后伸时易诱发出现疼痛。病变节段的颈椎棘突及棘突旁压痛明显，甚至可出现放射痛。斜方肌、冈上肌、冈下肌、菱形肌等处可找到压痛点。严重者患肢肌力减退，肌张力降低，肱二、三头肌腱反射，桡骨膜反射减弱。椎间孔挤压试验：出现颈痛及肩臂放射痛者为阳性。臂丛神经牵拉试验（图 6-3）：出现神经根性痛及放射痛者为阳性。压头试验（图 6-4）：患者端坐，头后仰并偏向患侧，医师以双手掌放于头顶部，依纵轴方向施加压力时，出现颈部并向患肢放射者为阳性。

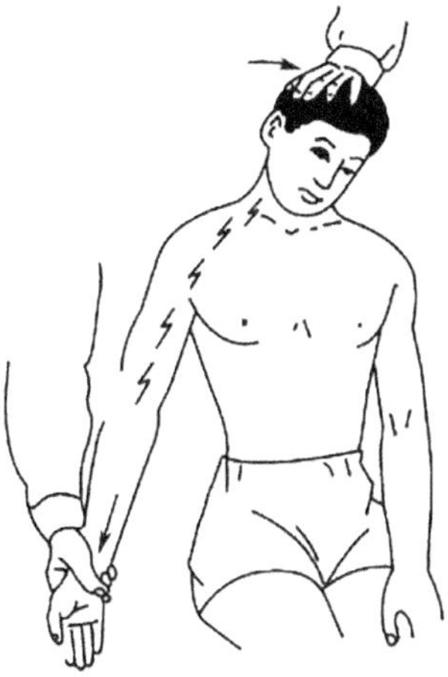

图 6-3　牵拉试验

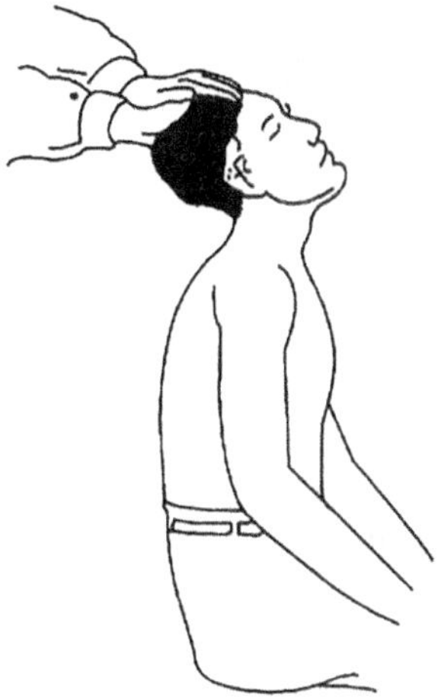

图 6-4　压头试验

X 线检查：正位片可见钩椎关节增生。侧位片可见颈椎曲度变直，反张，或椎节不稳，出现双边、双突影。还可见项韧带钙化，椎间隙变窄，椎体后缘骨质增生。斜位片可见钩椎关节增生，椎间孔变窄、变形、关节突关节增生。

CT 检查：可清楚地显示颈椎椎管和神经根管狭窄，椎间盘突出及脊神经受压情况。

MRI 检查：可以从颈椎的矢状面、横断面及冠状面观察椎管内结构的改变，对脊髓、椎间盘组织显示清晰，但由于压迫神经根的突出物小，因此有时不如 CT 清楚。

神经肌电图检查：受累的神经根支配肌节可出现低电压、多相运动电位等。正中神经尺神经的传导速度可有不同程度降低。颈椎退变增生的节段不同，受累的神经根亦有所不同，临床上最常见的是 $C_{5\sim7}$ 节段。

（三）椎动脉型颈椎病

X 线检查：侧位片较重要，可见椎间关节增生，椎间隙变窄，颈曲变直或反张，椎间节段失稳。正位片可见椎体棘突偏歪向一侧，斜位片可见钩椎关节增生、椎间孔变窄、变形。注意要常规摄张口位片，观察寰枢椎是否有移位。

经颅多普勒超声检查：可见椎-基底动脉供血不全或障碍的表现，对本型颈椎病的诊断有重要意义。

椎动脉造影检查：可由肱动脉或股动脉插管，插到椎动脉处注入造影剂。如见椎动脉扭曲、狭窄（骨赘压迫），可考虑手法治疗。椎动脉造影多用于手术前定位。

脑血流图检查：对椎动脉型颈椎病的诊断有参考价值。多在颈椎自然位置和转颈位置分别检查，如出现主波峰角变圆、重搏波峰低或消失，主波上升时间延长，波幅降低则可提示椎-基底动脉区缺血性改变。

脑电图检查：脑电图检查对椎动脉型颈椎病的诊断意义尚在探索研究阶段。有报道称本病 80.0%有低电压活动，并可在颞部见到转移性慢波及小尖波。

（四）交感神经型颈椎病

X 线检查：X 线检查除显示颈椎常见的退行性改变外，颈椎屈、伸位检查可证实有颈椎节段不稳，其中以 $C_{3\sim4}$ 椎间不稳最常见。

CT、MRI 等检查结果与神经根型颈椎病相似。

（五）脊髓型颈椎病

X 线检查：颈椎正侧及双斜位片可见颈椎曲度变直或向后成角，多节椎间隙狭窄，椎后缘骨质增生，钩椎关节增生致椎间孔变窄，项韧带钙化。侧位片上椎管矢状径与椎体矢状径比值<0.75，可认为有椎管狭窄。椎管正中矢状径数值多在 13 mm 以下。

CT 检查：可见椎体后缘骨赘，或后纵韧带骨化，黄韧带肥厚、钙化，颈椎间盘突出。测量椎管正中矢状径，数值<10 mm，提示椎管绝对狭窄，脊髓受压。

MRI 检查：MRI 对颈椎间盘退行性变，以及脊髓受压迫程度均能较清晰的显示。T_2 加权像可见椎间盘髓核信号减低，突入椎管、硬膜囊受压，出现压迹。在 T_1 下加权矢状和轴状面上，均能清晰地显示脊髓受压程度，硬膜囊变形和蛛网膜下腔狭窄情况。长期脊髓受压，T_1 加权像上表现为低信号，在 T_2 加权像上表现为高信号或局限性高信号灶。此外，MRI 亦能显示骨质增生和神经根及椎间孔改变。

脊髓造影：可以了解脊髓受压的部位和性质。

腰椎穿刺：多显示蛛网膜下腔完全梗阻或部分梗阻，提示脊髓有受压现象，但不能定出受压部位和原因。注意排除假阳性及假阴性结果。

（六）混合型颈椎病

X 线检查：可见颈椎广泛骨质增生、椎间隙变窄、钩椎关节增生，椎间孔变窄，或椎体节段失稳、项韧带钙化等。

必要时可行CT、MRI、椎动脉造影，经颅多普勒超声等辅助检查。

(七)其他型颈椎病

X线检查：颈椎侧位片可见颈椎椎体前缘有典型的鸟嘴样骨赘，或相连形成骨桥。好发部位多在$C_{5\sim6}$间隙。钡餐透视检查可清晰地观察到食管受压狭窄的程度及狭窄的部位。一般情况下，X线检查即可确诊无需做CT和MRI检查。

四、治疗

治疗颈椎病的方法很多，可根据类型、病情轻重、病程长短，以及患者的健康状况来进行选择。

(一)非手术治疗

1.中药治疗

(1)中药内治法。①风寒湿证：表现为颈肩臂疼痛，麻木，颈部活动不利、僵硬，恶风寒，无汗，全身发紧。舌质淡红，苔薄白，脉弦紧。治宜祛风散寒除湿，通络蠲痹止痛。方用蠲痹汤加减。如寒湿偏盛者可加熟附子10 g，若上肢麻痛较重可加蜈蚣2条、全蝎3 g，以通经络。②气滞血瘀证：表现为头颈、肩背、上肢麻木，疼痛，多为刺痛，痛有定处，夜间加重。或有手部大、小鱼际肌萎缩。可兼有面色不华、倦怠少气。舌质紫暗，或有瘀点瘀斑，脉弦涩或细涩。治宜活血行气，通络止痛，方用身痛逐瘀汤加减。如兼有面色不华、倦怠乏力症状者可加党参10 g、黄芪15 g、白术15 g、茯苓15 g。如病久不愈，肢麻较重者加全蝎5 g，蜈蚣3条，以加强通络之功。③脾肾虚寒证：表现为颈部冷痛，肩臂麻木，窜痛，颈部僵硬发板。四肢不温，畏寒喜暖，疲乏无力。舌淡胖，苔薄白，脉弦细弱。治宜温阳益气，舒筋活络，行气止痛，方用黄芪桂枝五物汤加减。如兼有气虚头晕者可加天麻15 g，肾阳不足明显者可加狗脊15 g、鹿角胶10 g。麻痛甚者可加制草乌10 g、全蝎5 g以加强通络止痛的功效。④肝阳上亢证：表现为眩晕，耳鸣，头痛，听力下降，失眠多梦，面红，目赤，性情急躁易怒，腰膝酸软，肢麻震颤。舌红少津，脉弦细。治宜平肝潜阳，活血通络，方用天麻钩藤饮加减。如肝火旺，口苦，咽干者可加川楝子15 g、麦冬12 g、菊花12 g。肾阴虚明显可加黄柏12 g、知母20 g、玄参15 g。眩晕、耳鸣较重可加牡蛎15 g、代赭石12 g。⑤痰浊中阻证：表现为头重头晕，恶心，泛泛欲呕，肢倦乏力，胸脘痞闷，纳呆，甚则昏厥猝倒。舌淡，苔白厚腻，脉濡滑。治宜燥湿化痰，通络止痛，方用二陈汤加减。如恶心重者可加代赭石15 g，降逆止呕。郁久化热，痰热明显者加郁金15 g、黄芩12 g。失眠多梦者可加莲子肉 15 g、夜交藤 15 g。⑥气血两虚证：表现为头晕，目眩，面色苍白，身疲乏力，四肢倦怠，心悸气短，舌质淡，苔薄白，脉细无力。治宜益气养血，通络止痛，方用归脾汤加减。如兼有寒象者可加熟附子 5 g、肉桂 10 g；心悸明显者可加五味子 10 g、麦冬 15 g；如兼有气虚血瘀者可加桃仁 15 g、红花 15 g、葛根15 g、丹参 15 g。⑦肝肾亏虚证：表现为颈肩臂疼痛，麻木，可向臂、手部出现放射痛。颈部活动不利症状，可因劳累或寒冷后而加重，可同时兼有腰酸膝软、头晕眼花、耳鸣、耳聋、倦怠乏力的症状。舌质暗红，脉沉细弱。治宜补肝益肾，宣痹止痛，方用芍药甘草汤加减。如兼有寒湿症状者可加熟附子 5 g、肉桂 10 g。气虚明显者可加黄芪 15 g、党参 15 g。

(2)中药外治法。①使用具有活血化瘀、通络止痛、祛风散寒的中药外贴患处对各型颈椎病均可起到较好的辅助治疗作用。这是由于其可改善局部肌肉痉挛，促进血液循环，缓解局部症状。②使用伤筋药水、活血酒等擦剂，每天擦揉颈部患处，可缓解肌肉痉挛，活血止痛，适合作为其他疗法的辅助疗法。

2.手法治疗

推拿治疗颈椎病，可调整颈椎内外平衡状态，恢复颈椎正常生理曲度，扩大椎间隙，消除神经根炎性水肿，缓解肌肉痉挛，改善局部血液循环状态。临床中多采用理筋整复，理气活血的手法。

(1)治疗颈型颈椎病手法。①牵引揉捻法：患者端坐位，医师立于患者背后，先以㨰法放松颈肩部、上背部约 5 分钟，再按揉捏拿颈项部。然后以牵引揉捻法操作：双手拇指分别置于两侧枕骨乳突处，余四指环形相对，托住下颌。双前臂压住患者双肩，双手腕立起，牵引颈椎。保持牵引力约 1 分钟，同时环转摇晃头部及作头部的前屈后伸运动数次。接下来医师改为左手托住患者下颌部，同时用肩及枕部顶在患者右侧颞枕部以固定头部，保持牵引力，以右手拇指按在痉挛的颈部肌肉处，作自上而下的快速揉捻，同时将患者头部缓缓向左侧旋转，最后以颈部的散法和劈法结束治疗。②拔伸推按法：患者坐位，医师站于患者侧前方，一手扶住患者头部。另一手握住患者右手 2～5 指，肘后部顶住患者肘窝部。令患者屈肘，然后医师一手推按头部，另一手将患者上肢向相反方向用力。最后以劈法和散法放松软组织，结束治疗。做完一侧后，接着做另一侧。

(2)治疗神经根型颈椎病手法。患者取端坐位，医师立于其身后，先以轻柔的按揉手法，或用拇、食指相对揉，或用掌根揉，在颈项肩背部操作 5～10 分钟，以充分放松痉挛的肌肉，找到局部的痛点或筋结后，以拇指做轻重交替的按揉顶压和弹拨手法，以局部产生酸、胀感为宜，此手法不宜过重。然后点揉肩中俞穴，提拿肩井穴数次，再以拇指点按风池、风府、大杼、大椎、肩外俞、曲池、手三里、合谷、内关、外关等穴。拿揉颈项部、三角肌及上臂、前臂肌肉数次，再以㨰法在颈项肩背部大范围操作，松解粘连、镇痉止痛。接下来以食、中指搓揉两侧颈肌、斜角肌、胸锁突肌、斜方肌、肩胛提肌。待颈部肌肉完全放松后，行扳法。医师以左肘置于患者颌下，右手托扶枕部，在牵引力下轻轻摇晃数次，使颈部肌肉放松。保持牵引力，使患者头部转向左侧，当达到有固定感时，在牵引下向左侧用力，此时可听到一声或多声弹响。本法可旋完一侧再旋另一侧，最后以劈法和拍法结束操作(图 6-5)。

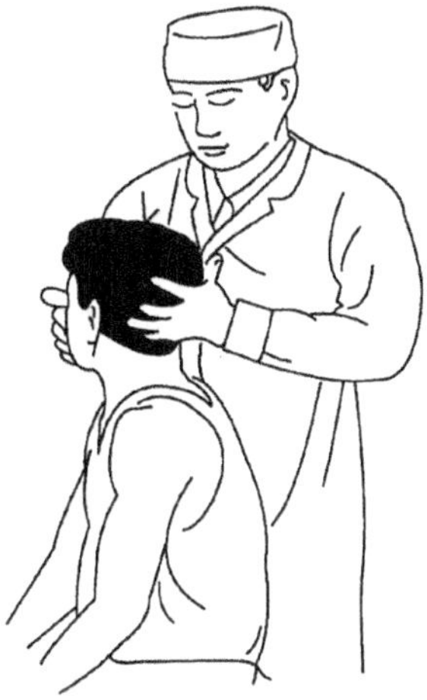

图 6-5　旋转手法

(3)治疗椎动脉型颈椎病手法。手法操作务求柔和沉稳，不可用暴力、蛮力，否则可加重病情。患者取端坐位，医师立于患者身后，先以轻柔的㨰、按、揉等手法在颈项肩部施术，放松局部痉挛的肌肉，然后在颈项部痛点明显的硬性筋结处用揉捻法操作，力度宜轻柔。将筋结揉开后，以中、食指在两侧分别同时搓揉胸锁乳突肌和斜方肌。再以揉拿的手法按揉捏拿颈项及肩井穴。并以拇指分别点按风池、风府、大椎、天宗等穴。触及颈项部觉肌肉已放松后可行扳法。以左肘置于患者颌下，右手托扶枕部，使患者头部转向左侧，当感觉有固定感时，在牵引力下向左侧用力，此时可听到一声或数声弹响，本法操作完左侧可再旋右侧，最后以劈法和拍法结束手法。

(4)治疗交感神经型颈椎病手法。在治疗本病时强调，推拿手法务必轻柔，切不可用力，否则必会加重患者的症状。患者取端坐位，医师立于患者身后，先以掌根揉、拇指食指揉拿等手法在患者颈项肩背部操作 5 分钟，放松项肩部肌肉，然后重点揉捻痉挛的胸锁乳突肌、向上而下往复揉捻、推揉，在胸锁乳突肌找到筋结或痛点后即重点施以揉捻点按等手法。临床观察如筋结出现在右侧胸锁乳突肌下端，患者多表现为咽部症状；如出现在左侧胸锁乳突肌下端，多表现为胸痛；如出现在左侧胸锁乳突肌中部，多表现为类冠心病样心绞痛。手法操作时可根据症状寻找相应部位的筋结和痛点。医师以点穴手法分别点按百会、风池、风府、大椎、大杼等穴位。以㨰法、揉捏等手法在颈项、肩背等处再重复操作数次。最后以扳法结束治疗。搬动时医师先以左肘置于患者颌下，右手托扶患者枕部，嘱患者放松颈部肌肉，保持牵引力，使患者头部转向左侧，当感到有固定感时，在牵引力下向左侧用力，此时可听到一声或数声弹响。搬完一侧再行另一侧搬动，操作方法同前一侧。

(5)治疗脊髓型颈椎病手法。按中医辨证将本型分为痹证型和痿证型，对于脊髓型颈椎病痹证型有较好疗效。运用舒筋活络、活血止痛、理筋整复的手法治疗脊髓型颈椎病，使局部气血通畅，突出的颈椎间盘移位，改变脊髓与致压物的解剖关系，松解局部粘连，最大限度地减轻脊髓受到的压迫，以利脊髓表面血液供应，促使脊髓功能的恢复。而痿证型疗效较差，因而建议手术治疗。操作：患者取端坐位，医师立于其身后，先以轻柔的㨰、按、揉手法在颈部操作，放松颈部肌肉 2～3 分钟。脊髓型颈椎病者病位深在，深层组织肌肉痉挛僵硬较甚，故主张治疗的手法力度宜深在、有力。触及颈项部的压痛点及痛性筋结后以持续、有力、沉稳的揉捻手法施术，同时配以点按和弹拨手法。拿揉颈项，肩背部，同时做头部的前屈、后伸、侧屈及左右旋转活动。点按风池、风府、天柱、大杼、大椎、肩井、肩中俞等穴位致局部产生酸、麻、胀的感觉。医师以扳法结束治疗，以左侧扳法为例，即先以左肘放于患者颌下，右手托扶患者枕部，在牵引力下轻轻摇晃数次，放松颈部肌肉，保持牵引力，使患者头部转向左侧，当达到有固定感时，在牵引力下向左侧用力，此时可听到一声或多声弹响。做完左侧再行右侧扳法治疗。需要注意的是，手法操作应在明确诊断的基础上进行。手法宜严格掌握适应证和禁忌证。操作时手法宜轻柔沉稳，切忌粗暴。治疗时常可配合颈牵、理疗等以收到较好的疗效。在治疗期间，还需要防止肩颈部受凉，注意保暖，同时进行颈部功能锻炼。

3.针灸治疗

针灸治疗不能从根本上治愈本病，常需与推拿、颈牵、药物等疗法相配合才能达到较好的治疗效果。但针灸治疗本病亦可起到舒筋活络、调和气血，改善微循环，提高痛阈，消除炎症，增强机体免疫功能，促进损伤修复等作用，从而恢复机体功能。

(1)针法。①毫针。取穴:风池、颈夹脊、天柱、肩井、肩中俞、肩外俞、曲池、手三里、外关、阿是穴。急性期麻痛较重时可用泻法刺激,症状缓解后用中等量刺激。针刺时可留针 30 分钟。每次选穴 5～7 个穴位,每天 1 次,10 次为 1 个疗程。②梅花针。取穴:风池、风府、大椎、颈夹脊、阿是穴等。从上到下叩刺,阿是穴可重叩,以局部微出血为宜。每天治疗 1 次。③耳针。取穴:颈、颈椎、神门、肝肾等相应部位。以强刺激捻转数秒后,留针约 30 分钟,每天治疗 1 次。④电针。取穴:同毫针法治疗取穴。选 3～5 对穴位,用疏波或疏密波,电流输出量应从小到大,或以患者能忍受为度,每天治疗 1 次,每次 30 分钟。

(2)灸法。取穴:可同毫针法的取穴。可用艾条灸、艾炷灸、温灸器灸。每次选穴 3～5 个,灸 30 分钟,每天 1 次,10 天为 1 个疗程,1 个疗程结束后间隔 2～3 天可行第 2 个疗程。

4.小针刀治疗

本法适用于神经根型颈椎病的早期治疗。治疗后大多数患者的症状可得到缓解。操作时宜在棘间、棘旁压痛明显处,触摸到肌肉痉挛较明显或形成条索并有压痛处行棘间韧带和头夹肌松解。亦可在相应痛点较明显处行棘间椎板间黄韧带松解。对于项背部筋膜,颈项肌肌腱处的痛点也可行松解。由于颈部解剖关系复杂,神经血管较重要,针刀操作时一定要仔细,稳妥,定位准确,以免造成不必要的损伤。

5.中药离子导入治疗

(1)川芎 40 g、当归 40 g、川乌 20 g、草乌 20 g、羌活 30 g、秦艽 30 g、威灵仙 20 g、透骨草 30 g、伸筋草 30 g、葛根 30 g、桂枝 30 g、白芷 20 g、红花 25 g、丹参 25 g、赤芍 25 g,上药加水 1 500 mL,煎至 1 000 mL,过滤后浓缩至 500 mL 备用。治疗时患者取俯卧位,以 10.0 cm×12.0 cm 的绒布垫浸透药液,水平放置在颈部病变部位,上置一铅板接于电疗机的阳极,肩胛部(患侧)亦置一湿绒布垫及铅板,接于电疗机的阴极。最初电流量 15～20 mA,以后可逐渐减至 10 mA,每次治疗时期为 25～30 分钟,每天 2 次,12 天为 1 个疗程。本法对于颈椎病症状明显时如颈肩臂麻木、疼痛、颈肌痉挛、颈部僵硬发板者,疗效较好。可以改善局部的血液循环,促进炎性介质的代谢,消除水肿,改善症状。

(2)葛根、桂枝、川乌、草乌、赤芍、川芎、生南星各 100 g,乳香、没药、羌活、当归、伸筋草、白芷、藁本各 50 g,干姜 70 g,细辛 30 g。上药加水 3 000 mL,浸泡 4 小时,以文火煎至 1 000 mL,过滤后浓缩至 500 mL 备用。治疗时,患者取俯卧位，将药液均匀洒在 10.0 cm ×12.0 cm 绒布垫上，置于颈项后，上置一铅板接于电疗机阳极，肩胛部(患侧)亦置一清水浸过的湿绒布，上置一铅板接于电疗机阴极调节输出电流强度至 10 mA，或以患者能忍受为度，每次治疗 25～30 分钟，每天 2 次，以 10 天为 1 疗程。间隔 3 天可行第 2 疗程治疗。本法对颈椎病症状明显时出现的头晕、头痛有一定的辅助治疗作用。

6.牵引治疗

可行坐位或卧位的颈椎牵引，多采用枕颌带牵引。颈牵重量宜在 5～10 kg，以患者忍受程度及不出现不良反应为原则。牵引角度可采用中立位或略屈曲约 15°。每次牵引 30～40 分钟，每天 2 次，15 天为 1 个疗程。本法可被动扩大椎间隙、椎间孔，减轻神经根压迫刺激，利于水肿消除，也可松解局部粘连，并调整脊椎的内外平衡。注意：牵引后如症状加重，不宜再用(图 6-6)。

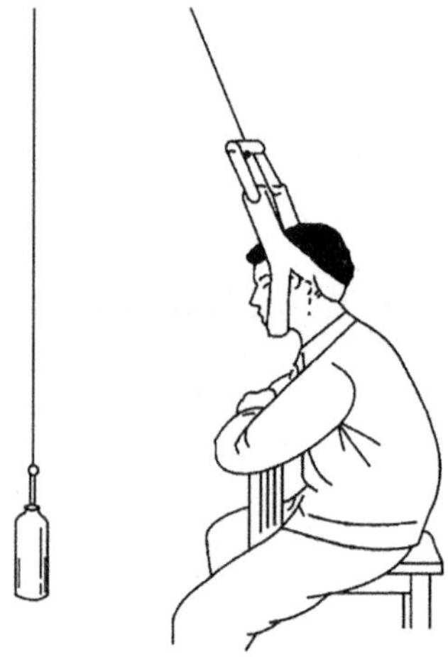

图 6-6 枕颌带牵引

7.封闭治疗

取复方丹参注射液或复方当归注射液 5 mL 加 1.0%普鲁卡因 5 mL、曲安奈德 25 mg 行痛点封闭，多可使症状缓解，并促进病损组织修复，效果较好。7 天 1 次，3 次为 1 个疗程，治疗时可行深部压痛点如棘突、棘间或椎旁、肩部等处的注射，注射时应回吸后再注药，以免刺入血管引起不良反应。

8.物理治疗

可采用超短波、磁疗、蜡疗、红外线疗法，低、中频脉冲电刺激疗法、水疗等疗法治疗，可消炎消肿，镇痉止痛，缓解肌肉痉挛，降低纤维结缔组织张力，松解粘连，软化瘢痕，以起到促进神经、肌肉和关节运动功能恢复的作用。

9.西药治疗

当颈肩臂疼痛较为剧烈，睡眠休息均受影响时，可使用消炎镇痛类药物，如布洛芬、氯唑沙宗等。如症状不缓解亦可使用脱水药如20.0%甘露醇，快速静脉滴注，或肌内注射呋塞米20 mg，每天1次。平素可口服维生素B_1和维生素B_{12}以促进神经组织的能量供应，改善神经组织的代谢和功能。

10.局部制动

颈椎病患者一般不需要固定，但在颈椎病急性发作期可适当固定颈部。这样可限制颈椎活动和保护颈椎，减少神经根的磨损，减少椎间关节创伤性反应，有利于组织水肿的消退，巩固疗效，防止复发。常用的颈部固定工具是围领和颈托，可用纸板、皮革和石膏制作。一般固定于颈椎中立位，硬纸板围领可连续应用1～2周。如佩戴时间较长，可以引起颈部肌肉萎缩，关节僵硬及对围领的依赖性。并且在突然解除后往往症状加重。而石膏围领主要用于手术治疗后的患者。

11.运动指导

颈椎病患者需要适当休息，但不能绝对化。需积极地进行功能活动，以调整颈椎和周围软组织的关系，缓解脊髓及神经根的病理刺激，改善血液循环，松弛痉挛肌肉，增强肌力和颈椎的稳定性，缓解颈椎病的症状。

在颈椎病的急性发作期应以静为主，动为辅；在慢性期以动为主，做与项争力、左顾右盼、哪吒探海、回头望月等活动，各作3～5次。但椎动脉型颈椎病患者不宜作颈部的旋转运动。此外，还可做体操、打太极拳、练八段锦等运动。

(二)手术治疗

颈椎病手术仅适应于极少数经过严格的长期非手术治疗无效且有明显的颈脊髓受压或有严重的神经根受压者。颈椎病手术由于是在颈脊髓周围进行手术，故属于有可能危及患者生命安全或有可能造成严重残废的重大手术。因此，必须全面考虑，认真对待，严格掌握手术指征。

1.一般手术适应证

(1)诊断明确、经正规非手术疗法无效者：即在临床医师指导与观察下，经过住院或门诊治疗超过1～2个疗程确实无效或无明显好转的患者。

(2)全身情况尚好者：指各主要脏器(肝、心、肾、肺等)无严重病变及凝血机制正常，可以承受手术(含麻醉等)的患者。

(3)所在医疗单位设备及技术力量有施术条件者：除颈椎施术技术外，尚包括术中或术后出现意外情况需会诊、急救及协同处理时，各有关科室(包括内科、麻醉科等)具有抢救能力的医师。

(4)其他:①有手术适应证而全身或局部某些情况不适应手术者。对诸如局部感染、妊娠等患者,原则上应暂缓手术,待情况允许后再行施术。②对精神状态异常者应首先选用药物等措施控制发作,待能合作后方可施术。

2.手术禁忌证

(1)全身状态不佳者,主要脏器伴有明显器质性改变而不能承受手术与麻醉者。

(2)诊断不清者亦不宜施术。

(3)高龄、已失去工作生活自理能力者一般不采取手术疗法。

(4)病程过长,脊髓已明显变性者,因疗效差,易发生意外而不宜施术。

3.各型颈椎病的手术适应证

(1)颈型颈椎病:按专科分类法是指单纯型颈椎间盘症或颈椎间盘突出症的早期患者。本型原则上无需施术,98.0%以上患者可通过非手术疗法治愈或明显好转。少数残存颈部症状者可继续采用颈围保护等一般措施。个别患者颈部症状持续不消、久治无效并影响工作或生活者,方可考虑行髓核摘除术,必要时酌情同时施以植骨融合或人工椎间盘植入术。

(2)神经根型颈椎病:此为以上肢症状为主的脊神经根型,多见于椎间盘突出或脱出症及钩椎关节病者。约有90.0%以上的患者可经保守疗法治愈或明显好转,仅有少数患者可酌情施术。

(3)椎动脉型颈椎病:仅少数患者需手术治疗。①有颈性眩晕或猝倒症状,经非手术疗法久治无效者。②术前应经椎动脉造影或数字减影造影检查,明确显示椎动脉受压的程度和范围。③排除其他疾病,尤其注意排除与头痛、眩晕及摔倒有关的血管疾病、内耳疾病及颅内疾病等。

(4)脊髓型颈椎病:本型包括由于髓核脱出或椎体后缘骨刺形成的中央型者。本型采用非手术疗法虽有疗效,但仍有许多患者难以使其症状根除,如果拖延过久不仅影响恢复,且可加重脊髓的病变。因此对较严重的患者应及早施术。具体指征如下:①急性进行性脊髓损害症状,经神经学检查与X线定位符合者。一般患者仅仅根据临床及X线检查即可决定,个别确诊困难者可行MRl、CT或脊髓造影检查。②颈脊髓受损症状虽较轻,但经正规的非手术疗法无效,且已影响正常工作者一般亦可手术。③颈脊髓受压症状与体征呈进行性加重或突然加剧者。除一般颈椎病者,尚包括突遭外伤后的患者。④伴有腰椎椎管狭窄症状者。一般先行颈部手术,之后再根据病情改善情况,于3～6个月后再酌情行腰部减压。

(5)混合型颈椎病：根据具体类型按以上原则酌情施术。但由于病变范围较广，对患者全身状态及手术难易应充分估计，以防术中发生意外。

(6)其他型颈椎病：食管压迫型颈椎病X线及食管钡餐吞服检查证明于椎间隙前缘有骨赘刺激或压迫食管，引起吞咽困难并经非手术疗法治疗无效者。

4.手术原则

一为减压，包括对脊髓、神经根及椎动脉的减压；二为稳定局部，如有节段不稳，在减压的同时应予以植骨融合。对颈椎病的手术入路可分为前路和后路两种途径。脊髓型可经前路切除受累的椎间盘，扩大椎间隙并行植骨融合术，或经后路行全椎板切除减压术。若是单侧神经根型、椎动脉型，可经后路行半椎板和关节突切除，椎间孔扩大术。

5.施术椎节定位

为准确地判定施术椎节，必须选用最为可靠的方法，以免失误。

(1)X线定位法：将一般的注射针头剪去1/2，留下约1 cm长度插入假定椎节后，摄侧位X线片进行判定。为防止摄片时肩部对下颈椎的遮挡，针头应尽量插入较高的椎节或台下助手协助将患者双手向下牵拉。

(2)解剖与病理状态判定法：可根据术中触及颈胸角，或是从X线片上所显示骨刺的特点与部位进行判定。此法可补充与检验前者，具有参考价值，但不可取代前者。

(3)C形臂X线透视法：如有此设备可于术中透视观测病变椎节。为避免失误，应在上方及下方选择两个定位点(并插以金属物)同时判定。如金属物插入椎节，切勿过深，以防误伤脊髓。

6.颈椎前路手术

治疗颈椎病的常用术式，可根据患者的病情加以选择。

(1)颈椎椎间盘摘除术：本术式操作虽较简单，但若切除过深易伤及后方的硬膜或脊髓；若方向掌握不当亦有可能误伤脊神经根或椎动脉。因此在施术过程中仍需小心谨慎。主要用于以髓核突出(或脱出)为主的颈椎病，包括脊神经受压的神经根型及脊髓受压的脊髓型；单纯颈型者一般不需手术。

(2)颈椎前路植骨融合术：通过将伤患的椎节植骨固定及融合，以达到使患节稳定的目的，从而有利于伤患的恢复。除可用于因椎节退变、松动及不稳所引起的神经根型或脊髓型颈椎病外，亦可用于陈旧性颈椎骨折脱位伴神经受压刺激或受压症状者。

(3)颈椎前路直视下切骨减压术：此为颈椎外科最常用的术式之一。凡椎骨前方有骨性或软骨性致压物，并引起脊髓等组织受压而出现症状者，如无手术禁忌证，均应自前方将该致压物切除。在临床上除用于以骨质增生为主的颈椎病外，因外伤、肿瘤及后纵韧带骨化症等也多选用这一术式。此种术式主要强调对椎间隙后缘骨质作较广泛的切除，这有利于患者脊髓神经功能的早期恢复；并为其术后早期的创伤反应与晚期手术局部的增生反应留有一定空间，从而保证了近期与远期疗效。但此法在操作上最大的难点是对刮匙的使用不易掌握，因而有可能由于失手而对脊髓或脊神经根造成误伤。由于本手术保留了被视为安全带的后纵韧带的完整性，既不会造成硬膜外血肿，又增加了施术椎节的稳定性，因此具有在临床上推广的价值。

7.颈椎后路手术

颈椎后路手术为目前广泛应用的方法。广泛椎板切除减压的手术方法，特别是各种形式的椎板成形椎管扩大术减压彻底，疗效大幅度提高，且椎管内的操作大为减少，手术更为安全，同时避免或减少了术后颈椎畸形、不稳定、瘢痕压迫脊髓等问题的发生。椎板成形椎管扩大术适用于存在下列病理改变或情况的脊髓型颈椎病。

(1)发育性颈椎管狭窄。

(2)合并颈椎后纵韧带骨化。

(3)颈椎多节段退行性变导致脊髓前、后方压迫。

(4)合并颈椎黄韧带肥厚或骨化。

(5)前径路术后症状改善不满意。

8.颈椎人工椎间盘植入术

颈椎人工椎间盘及人工关节为近10年来开展的新技术，主要用于椎节较为稳定的颈椎间盘突(脱)出症及骨源性颈椎病，以使其保留或恢复一定的椎间关节活动度。但对于椎节不稳的患者，不宜选用。

(1)颈椎人工椎间盘的设计：人工假体材料为医用形状记忆合金，常选用NT-2医用形状记忆合金，其为一类似椎间盘外观的舌形元件。

(2)患者选择：经椎间隙潜行切骨减压术者，单纯髓核切除术者亦可酌情选用。

(3)施术过程：①切除病变。经椎间隙先行切除髓核和(或)潜行切骨减压术。②选择相应大小的人工椎间盘置于生理盐水中备用。③人工椎间盘植入。④闭合切口，按常规缝合前纵韧带及切开的诸层。

(4)术后定期摄片观察人工椎间盘的位置有无变异及断裂等现象。

第二节　腰椎间盘突出症

腰椎间盘突出症是骨科的常见病与多发病，多发于青壮年，症状严重程度不一，轻者并不影响日常生活，重者可引起神经根、马尾神经损害，致使下肢感觉异常、肌力减弱，甚至大小便功能障碍，对患者的生活、工作和劳动均会造成很大的影响。对于腰椎间盘突出症而言，多数患者可根据详细的病史、仔细的体格检查和腰椎X线检查作出明确诊断，CT、MRI、脊髓造影和椎间盘造影等方法的出现提高了诊断的准确率。腰椎间盘突出症的治疗可依据腰椎间盘突出的不同类型和严重程度，选用非手术治疗或手术治疗。近年来，随着科技的发展和临床技能的提高，多种脊柱微创技术如蛋白酶溶核术、椎间盘镜下椎间盘摘除术等被越来越多的临床医师接受，并应用于临床。

一、病因、病机

腰椎间盘突出的发生基础为椎间盘退变。生理退变，即老化过程是与年龄有关的生物学改变，其与病理过程并不相同，但其与病理过程无明确的界限。椎间盘组织仅有少量血液供应，营养极为有限，但其承受人体躯干及上肢的重量，故极易退变。腰椎间盘退变的发生与遗传学因素、椎间盘的生物力学改变、椎间盘的营养改变、椎间盘细胞凋亡失衡、椎间盘的自身免疫反应和椎间盘中的细胞因子(包括炎性因子和生长因子)的改变等因素有关。

据统计，除少数椎间盘直接突入椎体和经前方突出外，临床上接近90.0%的腰椎间盘突出部位在椎间盘的后外侧及后方。突向后外侧和后方的椎间盘常侵及硬膜、神经根及马尾神经，产生一系列的临床症状。腰椎间盘突出症导致腰腿痛产生的机制主要有3种，具体如下。

(一)机械受压学说

多年来，很多学者认为机械压迫神经根是引起腰背痛、坐骨神经痛的主要原因，但单纯的神经压迫实属罕见。受累神经的过度牵伸亦可能是腰腿痛产生的重要原因。处于压迫或牵伸状态的神经常呈缺血或紧张状态，压迫、牵伸等外在因素未及时消除，会使神经发生炎症和水肿，从而导致神经内张力增高，神经功能障碍加剧。

但是，单纯的机械受压学说并不能完全解释腰椎间盘突出症导致的腰腿痛，随着实验研究的进展，化学性神经根炎等新学说应运而生。

（二）化学性神经根炎学说

正常神经受压时并无疼痛发生，只是在有着炎症的神经根受压时才引起疼痛。手术证实，腰椎间盘突出附近的神经根常有充血、水肿等炎症性变化，这种炎症性神经对疼痛异常敏感。对于造成神经根炎的原因，有学者认为，其发生机制主要是椎间盘变性，纤维环薄弱处破裂后，胶状的髓核从破口中溢出，沿着椎间盘和神经根之间的通道扩散，髓核的蛋白多糖对神经根有强烈的化学刺激性；同时，大量的“H”物质释放，神经根又无束膜化学屏障，因而产生化学性神经根炎。出现炎症时，多种化学介质可诱使血管对蛋白质的通透性增加，组胺大量释放，在神经内、外膜及神经束膜处，有大量载有组胺的肥大细胞出现，导致了神经根和窦椎神经中渗出大量的炎性清蛋白。此改变增加了神经内的压力，引起局部缺血和电解质紊乱，进而刺激神经根和窦椎神经，引起此神经支配区疼痛。同时，此局部变化还可破坏正常神经的生理传导，形成人工突触，使功能活跃的其他脊神经与痛觉传入纤维发生短路，从而引起疼痛。

（三）自身免疫学说

椎间盘髓核组织是体内最大的、无血管的封闭结构组织，有学者用淋巴细胞转化试验及白细胞游动抑制试验方法，测知椎间盘突出后细胞免疫反应的存在，故而提出了椎间盘自身免疫病的设想。腰椎间盘突出后免疫反应的存在，说明腰腿痛症状可能与该机制有关。

二、临床表现

（一）腰背痛

据有关统计，绝大多数的腰椎间盘突出症患者均有腰背痛。腰背痛可出现于腿痛之前或之后，亦可与腿痛同时发生，主要是由于椎间盘退变突出，刺激外层纤维环及后纵韧带中的窦椎神经纤维而发生。该类疼痛时间短则数天，长则数年，一般发生于下腰背部和腰骶部，其主要表现为起病缓慢且定位不准确的腰背部局限或广泛的钝痛，活动时加重，卧床休息后减轻；腰痛症状很少完全影响生活和工作。当腰椎间盘急性突出时，腰背痛急性发作，腰痛重且可有肌肉痉挛。严重者伴有坐骨神经痛和腰部各种活动受限，此时，一般持续时间较长，需要3～4周才可缓解。

(二)坐骨神经痛

L_4、L_5、S_1神经根为坐骨神经的一部分，95.0%的腰椎间盘突出症发生在$L_{4\sim5}$或$L_5\sim S_1$椎间盘，故患者多有坐骨神经痛。坐骨神经痛多为渐进性、放射性神经根性痛，部位一般从腰骶部、臀后部、大腿后外侧、小腿外侧至跟部或足背部，少数患者亦可由下向上放射。除中央型椎间盘突出外，坐骨神经痛均为单侧性。咳嗽、喷嚏、排便等腹压增高时，可诱发或加重坐骨神经痛。为了减轻坐骨神经受压所承受的张力而减轻疼痛患者，常取弯腰屈髋屈膝位。少数病史较长者，可有坐骨神经伴腹股沟区疼痛，这是交感神经受刺激引起的牵涉痛。腰椎间盘突出症的患者，在突出后期常表现为坐骨神经痛重于腰背痛或仅有坐骨神经痛。

(三)下腹部痛或大腿前侧痛

高位腰椎间盘突出症可有L_1、L_2、L_3神经根受累，其神经根支配的相应区域下腹部腹股沟区或大腿前内侧会出现疼痛。但尚有部分低位腰椎间盘突出，也可能出现腹股沟区或大腿前内侧疼痛，窦椎神经由2/3交感神经和1/3躯体神经组成，这种疼痛可能为交感神经纤维受刺激所致。

(四)麻木

当突出的椎间盘刺激本体感觉和触觉纤维时，常引起肢体麻木，下肢疼痛感觉并不常见。该麻木感觉区常按受累神经区域皮节分布，但与神经根受压的严重程度无密切关系。常见部位为小腿外侧及足部。

(五)肌肉瘫痪

突出的椎间盘压迫神经根时间较长且较严重时，常导致该神经麻痹，所支配的肌肉常有不同程度的瘫痪症状。常见的有$L_{4\sim5}$椎间盘突出，L_5神经根受压麻痹，胫前肌、腓骨长、短肌、伸长肌及伸趾长肌不同程度的瘫痪，甚至出现足下垂。其中以伸长肌瘫痪，趾不能背伸最常见。$L_5\sim S_1$椎间盘突出可导致S_1神经根受累，腓肠肌和比目鱼肌肌力减退，但小腿三头肌瘫痪罕见，常见的表现有趾跖曲肌力减退。

(六)间歇性跛行

患者行走时，随着距离的增加而出现腰背痛、患侧下肢放射痛或麻木加重，严重者可出现跛行，即间歇性跛行。患者行走距离由十余米至数百米不等。症状于蹲位或坐位休息一段时间后可缓解，再次行走时症状又再次出现。其发生机制与血管源性的间歇性跛行不同，前者为肌肉等组织缺血、缺氧，酸性代谢产物的积聚引起，后者是由椎间盘组织压迫神经根或椎管容积减小，神经根充血、水肿及炎性反应导致。当行走时，椎管内受阻的椎静脉丛逐渐扩张，加重了对神经根的压迫，引起缺氧而出现症状。

（七）马尾综合征

巨块型中央型腰椎间盘突出可引起突出平面以下的马尾神经严重受压，早期表现为双侧严重坐骨神经痛，会阴部麻木，排便、排尿不畅，随后疼痛消失而出现双下肢不全瘫，括约肌功能障碍，甚至男性出现功能性阳痿，女性出现假性尿失禁。该类患者可于重体力劳动后或在机械牵引和手法复位后立即出现，亦可缓慢发生。

另外，某些患者还可出现患肢发凉、小腿水肿等症状。

三、诊断

依据病史、症状和体格检查，结合腰椎影像学检查可诊断典型的腰椎间盘突出症。随着CT、MRI技术的进步和普及，CT、MRI得到广泛的临床应用。脊髓造影和椎间盘造影是有创检查，目前临床应用日益减少，但椎间盘造影对椎间盘源性疼痛的诊断和多发性椎间盘突出的鉴别有特殊意义。少数特殊类型腰椎间盘突出症有其不同的临床表现，宜根据其特殊的临床特点，获得准确诊断。

（一）青少年腰椎间盘突出症

该类型腰椎间盘突出症较为少见，发病率为0.4%～5.0%。大部分青少年的腰椎间盘突出症在症状和体征上与成年人腰椎间盘突出症表现相似，但也存在一定的差别，其常有外伤史，亦有报道与遗传等有关。可表现为自觉症状少，客观体征多，症状仍为腰痛和坐骨神经痛或腰痛、腿痛。神经系统检查感觉分布区障碍、腱反射改变和肌肉萎缩较少，直腿抬高试验阳性，多限于30°以下。X线检查常无明显异常，CT或MRI示椎体后下缘钙化阴影向椎管内突出，在椎间盘显示椎体后部突出，椎间隙可变窄。

（二）老年人腰椎间盘突出症

老年人腰椎间盘突出症指60～65岁以上发病，发病率国内外报道不一。其临床表现不同于年轻患者，很少有严重、典型的腰背痛，直腿抬高试验常为阴性或轻度阳性，由于常合并椎管狭窄，故多有间歇性跛行。X线片常显示椎间隙变窄，骨赘形成，CT、MRI可见椎间盘突出征象。

(三)高位腰椎间盘突出症

高位腰椎间盘突出症一般指 $L_{3\sim4}$ 及以上的腰椎间盘突出，其发病约占总数的 3.0%。中央型和旁中央型突出、多间隙突出、髓核破入椎管和合并腰椎管狭窄者比例较高，以致受累的神经组织多、程度重，症状和体征广泛和严重，但定位体征少，常表现为腰背痛、大腿前侧痛和(或)坐骨神经痛，有的患者甚至出现截瘫。股神经牵拉试验和膝反射改变多明显，影像学检查中 MRI 检查价值最大，特别是在矢状位时可见高位腰椎间盘突出部位和病理形态。

(四)极外侧型和椎间孔型腰椎间盘突出症

极外侧型和椎间孔型腰椎间盘突出症指腰椎间盘突出位于椎间孔内或其外侧，在椎管之外压迫神经根或脊神经。其临床表现多为腰痛轻、腿部症状重，无马尾神经损害表现。与椎管内椎间盘突出相比，受累的神经根或脊神经高一节段，定位诊断较困难。高分辨率 CT 检查极外侧型突出效果较理想，其影像中椎管内多无异常(图 6-7)。

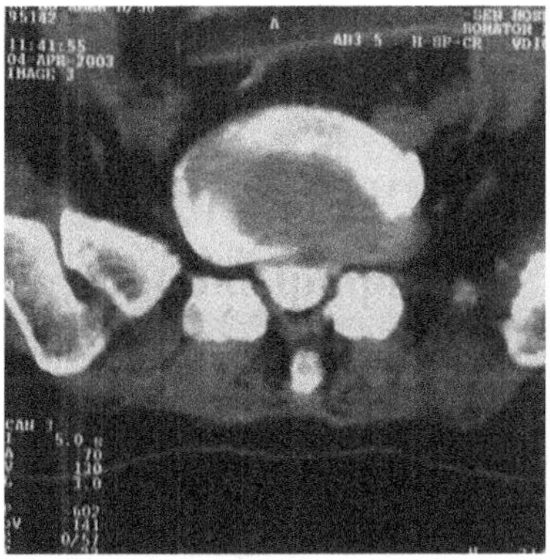

图 6-7 极外侧型腰椎间盘突出症的 CT 表现

(五)中央型腰椎间盘突出症

中央型腰椎间盘突出症一般为 $L_{4\sim5}$、$L_5\sim S_1$ 椎间盘突出，亦可为高位椎间盘突出。当为 $L_{4\sim5}$、$L_5\sim S_1$ 椎间盘突出时，其临床表现为双侧椎间盘突出的症状，根据突出位置不同，临床症状可为一侧重，一侧轻，亦可为双侧均重。当为高位椎间盘突出时，因压迫马尾神经，其表现为腰痛和双下肢根性放射痛，严重时对下肢肌力和感觉有广泛影响，同时有鞍区感觉减退或消失，以及大小便功能障碍。男性患者还可出现性功能障碍。

(六)腰椎软骨板破裂症

腰椎软骨板破裂症指腰椎软骨板后部破裂,软骨板和髓核向后移位,引起腰椎管狭窄和椎间盘突出。多有较重外伤史。青少年时期软骨板易破裂,可引起腰腿痛,以腰痛症状为主,短暂休息后症状减轻或消失,多年后软骨板骨化、椎间盘退变突出,症状加重。腰椎X线片可显示软骨板后部凹陷、密度变低或硬化,椎体后上角或后下角出现三角形骨块突入椎管或椎间孔。CT检查对该病的诊断具有重要价值,可明确显示软骨板破裂块的部位、大小、骨化程度、移位情况、椎管狭窄和椎间盘突出的程度。

(七)腰椎间盘突出症伴有腰椎管狭窄症

腰椎间盘突出症伴有腰椎管狭窄症多见于老年人。多数为退变性狭窄,少数为先天性或发育性狭窄。症状和体征轻重不一,轻者仅有间歇性跛行,体征很少,重者马尾神经和神经根损害严重,下肢麻木、无力、肌肉萎缩和大小便功能障碍。直腿抬高试验均为阴性。CT检查对该病具有诊断价值,部分患者需行MRI检查。

(八)腰椎间盘突出症伴有腰椎滑脱症

腰椎滑脱症常与腰椎间盘突出症并发。腰椎滑脱症的常见原因为椎弓峡部裂后滑脱(真性滑脱)和椎间盘退变松弛滑脱(假性滑脱)。其症状轻者仅有腰痛,重者与椎管狭窄症相似。腰椎滑脱症伴有椎间盘突出者具有两者的症状和体征。腰椎斜位片可诊断峡部裂的存在情况,侧位片和CT扫描定位片则可显示滑脱的程度。MRI可显示硬膜囊、神经根组织受压程度。

四、治疗

腰椎间盘突出症的治疗方法分为两大类:非手术治疗和手术治疗。根据患者的具体情况选择不同的方法,以期获得较好的治疗效果。

(一)非手术治疗

对大多数患者而言,经非手术治疗后可获得缓解或治愈,非手术治疗为腰椎间盘突出症的基本疗法,其适应证:初次发病、病程短者;虽病程长,但症状和体征较轻者;由于全身性疾病或局部皮肤疾病,不能实施手术者。腰椎间盘突出症的非手术治疗包括以下几种。

1.一般治疗

包括卧床休息、过伸性腰背肌功能锻炼和腰部支具限制弯腰活动等,适用于症状较轻的患者。

2.药物治疗

可选用肌肉松弛、止痛、镇静药物，也可应用舒筋活血的中药制剂。目前应用较广的是非甾体抗炎药(nonsteroid antiinfla mmation drugs，NSAIDs)和选择性 COX-2 抑制剂，前者可抑制前列腺素、环氧合酶-1(COX-1)和环氧合酶-2(COX-2)的合成，减轻炎症反应，解除痛苦，缓解症状。后者则通过抑制 COX-2 而达到治疗效果。

3.牵引治疗

其适应证除腰椎间盘突出症外，尚有腰椎小关节紊乱、腰椎假性滑脱等。其牵引禁忌证为孕妇、重度腰椎间盘突出症、脊椎滑脱症、腰椎结核或肿瘤、严重心脏病、活动期肝炎或明显肿大、脾大者，这是因其存在加大流产、脊椎滑脱或心力衰竭等风险。常用方法：患者解除腰带，仰卧于牵引床上，暴露腰部，胸部和臀部后分别固定于牵引床的胸腰板和臀腿板上，患间隙与床的胸腰和臀腿板间隙对应。治疗参数依据患者的性别、年龄、身体状况、症状、体征及影像学检查设置。牵引后平卧于硬板床上，腰部腰围制动，卧床时间尚无统一意见，以往认为绝对卧床 20～60 天不等，但现在有学者持有怀疑意见。

4.物理治疗

应用天然和人工的物理因子，如力、电、磁等，通过神经、体液、内分泌和免疫调节机制达到保健、预防、治疗和康复的目的的方法即物理治疗。物理治疗的作用有镇痛、消炎、促进组织再生、兴奋神经肌肉和松解粘连等作用，在腰椎间盘突出症的治疗中具有较为重要的作用。其常用方法有高、中、低频电疗法，红外线疗法等。

5.推拿、针灸治疗

推拿即按摩，与针灸均为中医学的重要组成部分，用于治疗腰椎间盘突出症具有悠久的历史，为腰椎间盘突出症治疗不可缺少的非手术治疗方法。

6.硬膜外腔或骶管注射封闭治疗

硬膜外腔或骶管注射封闭治疗是硬膜外腔注入利多卡因类麻醉药物及少量激素，抑制神经末梢的兴奋性，同时改善局部血液循环，使局部代谢产物易于从血液循环中带走，减轻局部酸中毒，从而起到消炎作用，阻断疼痛的恶性循环，达到止痛目的。其操作方法如下。①硬膜外注射：患者取侧卧位，患肢在下，常规消毒铺巾，局部麻醉后进行穿刺。穿刺平面依据临床表现而定，多在 $L_{2\sim3}$ 或 $L_{3\sim4}$。对于常规后方正中入路硬膜外穿刺失败者，可改用侧入法穿刺，该法不受棘突方向及棘突间隙宽狭的限制，穿刺时选择患侧压痛最明显的椎间隙，离棘突旁约 2 cm 处作为穿刺点。若碰到椎骨则略为调整方向再进针，穿过黄韧带即有穿透感。凭穿过黄韧带的感觉、负压及抽吸无脑脊液等证实为硬膜外腔后，即可缓慢注入药物。②骶管注射：患者取俯卧位，保持头低 15°～20°，显露尾部，常规消毒铺巾，先找骶裂孔，确定进针点和方向，后改用 16 号穿刺针进入骶管，拔出针芯尾部，连接装有水柱的玻璃管；缓慢进针，深度不超过 S_2 水平。若见有负压搏动，即证实在硬膜外腔，随即于穿刺针尾部连接注射器，缓慢注入药液。注药后平卧 20～30 分钟即可起床。

其常用药物及剂量主要包括 1.0%利多卡因 10 mL(0.5%利多卡因 20 mL 或 2.0%利多卡因 5 mL)，地塞米松 10 mg。有时还加入维生素 B_1、维生素 B_6、东莨菪碱等。其中激素有抗感染、消肿和防治粘连的作用；利多卡因可阻断神经对疼痛的传导作用，缓解肌肉痉挛；维生素 B_1 可促进神经组织的代谢和修复；东莨菪碱可调节局部血液循环，抑制炎性渗出。若治疗有效可在 1～2 周后再注射 1 次，一般不超过 3 次，多次注射治疗无效者手术时可发现有明显粘连，有时是广泛致密的粘连，以致患者症状长期不能缓解。治疗有效率为 80.0%左右，效果不佳需改用其他治疗方法。硬膜外或骶管注射封闭疗法适用于大多数腰椎间盘突出症患者，其禁忌证为活动性结核、全身急性感染、封闭部位的皮肤或深部组织有化脓性感染灶、体质极度衰弱者等。

(二)手术治疗

虽然大多数腰椎间盘突出症患者经非手术治疗可获得缓解，但当患者经非手术治疗无效，症状较重且影响生活和工作，或非手术治疗病情加重者仍应手术治疗。

腰椎间盘突出症的手术适应证：①腰腿痛病史超过半年，并经过至少 6 周以上的严格非手术治疗，不仅疼痛不缓解，且直腿抬高试验阳性无改善或神经症状继续加重者。②病情重，有广泛严重下肢肌力减弱、感觉减退及马尾神经损害者，严重影响工作或生活者。③合并腰椎峡部裂及脊椎滑脱者，合并较重的退变性滑脱、节段性失稳和腰椎管狭窄者。④突出的髓核钙化骨化者、较重的高位腰椎间盘突出症、极外侧型腰椎间盘突出症、伴有软骨板破裂、原位复发的腰椎间盘突出者，适应证可适当放宽。⑤病史虽不典型，经 CT、MRI、脊髓造影等影像学检查显示较大椎间盘突出者。⑥初次手术失败者应尽早明确原因，再次手术。

对于合并有严重心、肺、肝、肾疾病或兼有较广泛的纤维织炎、风湿性疾病或神经精神性疾病的患者一般不宜行手术治疗。

1.传统开放式髓核摘除术

传统后路腰椎间盘髓核摘除术仍是目前最常用、疗效最可靠的手术方法，包括开窗法、半椎板及全椎板切除术等，具体手术方式的选择主要取决于病变情况及医师的熟练程度。其中开窗法软组织分离少、骨质切除局限、对脊柱稳定性影响较小，大多数腰椎间盘突出症可采用此法；半椎板切除法多用于单侧椎间盘突出累及神经根管需较广泛探查或减压者；全椎板切除法适用于中央型腰椎间盘突出，尤其合并椎管狭窄如累及神经根管者。

2.经腹入路腰椎间盘摘除术

由于后路椎间盘摘除术的某些缺点，如不能完全摘除病变的椎间盘，手术部位出血，血肿引起神经根粘连，以及后路的骨窗使脊柱后侧结构不稳定等。因而提出经前侧入路行腰椎间盘摘除术。其优点在于：能很好地暴露整个椎间隙和软骨板；可同时处理 $L_{4\sim5}$ 和 $L_5\sim S_1$ 椎间盘；可在椎间盘摘除后植骨，保持椎间隙宽度并达到骨性融合；出血较椎管内椎静脉出血容易控制；可同时处理退行性滑脱。但其缺点为手术创伤较后路手术大；术后恢复期长；可能损伤腹下神经丛，导致男性患者出现性功能障碍等。

3.显微腰椎间盘摘除术

此技术手术适应证与禁忌证同一般腰椎间盘摘除手术。

4.假体置换术

包括人工椎间盘置换术（artificial disc replacement，ADR）和人工髓核置换术。目前临床上全椎间盘假体的代表是 SB CharitⅢ disc replacemen（Waldemar Link，Germany）和 ProDiscⅡ（Spine Solutions，New York），两者均为金属-高分子聚乙烯-金属结构。人工髓核假体的代表是 PDN（prosthetic disc nucleus，PDN），其结构为脱水的水凝胶，外面由高分子聚乙烯包裹，植入体内后，水凝胶吸收体内的水分而膨胀并获得弹性，从而恢复椎间盘的高度，并将松弛的纤维环重新拉紧。

第三节　椎管狭窄

椎管狭窄是指各种形式的椎管、神经根管，以及椎间孔的狭窄，包括软组织

(如黄韧带肥厚、后韧带钙化等)引起的椎管容积改变及硬脊膜囊本身的狭窄。椎管狭窄会对脊髓、马尾、神经根及其血管造成卡压和刺激,从而引起各种相应的症状。

一、颈椎管狭窄症

由于先天发育或后天退变因素导致颈椎一个或多个节段管腔狭窄,出现脊髓或神经根压迫症状,称为颈椎管狭窄症。临床上,颈椎椎管狭窄仅次于腰椎管狭窄,二者有时同时出现,此时可称为颈腰综合征。

(一)病因、病机

颈椎管狭窄症根据病因不同可分为发育性颈椎管狭窄症、继发性颈椎管狭窄症,后者包括退变性、医源性及其他疾病导致的颈椎管狭窄。

1.发育性颈椎管狭窄症

该病是由于颈椎在生长发育阶段,椎管相关结构发育异常,如椎弓过短使椎管矢状径小,导致脊髓及神经根受压引起。该类型较少见,早期可不出现症状,若脊柱退变或突发外伤,较小的椎管储备间隙进一步减低或消失,则会导致脊髓损伤症状。

2.继发性颈椎管狭窄症

颈椎退变是继发性颈椎管狭窄症最常见的原因。颈椎间盘、韧带退变会导致椎间隙不稳、骨赘形成及黄韧带增生,椎管有效容积减少,导致相应神经组织受压。手术、创伤或感染也可改变颈椎管形态造成狭窄,多为其他独立疾病病理表现的一部分。后纵韧带骨化(ossification of posterior longitudinal ligament,OPLL)是东亚人群颈椎管狭窄的常见病因,在30岁以上的日本人群中发病率达到1.9%~4.3%,韩国为3.6%,中国为1.6%~1.8%。它是一种起源于后纵韧带组织的异位骨化性病变。颈椎后纵韧带骨化症是因颈椎的后纵韧带发生骨化,压迫脊髓和神经根,从而产生四肢及躯干的感觉、运动功能障碍及括约肌功能障碍等神经症状导致的疾病。

(二)临床表现

颈椎管狭窄症多见于中老年人,起病缓慢。临床症状包括疼痛、力弱和二便障碍。早期症状主要表现为颈部疼痛或不适、感觉减退,多见于一侧上肢起病,亦可在四肢同时出现。中后期可出现肢体力弱,大多为下肢无力、发沉,走路“踩棉花”感,严重时可出现肢体瘫痪、尿潴留和大小便失禁。创伤或反复轻微外伤后,如行走时跌倒或乘车时头颈突然后仰等,可能诱发症状或使症状突然加重。

体格检查可发现颈椎管狭窄症患者颈肩部压痛，躯干、四肢相应区域感觉减退。下肢腱反射多活跃或亢进，病理征可呈阳性。

(三)诊断

颈椎管狭窄症常与颈椎间盘退变有关，诊断时需要鉴别脊髓病变、弥漫性特发性骨肥厚症、椎管内肿瘤等疾病。通过影像学检查发现颈椎一个或多个节段管腔狭窄即可确定为颈椎管狭窄，若同时出现与狭窄对应的临床症状、体征时则可诊断颈椎管狭窄征。由于存在着一定的个体差异、测量误差，不能仅仅以椎管管径的大小判断患者病变程度，而应与临床情况结合综合判断。切勿单纯以椎管径的大小来判断患者病情的严重程度。

(四)治疗

颈椎管狭窄的非手术治疗类似颈椎病。在早期，症状较轻的患者通过休息、减少活动，纠正头颈部不良姿势及不良睡眠体位，经常改变头颈部体位，避免单一姿势持续时间过久，可以减轻骨关节炎及推迟颈椎退行性改变。应尽量避免作突然颈部过伸或过屈的动作，以保护颈部避免受伤。有颈椎管狭窄及严重颈椎退行性改变存在者，颈部轻微外伤可加重神经症状，其特点是伤力较轻，颈部检查无明显阳性发现，各种特殊检查除有椎管狭窄及退行性改变外，颈椎无明显骨折脱位，然而神经症状却很重；非手术治疗早期可能有好转，一段时间后症状又加重；尽早进行手术减压，神经功能有望逐渐好转，然而其效果比无外伤者稍差。

对于颈椎管症状严重并进行性加重，影像学检查显示颈椎管狭窄明显，椎管矢状径＜12 mm 者，可考虑手术治疗。

1.前路手术

前路减压手术分为两类，第一类为摘除椎间盘突出物的手术，该类手术详见颈椎间盘退行性疾病。第二类为摘除椎间盘、椎体及后方骨赘，同时进行植骨融合的手术，颈前路椎体次全切除融合术是其中的经典术式。从理论上讲，对于颈椎后纵韧带骨化症患者，均应行前路手术，这是由于前路手术能够直接去除骨化物，减压彻底。不过由于技术上的原因，往往将多节段、严重型 OPLL 视为前路手术的禁忌，多数学者认为，对于＜3 个节段，骨化厚度＜5 mm，骨化灶位于 C_3 以下的 OPLL 患者，可选择前路切除骨化灶并行融合固定术，涉及≥3 个节段的患者，可选择后路手术。

2.后路手术

对于 OPLL 病变范围达 3 个及以上节段、骨化物侵入椎管造成椎管狭窄超过 60.0%、骨块表面有钩状结构、有硬脊膜骨化，切除骨化块会有极大风险的患者，建议行后路手术治疗。而颈椎后凸、滑脱、不稳则是后路减压术的禁忌证。

一般来说，当选择了后路减压术，要么选择椎板切除融合术，要么选择椎板成形术。OPLL 患者中，多节段的椎板切除会释放脊髓空间，使脊髓向背侧膨出。通过椎弓根螺钉或侧块螺钉系统，也可以改善颈椎曲度，提供长期的颈椎稳定性，避免后凸畸形。

颈椎椎管成形术能够降低颈椎背侧减压的不稳定性，省却了融合，在相应节段采用钢板等固定，使得这个节段颈椎的活动度降低。生物力学研究表明，在维持颈椎结构稳定及防止颈椎后凸方面，椎管扩大成形术与没有行融合的椎板切除术相比，具有同等甚至更优的疗效。理论上来说，椎管扩大成形技术另一个优势是可以避免椎管粘连及椎管再狭窄。

颈椎椎管扩大成形术已发展出了多种不同的方法，主要包括开门、中线“落地窗”及 Z 形切开扩大术。每个技术旨在扩大椎管的同时尽量保留后侧椎板。具体适应证：大范围发育性颈椎椎管狭窄症；颈椎后纵韧带骨化症所致大范围椎管狭窄；C_3、C_4 椎间以上的多发性病变；颈前路手术后，症状改善不佳，经检查分析后，有时需后路手术；黄韧带肥厚等。

二、腰椎管狭窄症

腰椎管狭窄症是一种老年人的常见病，在 65 岁以上的老年人中，椎管狭窄是进行腰椎手术最常见的原因。椎管狭窄是解剖学诊断，可发生在中央管、侧隐窝或椎间孔中，不同位置的神经压迫所产生的症状各不相同。

（一）病因、病机

椎管前缘由椎体、椎间盘和后纵韧带构成。横向边界是由椎弓根、旁侧黄韧带和神经孔形成。后侧边界是由关节突、椎板和黄韧带形成。椎管的形状可为圆形、椭圆形或三叶型。椎管狭窄可以根据神经受压的解剖位置分为中央型、侧隐窝型、椎间孔型（图 6-8）。15.0%的人群椎管狭窄为三叶型，容易发生侧隐窝狭窄。

脊柱退变往往从椎间盘退变开始。随着年龄增长，椎间盘的水合作用降低。正常髓核通常包括 85.0%的水，而纤维环水分约为 78.0%。随着椎间盘退变，含水量下降到 70.0%左右，干燥的椎间盘处理机械负荷的能力就会下降。腰椎小关节在冠状面、矢状面分别呈 45°和 90°。研究表明，多节段的关节突关节在矢状位上不稳与退行性腰椎滑脱症相关。腰椎小关节之间的不对称，作为腰椎小关节不稳的理论因素，导致了椎体退行性病变。

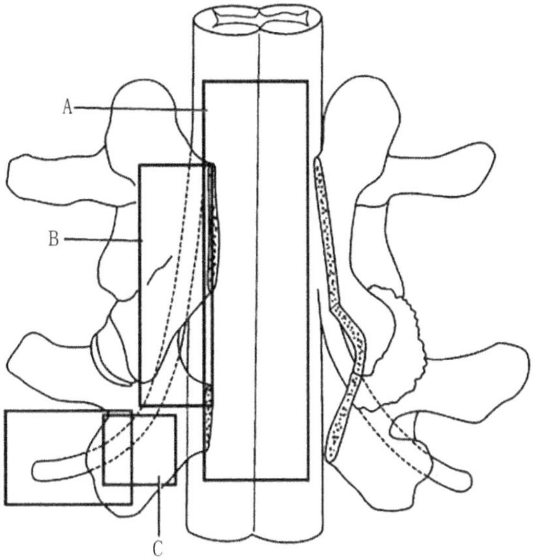

A.中央型;B.侧隐窝型;C.椎间孔型

图 6-8 节段性椎管狭窄示意图

椎管解剖容积不断缩小压迫硬膜囊,会导致神经根血供受影响、压力增加。马尾神经所在节段的硬膜囊容积被压缩了 25.0%时,神经功能无明显改变,若压迫超过 50.0%,则可能出现运动或感觉缺失。当然,由于不同的个体代偿能力不一样,因此椎管狭窄程度与症状的严重程度并不对应。

(二)临床表现

腰椎管狭窄症常见症状包括神经源性跛行和神经根性疼痛。神经源性跛行的患者可出现腰腿部疼痛,表现为发沉、无力、肌肉紧束缚感,多为双侧受累,疼痛部位往往与神经皮节分布区域不一致;长时间行走或者站立时症状加重,短暂休息后症状可减轻。作脊柱屈曲类动作,如弯腰、坐着时,症状可以减轻,患者常常描述在弯腰推车、骑自行车、上坡、开车时疼痛可减轻;作脊柱后伸类动作症状会加重,腰椎管狭窄症的患者往往抱怨上坡容易,而下坡困难。随着狭窄程度加重,患者间歇性跛行的距离也会不断缩短,严重影响患者的日常生活和运动功能。

腰椎管狭窄症患者的神经根性痛往往是由于侧隐窝狭窄和椎间孔型狭窄压迫神经根引起。按照神经皮节分布区,最常见受压的神经根是 L_5 神经根,可表现为 L_5 神经根皮节分布区域的麻木,踇长伸肌和胫骨前肌的无力也是特征性的症状。部分严重的患者可出现神经功能损害症状,如二便失禁或者无力。老年患者的排尿功能障碍也是常见症状。

腰椎管狭窄症患者初期常没有神经系统阳性体征，医师可以通过让患者行走，直到出现症状时再来查体就可能发现患者力弱、感觉缺失及腱反射的体征。侧隐窝狭窄的患者会有神经根性的症状改变。一般情况下神经根症状不会那么明显，但是当神经受压程度加重，患者的神经根症状就会出现。

（三）诊断

椎管狭窄临床表现复杂多变，需要综合判定患者是否为椎管狭窄。部分正常人群的影像检查也可表现出椎管狭窄的病理改变，因此并不能根据影像学上的异常来进行诊断。医师只有通过详细的病史、体格检查，以及与症状体征对应的影像学结果才能初步进行诊断。部分患者还需要进行X线检查观察脊柱是否存在动态不稳。

1.平片检查

对于椎管狭窄患者的诊断，应首先行脊椎X线检查。除了正侧位片外，也要考虑检查腰椎过伸过屈位和斜位片。通过X线检查可排除脊柱侧弯和脊柱滑脱，同时还可观察脊柱有无动态不稳。部分存在脊柱侧弯的患者，还需要行全脊柱正侧位片观察脊柱侧弯情况。医师需要通过X线片观察韧带有无骨化、脊柱灵活度、椎间盘高度等情况。

2.CT检查和CT椎管造影检查

CT平扫能够很好地显示椎管骨性结构，对软组织病理改变的显示略逊于MRI。CT椎管造影检查可以提高CT平扫的敏感性，它可以更清晰地比较硬膜囊和周围软组织、骨性病变，不过具有一定的侵袭性。对于部分不能进行MRI检查、脊柱侧弯或者既往进行过脊柱内固定手术的患者，可以考虑CT平扫及CT造影增强平扫。

3.MRI检查

MRI的准确性和CT椎管造影相当，同时具有辐射低、无创的优点。MRI检查可以显示脊柱在冠状面、横断面和矢状面的图像，不仅可以看到骨性结构，还能更好地观察脊柱软组织。它能够显示出不同类型的椎管狭窄及狭窄程度，如中央型、侧隐窝型和椎间孔型狭窄；通过MRI检查，医师可以观察到关节突关节增生、韧带肥厚、椎间盘的膨出或突出及其他的病理性压迫如滑膜囊肿等。同时，多层面的成像有利于了解神经组织的受压情况；矢状面的T_1像能够清晰显示椎间孔内的神经根、背根神经节及周围脂肪。部分学者近期开始采用动态MRI检查进一步明确狭窄的程度。目前尚无充分证据显示脊柱在弯曲、伸展、轴向载荷和直立的情况下完成的MRI检查结果优于静态MRI检查结果，但它可以作为常规 MRI 检查的一个重要的补充，有助于临床表现的诊断。

（四）治疗

腰椎管狭窄症治疗的目的在于缓解疼痛、维持或改善日常活动能力。对一些患者来说，非手术治疗可以很好地改善症状；非手术治疗包括卧床休息、使用非甾体抗炎药、牵引和腰背部肌群的功能锻炼；而对另一些患者来说，经过非手术治疗仍然不能从事日常活动或工作，此时则应选择微创介入治疗或外科手术治疗。

1.硬膜外注射治疗

腰椎管狭窄压迫椎管内神经组织，可引起神经根的水肿和静脉淤血炎，从而导致神经炎性反应，释放磷酸酶、白三烯等因子。糖皮质激素具有抗炎作用，能够减少白细胞的游走，抑制炎性细胞因子释放，稳定细胞膜。因此，通过硬膜外注射糖皮质激素，能够减少神经根水肿及上述炎性反应。硬膜外注射治疗对腰椎管狭窄症的短期疗效值得肯定，但中长期效果则尚待进一步研究以证实。总体而言，硬膜外注射为保守治疗争取了时间，仍不失为一种替代手术的治疗手段。硬膜外激素注射最理想的适应证是患者有急性神经根症状或神经源性间歇性跛行，且常用的物理治疗或药物治疗均无满意疗效，已对日常生活产生显著影响。

2.微创内镜手术治疗

得益于不断发展的计算机设备、内镜下冲洗灌注系统，腰椎管狭窄症的手术治疗愈加趋向于微创化，微创内镜手术方兴未艾。微创手术能够较好地保留脊柱后方韧带复合结构的完整性，从而有效地降低患者术后腰椎不稳和长期腰背痛情况的发生，弥补了传统手术对软组织及骨、关节结构破坏多，恢复效果不佳的缺点。目前用于治疗腰椎管狭窄的内镜减压技术主要包括后路椎间盘镜下腰椎间盘摘除术（micro-endoscopic discectomy，MED）和经皮内镜下腰椎椎间盘切除术（percutaneous endoscopic lumbar discectomy，PELD）。

3.外科手术

腰椎管狭窄症手术的原则是对马尾及硬膜囊充分减压，同时尽可能保护脊柱的稳定性。主要手术适应证：疼痛及间歇性跛行症状严重，经过 2～3 个月保守治疗或微创介入治疗难以控制者；重度神经压迫和神经功能障碍进行性加重者；出现马尾神经综合征者。长期随访表明，外科手术比保守治疗疗效更好。需要注意，单纯的影像学检查结果不能作为判断是否手术的标准，症状、体征和影像学检查应相一致。目前临床中对手术的时机尚存在争议。退变性腰椎管狭窄症进展缓慢，不会危及生命，择期手术可能并不影响手术疗效，然而，一旦出现膀胱功能障碍或显著的进行性下肢无力等表现，则需要早期或急诊手术进行神经组织减压。医师应该根据患者影像学检查和症状，选择手术节段和椎板切除范围，其中椎板切除减压和开窗减压手术在临床最为常用。如果患者伴有腰椎滑脱、脊柱畸形，存在脊柱不稳因素，则可以同期进行融合手术。

(1)椎板切除减压术：多节段椎管重度狭窄的老年患者可考虑行椎板切除术。全椎板切除术主要适用于中央型椎管严重狭窄、多节段严重狭窄、运动节段有骨桥形成或计划行脊柱融合术者。该术式的优点是显露充分，可以处理椎管任何部位的狭窄。缺点是破坏了脊柱后方大部分结构，对脊柱稳定性有较大影响，并且可能发生脊柱后方软组织和硬膜的粘连、纤维化增生，导致术后神经粘连，其疗效随时间延长可能呈下降趋势。术中注意保留上下关节突的关节面1/3以上，以减少对脊柱稳定性的破坏。如果破坏过多造成脊柱不稳定，则应考虑融合。硬膜外可覆盖游离脂肪或明胶海绵以减少术后粘连。对于侧隐窝狭窄者，除切除部分上下关节突，还要注意切除突出的椎间盘、椎体后缘增生的骨赘和钙化的后纵韧带，方能达到充分减压。尽管该手术可以处理任何部位的椎管狭窄，但长期随访其疗效发现，术后脊柱不稳仍然是最大的缺点，发生率为10.0%～30.0%。存在单侧的侧隐窝狭窄、单侧的神经根管狭窄、单侧关节突肥大和中央型椎管狭窄而对侧无症状的患者可考虑行半椎板切除术(图6-9)。从理论上讲，此方法由于切除的腰椎后方结构较少，造成的平移运动少，在维持脊柱稳定性上要优于全椎板切除术。半椎板切除术可同时探查双侧椎管，取得与全椎板切除相同的手术效果。

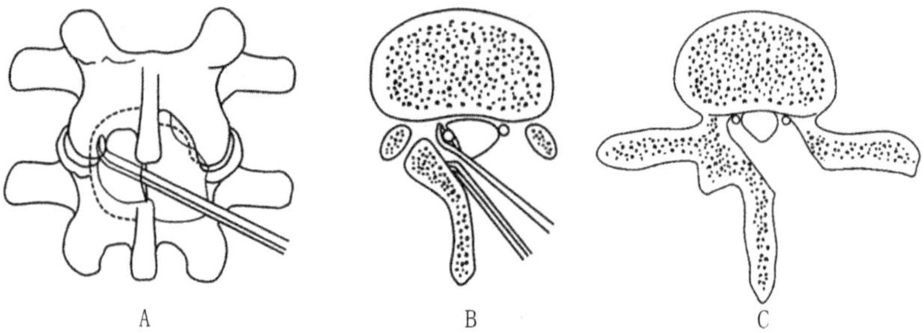

图6-9 半椎板切除术示意图

(2)椎板间开窗术：椎板间开窗手术能够保留腰背部后正中结构，对脊柱稳定性影响较小，特别适用于椎管狭窄局限、椎间盘形态健康的年轻患者。不过该术式对神经结构的显露不如椎板切除术，因而需要医师具备更丰富的手术经验和技巧，否则容易因减压不充分而使术后疗效降低。术前需要仔细进行体格检查和影像学检查，确认疼痛的来源，以明确减压范围。

第七章 关节疾病

第一节 屈指肌狭窄性腱鞘炎

本病又称"弹响指"和"扳机指",好发于拇指、中指和环指,多发于掌骨头相对应的屈指肌腱鞘的起始处。该病是由于手指伸屈频繁使屈指浅、深肌腱与腱鞘反复摩擦,致肌腱与腱鞘受损,出现的炎症改变(非化脓性感染所致)。该病是骨科的常见病和多发病,采用非手术治疗,疗效较差。手术治疗又不易为人们接受,而针刀闭合型手术治疗既简便、又安全,疗效颇佳。

一、病因、病机

腱鞘是套在长肌腱表面的鞘管,存在于活动性较大的手足等处,使腱固定于一定位置并减少腱与骨面的摩擦。腱鞘分纤维层和滑膜层。纤维层位于外层,为深筋膜增厚所形成,对肌腱起到滑车和约束作用,腱鞘的滑膜层位于腱纤维鞘内,为双层圆筒形的鞘,两层之间含有少量滑液,起润滑和营养肌腱的作用。整个滑液鞘内层包在肌腱的表面,外层贴在腱纤维鞘内面,由此构成了密闭、潜在的间隙-滑膜腔。在内、外层滑膜转折部,其间的结缔组织、血管、神经和淋巴管一起,相互移行形成了滑膜皱襞-腱系膜,其中有供应肌腱的血管通过。这是滑膜肌腱与周围组织之间的重要联系通道。由于肌腱在跨越关节处有坚韧的腱鞘将其约束在骨膜上,以防止肌腱像弓弦样弹起,或向两侧滑移。因此腱鞘和指骨形成了弹性极小的"骨-纤维隧道",骨纤维管自第 3 节指骨底至掌骨小头,为滑膜所包围,指鞘韧带位于掌骨小头处,宽 4～6 mm,厚约 1 mm,边缘清楚,与掌骨构成的骨纤维性隧道肌腱能够在这个隧道,即鞘内自由滑动。腱鞘的近侧或远侧缘为较硬的锐缘，在掌指关节处腱鞘增厚最明显，称为环状韧带。指神经和指动脉走行于手指的两侧。

该病的常见原因为慢性损伤，如手指的长期快速活动、手指的长期用力活动，使肌腱在环状韧带近或远侧缘上长期摩擦后，导致肌腱和腱鞘出现损伤性炎症。病变处纤维鞘管增厚，形成环状狭窄。受卡压的肌腱呈局部隆起，色暗黄失去原有光泽，触之皮下为结节样肿物或硬结。发病早期，手指屈伸时，膨大的屈肌腱可勉强滑过鞘管的狭窄环，产生扳枪机样的动作及弹响，可有明显的局限性压痛。重时不能主动屈曲，或固定在屈曲位不能伸直。手指屈伸时结节处有弹跳感。

二、临床表现

该病发病缓慢，起始于早晨醒来时，患指发僵、酸楚不适，手指活动欠灵活，经过刷牙、洗脸等活动后，症状消失。继后晨起醒来，手指伸屈不畅，并时而出现嵌顿弹响声，患手指因炎症程度不同而疼痛轻重不等。活动或温水浸泡后，弹响声消除，有些患者需活动 1～2 小时后症状才可逐渐消失。再继续发展，晨起后，患指疼痛闭锁，常诉疼痛在指间关节，而不在掌指关节。有些患者只诉手背面疼痛不适，活动后手指疼痛减轻，但手指终日屈伸活动均有弹响声；有些患者手指屈伸时不能自行伸直或屈曲，需另一手协助方能完成动作。严重者，手指疼痛剧烈，手指屈曲动作明显受限，甚至被“固定”在伸直位。被动屈伸患指疼痛如锥，弹响显著。由于平时手指活动少，会使手指淋巴回流障碍而显得肿胀。

三、诊断

（一）辅助检查

X 线检查一般无明显异常。

（二）诊断标准

(1)有手部劳损病史。多见于妇女及手工劳动者，好发于拇指、中指、无名指。

(2)手指活动不灵活，局限性酸痛，晨起或劳累后症状明显。

(3)掌指关节掌侧压痛，可触及结节，指伸屈活动困难，有弹响或交锁现象。

四、治疗

本病按严重程度分为 4 度，具体如下。①Ⅰ度：局部有疼痛、压痛及肿块。

②Ⅱ度：疼痛、压痛及肿块伴摩擦感，偶尔有弹响。③Ⅲ度：经常发生弹响，偶尔有闭锁。④Ⅳ度：经常发生闭锁。

（一）非手术治疗

对于Ⅰ度的患者，可采用局部固定、制动，使患者休息，或改换工作、局部热敷、理疗均可治愈。对于Ⅱ度患者，可用鞘内注射疗法。

（二）手术治疗

手术采用局部麻醉，纵行切开肌腱鞘管的增厚部分，并做部分切除，以松解肥厚狭窄的腱鞘，检查手指时若主动屈伸活动自如，即表示松解已彻底。

1.微创治疗思路和特点

对于Ⅲ～Ⅳ度患者，建议采用针刀治疗。针刀是采用闭合性手术打开屈肌腱环形部或骨纤维管，使肌腱顺利通过。该治疗效果好，损伤小，基本无复发，安全、简单，患者更易接受。

2.微创治疗方法——针刀松解术

(1)拇指屈指肌腱狭窄性腱鞘炎治疗：患者取端坐位，患手平放于治疗床上，掌心向上，腕背垫枕。医师用0.5%甲紫溶液在远侧掌横纹与拇指纵轴延长线相交点的两骨突间最痛点定点。常规消毒后，用1.0%利多卡因溶液2 mL在定点处做局部浸润麻醉，最好作腱鞘内注射，使拇指远端有发胀感。麻醉生效后，沿麻醉针孔进针刀，刀口线与拇指纵轴平行，纵向一刀挨一刀排切硬结及增厚的腱鞘，此时可听到“咔嚓”“咔嚓”的声音，若不彻底，可重复排切，当切透腱鞘时有突破感，在到达肌腱表面时“咔嚓”“咔嚓”声音消失。注意不要伤及深处肌腱。结束后再检查患者右拇指，若屈伸自如，弹响消失，触摸硬结也不复存在，即表示手术成功。术毕，拔出针刀后压迫穿刺点3～5分钟以防止出血，再次消毒穿刺点并覆盖包扎。

(2)第2～4指屈指肌狭窄性腱鞘炎治疗：在掌远纹尺侧端与掌中纹桡侧端两端的连线处定点，该处是屈指肌腱腱鞘的起始部。刀口线与屈指肌腱走行绝对平行，刀体与掌部皮面垂直。快速刺入皮肤，匀速推进，避开肌腱刺达骨面，纵行疏通剥离。硬结较大者，医师要用左手拇指固定住硬结，针刀稍提起，刀口线不变，在硬结上切2～3刀，不可过量切割。

第二节 肩 周 炎

肩周炎是以肩部长期固定疼痛，活动受限为主要症状的疾病。由于风寒是本病的主要诱因，故常称为“漏肩风”；本病多发于50岁左右的成人，故俗称“五十肩”；因患病肩部常常畏寒怕冷，尤其是后期常出现肩关节的粘连，肩部呈现固定状态，活动受限，故又称“肩凝症”“冻结肩”等。

一、病因、病机

本病的病因尚未完全清楚，但根据临床观察及实验研究来看，本病可能与下列因素有关。

（一）老年性退变

本病多见于40～50岁以上中老年人，显然与老年性退变有关。

（二）风湿寒邪侵袭

相当一部分患者发病前有明显风湿寒邪侵袭史，如居处潮湿，受风冒雨，睡卧露肩等，说明风湿寒侵袭为肩周炎的外在病因之一。

（三）肩部活动减少

本病多见于肩部活动逐渐减少的中年以上女性，且左肩的发病率较右肩高，脑力劳动者的发病率较体力劳动者为高，或因某些原因（如因上肢骨折肩部软组织损伤，颈椎病等使肩部活动量减少或受限的患者）肩部活动减少后，常可继发肩周炎，这些特点均提示肩部活动减少可能与本病发病有关。

（四）肩部组织退行性改变

如关节软骨、滑囊、腱鞘及肱二头肌长头腱等组织，出现不同程度的退行性改变后，均可能会引起肩周炎。

（五）关节囊及周围软组织发生无菌性炎症

炎症产生的过程中释放的炎症介质会造成血流动力学改变及浆液性渗出，而渗出物的机化会使肌腱与腱鞘及关节周围组织发生粘连，组织弹性降低，并最终导致关节挛缩，形成所谓“肩凝”，现多认为肱二头肌长头肌腱鞘炎为本病的病理改变之一。

(六)上肢创伤

肩关节长期的固定,会造成肩关节囊粘连,挛缩而发生肩周炎。

(七)颈椎病,腰背部疾病

颈椎病,腰背部疾病可影响肩关节活动,导致继发性肩周炎。

二、临床表现

(一)症状

1.疼痛

疼痛是肩周炎的主要表现。肩部疼痛逐渐加重。多数位于肩前外侧,可放射到肘、手及肩胛区,无感觉障碍。疼痛为持续性,常常夜间明显。

2.功能障碍

肩部活动受限,活动时疼痛明显。以肩外展、外旋、后伸受限为主。严重时肩处于内旋位,肌肉萎缩明显。

3.压痛

肩关节前、外、后方均有压痛,以肱二头肌长头腱部位压痛最为明显。肩峰下及三角肌止点处也有压痛。肩关节僵硬,主动、被动活动均受限。

(二)分期

按肩周炎的发生与发展大致可分为3期,即急性期、慢性期、恢复期。各期之间无明显界限,各期病程长短不一,因人而异,差别很大。

1.急性期

急性期是肩周炎的早期。肩部自发性疼痛,其疼痛常为持续性,表现不一。有的急性发作,但多数是慢性疼痛,有的只感觉肩部不舒适及束缚的感觉。疼痛多局限于肩关节的前外侧,可延伸到三角肌的抵止点,常涉及肩胛区、上臂或前臂。活动时,如穿上衣时耸肩或肩内旋时疼痛加重,不能梳头洗脸,患侧手不能摸背。此后,肩痛迅速加重,尤以夜间为重,患者不敢患侧卧位。由于肌肉痉挛和疼痛,逐渐出现肩关节活动范围减少,特别是外展和外旋受限最为显著。肩部外观正常。局部压痛点多位于结节间沟、喙突、肩峰下滑囊或三角肌附着处、冈上肌附着处、肩胛内上角等处。

2.慢性期

慢性期肩痛逐渐减轻或消失,但肩关节挛缩僵硬逐渐加重,呈冻结状态。肩关节的各方向活动均比正常者减少20.0%～50.0%。严重时肩肱关节活动完全消失，只有肩胛胸壁关节的活动。患者梳头、穿衣、举臂、向后结带均感困难。病程长者可出现轻度肌肉萎缩，多见于三角肌、肩胛肌。压痛轻微或无压痛，此期持续时间较长，通常为2～3个月。

3.恢复期

恢复期肩痛基本消失，个别患者可有轻微的疼痛。肩关节慢慢地松弛，关节的活动也逐渐增加，外旋活动首先恢复，继则为外展和内旋活动。恢复期的长短与急性期、慢性期的时间有关。冻结期越长，恢复期也越慢；病期短，恢复也快。整个病程短者1～2个月，长者可达数年。

三、诊断

(1)无明显外伤原因的肩痛和程度不同的肩活动受限，多为晨起发病。常见于中老年。

(2)常伴有颈椎病的临床表现。如颈项疼痛，患侧肢体麻木、无力等。

(3)颈椎X线片显示颈曲改变，退行性改变及小关节错位等表现。

(4)手法纠正错位的相关颈椎，随着颈椎病症状改善，肩部症状亦明显缓解或消失。若颈椎病症状复发，局部症状也会随即出现。

四、治疗

本病为可自愈性疾病，如果疾病早期积极进行肩关节的功能活动锻炼，渗出物将随着血液循环消散，不会发展为肩周炎，还可以防止冻肩状态的发生。若一旦形成冻肩，自愈所需时间较长，痛苦大，肩关节功能可能恢复不全。

急性期需适当予以肩部制动，同时给予热疗，保持每天适量的肩关节活动，可服用抗炎镇痛药，减轻疼痛症状。对疼痛局限者，可以行封闭治疗，对疼痛广泛者，封闭难以奏效。

无论何种原因引起的肩周疼痛，肩关节的功能活动都极为重要，可起到有效的防治作用，但要切忌肩关节被动活动。

经典的锻炼方法：俯身前后内外摆动法、俯身画圈法和爬墙法。每天数次，可取得良好效果。

第三节　肩锁关节脱位

肩锁关节由锁骨远端与肩峰内缘组成，关节面最初由透明软骨构成，17 岁左右肩峰侧转变为纤维软骨，而锁骨侧要到 25 岁左右发生转变。肩锁关节脱位男性好发，男女之比为(5∶1)～(10∶1)，不全脱位与完全脱位的比例约为 2∶1。

一、病因、病机

肩锁关节脱位通常是由直接暴力由上部向下冲击肩峰而引起，或间接暴力过度牵引肩关节向下而引起，或上肢贴于胸壁跌倒，肩端前面或后面撞击地面而引起。锁骨紧压在第 1 肋骨上，肋骨阻止了锁骨的进一步下移，其结果是，如果锁骨未骨折，则肩锁、喙锁韧带断裂。此部位其他结构的损伤包括：三角肌和斜方肌锁骨附着点的撕裂，肩峰、锁骨和喙突的骨折，肩锁纤维软骨的断裂和肩锁关节的关节软骨骨折。

锁骨的任何向上或向后的移位程度都取决于肩锁和喙锁韧带、肩锁关节囊及斜方肌和三角肌损伤的严重程度。如果肩锁韧带、关节囊及这些肌肉被切断，锁骨会向近端移位 0.5～1.0 cm；更重要的是当肩锁韧带和关节囊被切断后，还会出现明显的前后方向不稳定；如果除这些结构以外，喙锁韧带也被切断，锁骨会向上方移位 1.5～2.5 cm。三角肌和斜方肌的撕裂或撕脱在临床上常伴有肩锁或喙锁韧带的撕裂。

二、临床表现

除查体发现(如疼痛、肿胀及肩锁关节不稳定伴锁骨远端移位外)，X 线检查可以帮助评估损伤的程度。如果肩锁韧带被撕裂而喙锁韧带仍保持完好，通常表现为前后位的不稳定(图 7-1)。通过在患者双腕部悬挂 4.5～6.8 kg 的重物可以观察到肩锁关节更进一步的不稳定。如果可能，重物应系在患者腕部而避免让患者握住它们，这样可使得上肢肌肉能够完全放松。患者直立，摄双侧肩锁关节的前后位片，然后进行两侧比较。在明显的半脱位状态下，锁骨的外侧端向上移位或者肩胛骨和臂向下移位会超过锁骨厚度的一半；在脱位状态下，锁骨远端移位的距离大于或等于锁骨的厚度(图 7-2)。

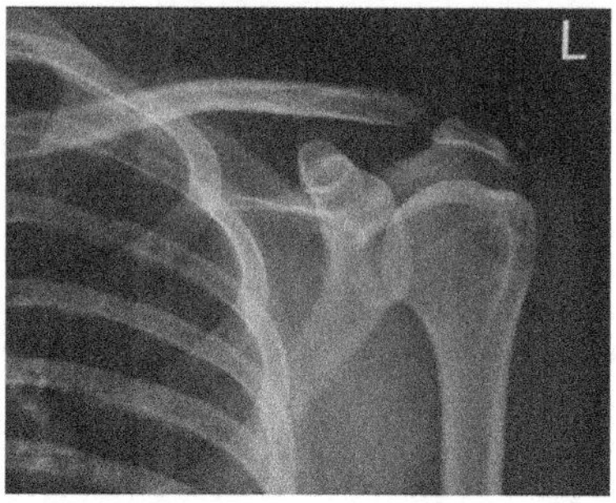

图 7-1 肩锁关节脱位在肩关节前后位的征象

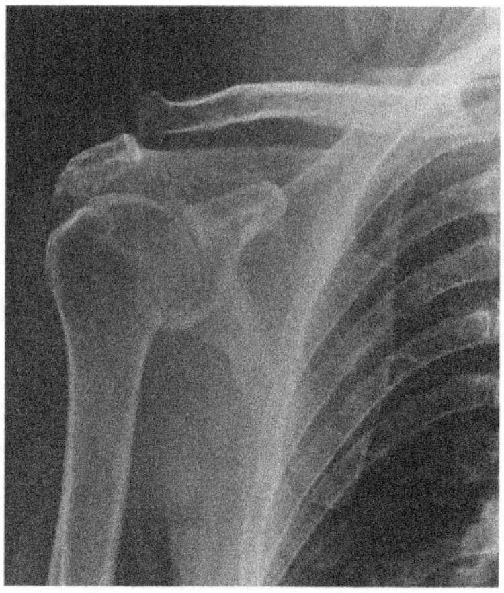

图 7-2 锁骨远端移位距离

三、诊断

(一)Rockwood 分型(图 7-3)

Rockwood 分型属于应用得比较广泛的一种分型方法,具体分型如下。

1. Ⅰ型

肩锁韧带扭伤;肩锁关节、喙锁韧带、三角肌、斜方肌未受损伤。

2. Ⅱ型

肩锁关节遭到破坏;肩锁间隙增宽,与健侧相比在垂直方向上可有轻度的分离;喙锁韧带扭伤;喙缩间隙可轻度增加;三角肌、斜方肌未受损伤。

3. Ⅲ型

肩锁韧带断裂;肩锁关节脱位,肩关节下移;喙锁韧带断裂;喙缩间隙较健侧增加 25.0%～100.0%;三角肌、斜方肌从锁骨上分离。其变异有 3 种:假性脱位,锁骨脱位而骨膜保持完整;骺损伤;喙突骨折。

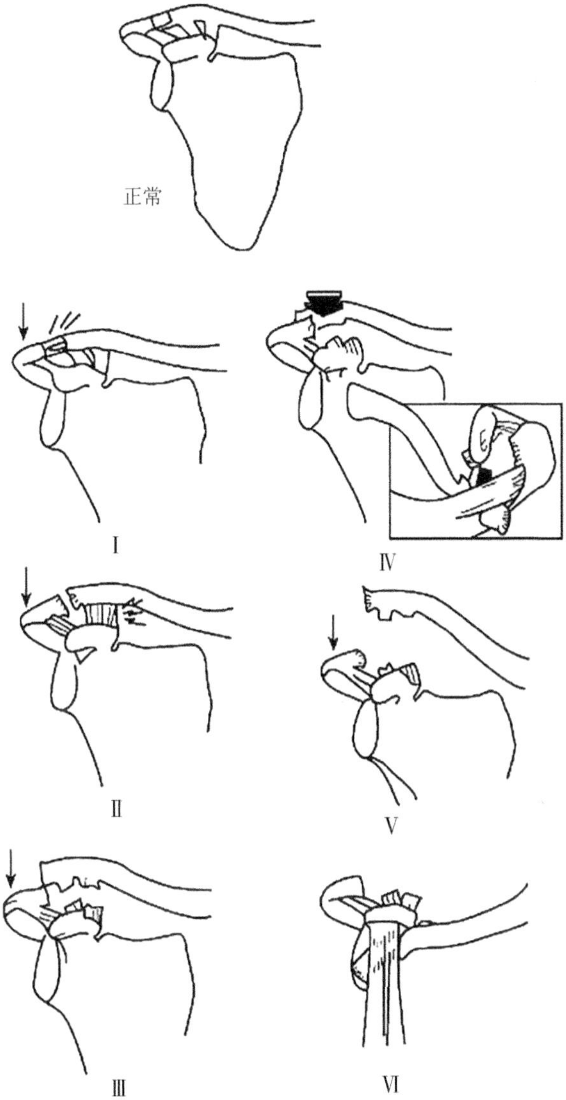

图 7-3 肩锁关节脱位的 Rockwood 分型

4.Ⅳ型

肩锁韧带断裂；肩锁关节脱位，锁骨向后方移位刺入或刺穿斜方肌；喙锁韧带断裂；喙缩间隙较健侧增加或正常；三角肌、斜方肌从锁骨上分离。

5.Ⅴ型

肩锁韧带断裂；喙锁韧带断裂；喙缩间隙较健侧显著增加 100.0%～300.0%；三角肌、斜方肌从锁骨上分离。

6. Ⅵ型

肩锁韧带断裂；喙突下型喙锁韧带断裂，肩峰下型喙缩韧带完整；肩锁关节脱位，锁骨下移至喙突下或肩峰下；喙锁间隙在喙突下型呈反向而在肩峰下型减小；三角肌、斜方肌从锁骨上分离。

（二）具体诊断方式

1. Ⅰ型

该型患者仅在肩锁关节存在轻度到中度的触压痛和肿胀，患者在上肢活动时会感到疼痛，其余无明显异常。X线检查除有时可发现软组织肿胀外亦没有阳性发现。

2. Ⅱ型

该型患者肩锁关节存在明显疼痛，体检可发现锁骨远端不稳定，有“漂浮感”，肩锁关节在水平方向上存在不稳定，喙锁间隙有压痛。X线检查可发现肩锁关节增宽，锁骨远端可轻微上抬。

3. Ⅲ型

该型患者表现为上肢内收并上抬以缓解疼痛，任何肩关节的活动，尤其是外展，可明显加重疼痛；与健侧相比，患肩下沉，锁骨远端向上顶起于皮下。在肩锁关节、喙锁关节及锁骨外1/4均有触压痛。X线可发现锁骨远端向上移位，喙锁间隙增宽，如有疑问可拍摄应力位片加以证实。如果发现肩锁关节脱位而喙锁间隙正常，应高度怀疑合并喙突骨折。

4. Ⅳ型

该型患者包括Ⅲ型的所有症状体征，疼痛明显，可发现锁骨远端向后方移位并将皮肤顶起。X线腋位片有助于诊断，或借助CT检查。

5. Ⅴ型

该型患者较Ⅲ型更严重，疼痛剧烈。X线片显示喙锁间隙显著增加。

6. Ⅵ型

该型患者肩上部平坦失去圆滑外形，肩峰突出，可触及喙突基底的台阶感。由于此型损伤为严重暴力所致，常合并其他损伤，需注意排查。

四、治疗

Ⅰ型损伤采用非手术方法可获得满意的效果，治疗通常包括冰敷、应用温和的止痛药、吊带制动、早期活动范围的练习及在舒适程度允许时开始进行活动。若未观察到关节明显不稳定，Ⅱ型损伤的治疗方法可与Ⅰ型相似。如果锁骨远端移位的距离没有超过锁骨厚度的一半，应用绑扎、夹板或吊带制动 2～3 周，通常可以治疗成功，但是必须在 6 周以后才能恢复举重物或参加接触性运动。近年来临床对Ⅲ型损伤治疗的争议开始减少。肩锁关节脱位经非手术治疗后的动力试验显示，患侧的肌力和耐力可以达到健侧水平。优势侧的损伤导致的力量与耐力的丧失通常没有统计学意义，这对运动员可能非常重要。大多数患者在日常生活中没有困难，但运动员偶尔会在接触性和投掷运动中有疼痛感。对这些患者来说，切除锁骨外侧末端的治疗可以有效地缓解疼痛。通常在初期采用非手术方法治疗Ⅲ型肩锁关节脱位，晚期再进行重建。对于Ⅳ、Ⅴ、Ⅵ型损伤，由于肩锁关节移位太大而非手术治疗不能被接受，因此应行手术复位和内固定。

保守治疗失败主要是由关节软骨盘、破损的关节囊韧带，以及关节软骨碎片嵌入到喙突和锁骨之间造成的。绑扎、支架或夹板等非手术治疗的缺点：①皮肤压迫和溃疡。②畸形复发。③必须佩戴支架或吊带 8 周。④患者的合作性较差。⑤妨碍日常活动。⑥肩部、肘部活动的丧失（老年患者）。⑦软组织钙化。⑧晚期肩锁关节炎。⑨晚期肌肉萎缩、无力和疲劳。当然，能够避免手术是闭合复位的主要优点，如果复位成功，闭合方法通常可以获得一个稳定并且功能满意的肩关节。但是，为了防止可能出现的并发症，必须定期密切观察，而患者的完全合作是关键。

肩锁关节脱位在临床上比较常见，其主要原因就是喙锁韧带的断裂而导致锁骨的移位。治疗肩锁关节脱位应遵循以下原则：①短时期有效内固定，保障修复后韧带的完全愈合。②恢复肩锁关节水平方向和垂直方向上的稳定性。③固定后要符合肩锁关节的微动生理。基于对上述观点的理解，对患者采用肩锁关节克氏针短期固定，切断喙肩韧带来修复加强肩锁韧带；取以喙突部为蒂的肱二头肌短头及喙肱肌联合腱肌筋膜来修复加强喙锁韧带，通过短期静力复位固定与最终动力重建有效统一，真正恢复肩锁关节的解剖力学，充分保障肩锁关节水平方向和垂直方向上的稳定性。

与手术治疗有关的难点和问题：①感染。②麻醉风险。③血肿形成。④瘢痕形成。⑤畸形复发。⑥金属内固定物断裂、移位和松动。⑦缝合线的断裂和松动。⑧锁骨远端的侵蚀或骨折。⑨术后疼痛和活动受限。⑩需要二次手术以去除内固定物。⑪晚期肩锁关节炎。⑫软组织钙化（通常不严重）。手术治疗可以观察到关节的损伤情况，并能去除所有骨折碎片及其他阻碍复位的因素。此外，手术治疗还可以获得解剖复位和牢固的固定，与闭合复位相比可以更早地恢复肩部运动。

第四节 肘关节脱位

在关节脱位病例中，肘关节脱位的发生率比盂肱关节脱位低，约占脱位总发病率的1/5。肘关节脱位常发生于年轻人，发病高峰期为5～25岁。新鲜肘关节脱位经早期正确诊断和及时处理后，一般不遗留明显功能障碍。但若早期未能得到及时正确的处理，则可导致晚期出现严重功能障碍，此时无论何种治疗都难以恢复其正常功能，而仅仅是获得不同程度的功能改善而已。因此肘关节脱位强调早期诊断、及时处理。

肘关节的结构特点为构成关节的肱骨下端扁平且前倾30°，有2个关节面，即滑车和肱骨小头。滑车关节面的上方有3个凹陷，前侧有冠状突窝和桡骨头窝，屈肘时容纳冠状突和桡骨头；后侧为鹰嘴突窝，伸肘时容纳鹰嘴，它比冠状突窝深，使完全伸肘成为可能并可轻度过伸。后面的鹰嘴窝与前面的冠状窝之间骨质薄弱，受外力时容易发生骨折。关节腔隙狭小，因此，各种挫伤、内出血，以及波及关节面的骨折等，必须实行早期活动，防止关节强直。关节囊前后比较薄弱，有利于屈伸活动，在人跌倒手着地时，间接暴力可使关节后脱位。尺骨近端包括鹰嘴突、冠状突及二者组成的半月切迹。肘关节有3个明显的骨性标志，它们是尺骨的鹰嘴，肱骨的内侧髁和外侧髁。在屈肘90°时，鹰嘴尖、内、外上髁三点连线呈一底朝上的等腰三角形，称肘后三角(Huter三角)，伸肘时三点呈一直线，肘关节脱位时此关系发生改变。

多数脱位为累及尺桡骨的后脱位，而其他类型的脱位如前脱位、内、外侧脱位及爆裂型脱位(图7-4)，在临床上均少见，治疗也与后脱位有所不同。

一、肘关节后脱位

(一)病因、病机

肘关节后脱位多为间接暴力所致。前臂旋后位手掌撑地摔倒时，由于肱骨滑车横轴线向外倾斜，使所传达暴力达到肘部时转成肘外翻及前臂旋后过伸的应力，尺骨鹰嘴突在鹰嘴窝内作支点产生杠杆作用，导致尺桡骨近端同时被推向后外侧，发生后脱位。肘前关节囊及肱前肌撕裂，后关节囊及内侧副韧带损伤，可合并肱骨内上髁骨折、正中神经及尺神经损伤。晚期可发生骨化性肌炎。

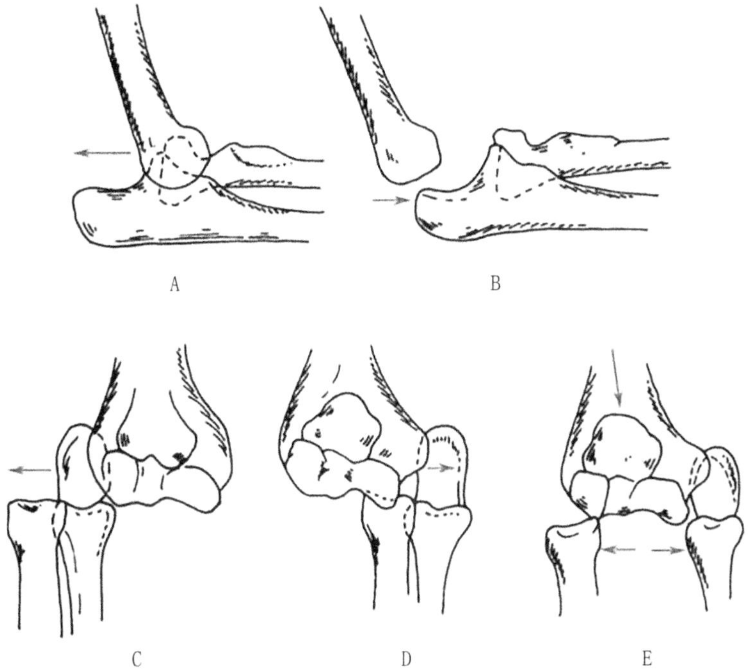

图 7-4 肘关节脱位的类型

A.后脱位；B.前脱位；C.外侧脱位；D.内侧脱位；E.爆裂型脱位

(二)临床表现

伤后可有局部疼痛、肿胀和功能受限。肘部明显畸形，肘窝部饱满，肘后突，肘后部空虚和凹陷，肘后侧可触及鹰嘴的半月切迹，前臂短缩，肘后三角相互关系改变，鹰嘴突高于内外髁，肘前皮下可触及肱骨下端，肘关节弹性固定于120°～140°，只有微小的被动活动，肘后骨性标志关系改变。

(三)诊断

X 线检查是必要的，肘关节正侧位片可用以证实脱位及发现合并骨折。

(四)治疗

1.闭合复位

诊断明确并对神经血管系统进行仔细评价后，应及时行闭合复位。一般均能通过闭合方法完成复位。如受伤时间不长，可不用麻醉，如需要关节腔内注射局麻药，应注意无菌操作，避免感染。助手配合沿畸形关节方向对前臂和上臂作牵引和反牵引，医师从肘后用双手握住肘关节，以指推压尺骨鹰嘴向前下，同时矫正侧方移位，助手在复位过程中维持牵引并逐渐屈肘，出现弹跳感表示复位成功。此时，关节可恢复无阻力被动伸屈活动。然后用长臂石膏夹板固定肘关节于功能位，3 周后去除固定。在此期间，要求患者主动渐进活动关节，避免超限和暴力牵拉关节。长期制动会引起活动度的进行性丧失且并不能增加稳定性。

2.切开复位

急性脱位很少需要切开复位，若内上髁骨折块嵌顿在关节间隙内，或合并有神经血管损伤的新鲜脱位，闭合复位不成功可行切开复位。一般不需要行韧带修补。术后用石膏托将患者肘关节固定于屈曲 90°。3～4 周后去除外固定，指导患者逐渐练习肘关节活动。

二、未获得复位的肘关节后脱位

未获得复位的肘关节后脱位指新鲜脱位未经及时治疗而延误 3 周以上，又称陈旧性脱位、漏诊的脱位等。

（一）病因、病机

关节脱位后，关节软骨即失去关节液的营养而逐渐退变及剥脱。在脱位的间隙内渐渐充满肉芽及瘢痕组织，关节囊及侧副韧带与周围组织粘连。

（二）治疗

治疗原则为尽量争取恢复比较满意的关节功能，将肘关节由非功能位改变到功能位，增加活动范围，稳定关节，创造有利于肌力发挥的条件。

1.闭合复位

伤后 3 周左右，软组织挛缩不甚严重，关节周围及其间隙内尚未充满肉芽及瘢痕，此时可试行闭合复位。

2.切开复位

要获得关节的复位，必须对关节周围的软组织进行松解，但一旦完成了广泛的松解剥离，又将发生不稳定，容易再发生向后脱位，需进行临时固定。另外，仍保持脱位的患者，若肱三头肌腱发生了功能性挛缩，会使得复位和复位后的屈肘变得困难。术后可用铰链式外固定架来维持复位，8 周后去除，优点是在维持复位的同时可进行肘关节主动或被动功能练习。

3.关节切除或成形术

由于脱位时间长，关节僵直在非功能位并且有明显临床症状，同时关节软骨已发生变性及剥脱，不可能再行切开复位，而患者又要求有活动的肘关节，因此可行关节切除或关节成形术。术后活动范围可能有明显改善，但稳定性较差。

三、肘关节前脱位

肘关节前脱位非常少见。

(一)病因、病机

肘关节前脱位常因跌伤后处于屈肘位，暴力直接作用于前臂后方所致；或跌倒后手掌撑地，前臂固定，身体沿上肢纵轴旋转，首先产生肘侧方脱位，外力继续作用则可导致尺桡骨完全移位至肘前方。由于引起脱位的暴力较强烈，故软组织损伤较重，关节囊及侧副韧带多完全损伤，合并神经血管损伤的机会也增多，肘部后方收到打击，常合并鹰嘴骨折。

(二)临床表现

肘关节前脱位可合并肱动脉损伤，应仔细评估血管神经功能。复位前，肢体短缩，前臂固定在旋后位，肱骨远端明显向后突出，肱二头肌腱将皮肤向前顶起绷紧。

(三)治疗

基本的复位手法是反受伤机制，对前臂轻柔牵引以放松肌肉挛缩，然后对前臂施加向后、向下的压力，并同时轻柔地向前挤压肱骨远端，即可完成复位。复位后亦应仔细检查神经血管功能。肱三头肌止点可发生撕脱或剥离，应注意检查主动伸肘功能。复位后应屈肘稍＜90°固定，具体角度可根据局部肿胀和三头肌是否受损决定。若合并鹰嘴骨折，则需要切开复位内固定。

第五节　髋关节脱位

髋关节作为一种典型的杵臼关节，是由髋臼与股骨头两者紧密匹配而构成的，髋臼横韧带横架于髋臼切迹之上，二者围成一孔，其中有神经、血管等通过。髋关节关节囊厚而坚韧，上端附于髋臼的周缘和髋臼横韧带上，下端止于转子间线与转子间嵴的内侧。同时髋关节周围又有坚固的肌群支持，故而需要有强大的暴力才会引起髋关节脱位。按股骨头与髋臼脱位后的位置可分为前、后和中心脱位，其中以后脱位最为常见。

一、髋关节后脱位

髋关节后脱位作为最常见的脱位方式，占全部髋关节脱位的85.0%～90.0%。

(一)病因、病机

该类脱位大多数发生于交通事故。事故发生时,患者的体位处于屈膝屈髋位,而股骨则有轻度的内旋,当膝部受到股骨长轴方向的暴力时,股骨头即从髋关节囊的后下部薄弱区脱出,造成髋关节后脱位。按有无合并骨折可以分成以下5型:①无骨折或只有小片骨折的单纯性髋关节后脱位。②髋臼后缘有单块大骨折片。③髋臼后缘有粉碎性骨折。④髋臼缘、髋臼壁存在骨折。⑤合并股骨头骨折。

(二)临床表现

患者通常有明确的高能量外伤史。例如车祸或高处坠落。髋关节活动明显受限甚至不能活动,局部疼痛明显。患肢缩短,呈屈曲、内收、内旋畸形。患者臀部可触及到脱出的股骨头,患肢大转子上移(图7-5)。

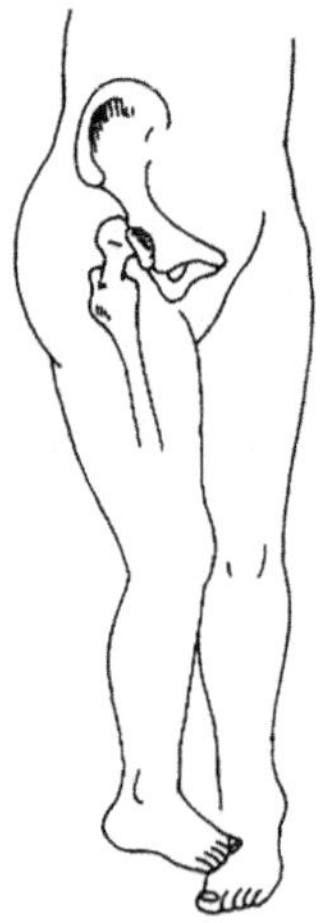

图7-5 髋关节后脱位典型畸形

(三)诊断

X线检查可了解脱位情况及有无骨折,必要时可行CT检查明确骨折移位情况。部分患者合并坐骨神经损伤,但其中大部分为挫伤,8~12周后症状会自行缓解。但也有一部分患者,因脱出的股骨头或骨折块持续压迫坐骨神经得不到缓解,继而出现不可逆病理变化。

(四)治疗

1.第1型的治疗

(1)复位:任何脱位在复位时均需要肌肉松弛,如患者因疼痛肌肉紧张,便需要在全身麻醉或椎管内麻醉下进行手法复位。尽早复位意义重大，特别是在脱位最初的 24～48 小时，是复位的黄金时期。而在临床上，提倡尽可能在 24 小时内完成复位，48～72 小时后再行复位十分困难，且关节功能减退等并发症亦会加重。常用的复位方法为提拉法(Allis 复位法)。患者仰卧于地上，助手蹲下按住髂嵴固定骨盆。医师面对患者站立，先使髋关节及膝关节各屈曲至 90°，医师双手握住患者的腘窝作持续牵引，如患者下肢强壮，医师也可以在前臂的上段套住腘窝作牵引，待肌肉松弛后略作外旋，便可以使股骨头还纳(图 7-6)。当明显感到弹跳与响声时，提示复位成功。复位后患者髋关节畸形消失，关节活动及双下肢长度恢复。本法简便、安全，临床上最为常用。

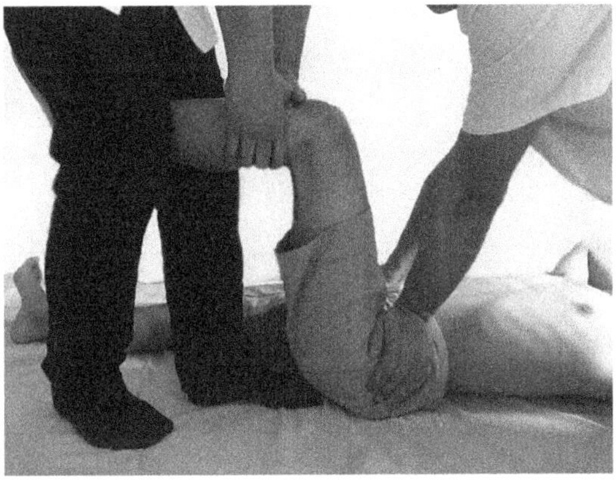

图 7-6 髋关节后脱位 Allis 复位法

(2)固定、功能锻炼：髋关节复位后需要用绷带将双踝暂时捆在一起，固定患肢，髋关节伸直位下将患者移至床上，患肢作皮肤牵引或穿丁字鞋 2～3 周，无需作石膏固定。指导患者卧床期间作股四头肌收缩动作。2～3 周后开始活动关节。4 周后扶双拐下地活动。3 个月后可完全负重。

2.第 2～5 型的治疗

对于复杂性后脱位患者，目前在治疗方面还有争论，但考虑到合并有关节内骨折，日后产生创伤性骨关节炎的机会明显增多，因此主张早期切开复位与内固定。

二、髋关节前脱位

(一)病因、病机

髋关节前脱位较为少见，引起髋关节前脱位主要有两种暴力。一是当交通事故发生时，患者髋关节外展，膝关节处于屈曲位，并顶于前排椅背上，急刹车时膝部受力，股骨头即从髋关节囊前方内下部分薄弱区穿破脱出。二是高空坠落伤，股骨外展、外旋下受到直接暴力。前脱位可分成闭孔下、髂骨下与耻骨下脱位。

(二)临床表现

患者有高能量外伤史。患肢呈外展、外旋和屈曲畸形，根据典型的畸形表现，不难区分前脱位(图 7-7)和后脱位。

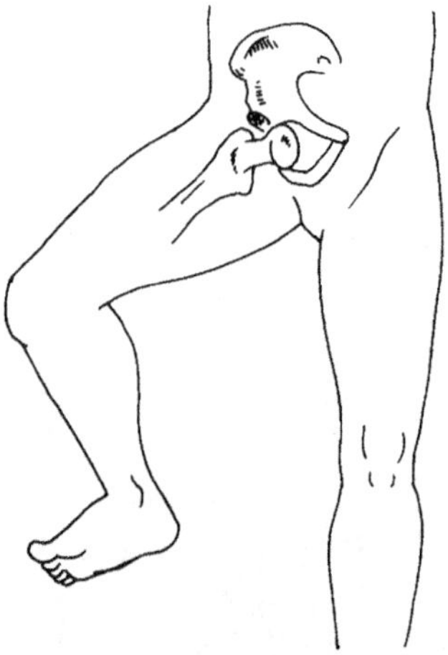

图 7-7　髋关节前脱位典型畸形

(三)诊断

腹股沟处可触及股骨头。X 线检查可以辅助明确诊断。

(四)治疗

在全身麻醉或椎管内麻醉下行手法复位。以 Allis 复位法最为常用。患者仰卧于手术台上，医师握住患者患肢腘窝部位，使髋轻度屈曲并外展，沿着股骨的纵轴给予持续牵引；助手立在对侧以双手按住大腿上 1/3 的内侧面与腹股沟处施加压力。医师在牵引下内收及内旋患者股骨，进而完成复位(图 7-8)。若不成功还可以再试一次，二次未成功需考虑切开复位。手法复位不成功往往提示前方关节囊有缺损或有卡压，多次暴力复位易引起股骨头骨折。固定和功能锻炼方式均同髋关节后脱位。

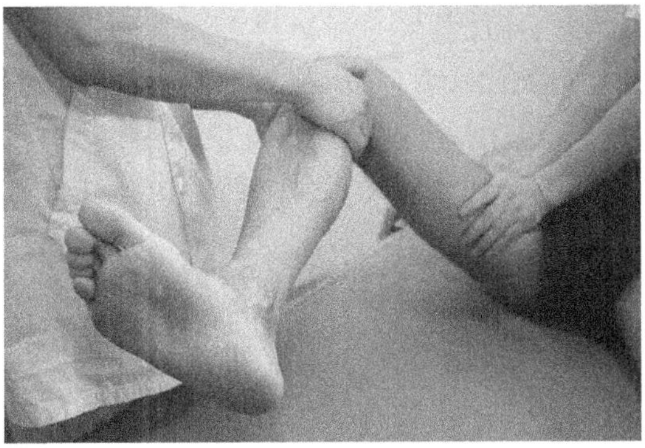

图 7-8 髋关节前脱位 Allis 复位法

三、髋关节中心脱位

(一)病因、病机

髋关节中心脱位伴有髋臼骨折。多数是来自侧方的暴力,直接撞击在股骨大粗隆位置,使股骨头水平向内移动,穿过髋臼内侧壁进入盆腔。如果下肢处于内收位,则股骨头向后上方移动,产生髋臼后壁骨折。如下肢处于轻度外展与外旋位,则股骨头向上方移动,产生髋臼爆破型粉碎性骨折,此时髋臼的各个位置都有破坏。第 1 型单纯髋臼内侧壁骨折(耻骨部分),股骨头脱出于骨盆腔内可轻可重。第 2 型后壁有骨折(坐骨部分),股骨头向后方脱出可有可无。第 3 型髋臼顶部有骨折(髂骨部分)。第 4 型爆破型骨折,髋臼全部受累。

(二)临床表现

由于患者存在高能量暴力外伤史,因此后腹膜间隙内出血甚多,甚至存在失血性休克。并伴随髌部肿胀、疼痛、活动障碍;大腿上段外侧方往往有大血肿;肢体缩短情况取决于股骨头相对髋臼脱出的程度。一部分患者合并有腹部内脏损伤。

(三)诊断

X 线检查可以了解伤情,CT 检查可以对髋臼骨折程度进行诊断。

(四)治疗

由于髋关节中心性脱位多合并低血容量性休克及腹部内脏损伤,因此必须及时处理。第 1 型中股骨头轻度内移者,可不必复位,短期皮肤牵引即可。较明显的股骨头内移,需用股骨髁上骨牵引,但常难奏效,最好作大转子侧方牵引(图 7-9)。一般牵引 4～6 周,床旁摄片核实复位情况,12 周后方能负重。髋臼骨折复位不良者、股骨头不能复位者、合并有股骨骨折者都需要切开复位，用螺丝钉或特殊钢板作内固定。第 2～3 型脱位者，髋臼损毁明显，治疗比较困难。一般主张作切开复位内固定。第 4 型脱位者，髋臼损毁严重往往会发生创伤性骨关节炎，必要时可施行关节融合术或全髋置换术。

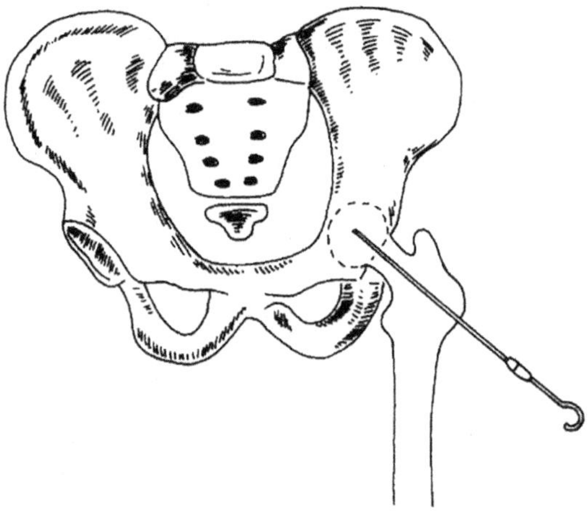

图 7-9 髋关节中心脱位螺钉钻入侧方牵引复位法

第六节 类风湿关节炎

类风湿关节炎是一种病因未明，以关节炎症为主的慢性反复发作的全身性疾病，早期有游走性关节疼痛、肿胀和功能障碍，晚期则表现为关节僵硬和畸形，功能丧失，导致残废。病变主要在关节滑膜，其次为浆膜、心、肺及眼、皮肤、血管、肾等组织器官。

各国的临床资料表明，类风湿关节炎以女性多见，女性患者是男性患者的 2～3 倍。也有报道称，男女性别似无差别，但国内报道 50 岁以上发病者仍以女性居多，约占 75.0%。类风湿关节炎可见于任何年龄的人，最小的发病年龄见于 6 周的婴儿，最大的发病年龄为 70 岁。发病率一般随着年龄的增长而增长，但发病的高峰年龄在 20～40 岁，而女性患者则在 40～60 岁。16 岁以前发病的类风湿关节炎和成年发病的类风湿关节炎，在起病方式和临床表现上有所不同，故前者称为幼年类风湿关节炎。类风湿关节炎发病可能与遗传因素有关。类风湿关节炎患者家庭中类风湿关节炎的发病率比健康人群家庭中高2～10倍。近亲中类风湿因子阳性率也比健康人群高2～3倍。类风湿关节炎患者所生的单卵双胎或双卵双胎易患类风湿关节炎事实，说明了遗传因子的作用。

类风湿关节炎在临床证候、预后上不同于一般的痹证，历代文献中称为“历节病”“白虎历节”“痛风”“顽痹”等。在病因、病机上，医家多强调内因及其导致的病理变化，即正气不足是发病的根本，邪气入侵是发病的重要条件，而本虚标实是病机特点。

一、病因、病机

类风湿关节炎的病因目前尚无定论，一般认为类风湿关节炎的发病原因与感染、遗传、内分泌异常等有关。

(一)病因

1.感染因素

(1)细菌感染：50.0%～80.0%的类风湿关节炎患者是在反复链球菌感染之后2～4周开始发病，A组链球菌长期存在于体内成为持续的抗原，刺激机体产生抗体，发生免疫病理损伤而致病。支原体所制造的关节炎动物模型与人的类风湿关节炎相似，但不产生人的类风湿关节炎所特有的类风湿因子。此外，比较常见的细菌感染还有产气荚膜杆菌、类白喉杆菌及猪红斑丹毒丝菌感染。但细菌与类风湿关节炎的起病有关这一说法还缺乏直接证据。

(2)病毒感染：有学者于1978年首次报道，类风湿关节炎患者血清内含有抗EB病毒EBNA(EB病毒核抗原)-1抗体，并推测EB病毒在本病的发病过程中可能发挥某种作用。此后，有人测定类风湿关节炎患者血清和滑液中EB病毒EBNA、VCA(壳抗原)和EA(早期抗原)的IgG抗体滴度，提示EBV-VCA-IgG抗体的平均滴度和阳性率均高于对照组，且与血清和滑液中IgG的浓度呈正相关；在对类风湿关节炎患者和正常人血清内抗EB病毒IgG/VCA和IgG/EA抗体的比较中，高滴度抗体阳性率差别比较明显；同时还观察到类风湿关节炎血清中类风湿因子阳性组的EBV-VCA-IgG抗体明显高于类风湿因子阴性组，推测B细胞被EBV激活后，不仅产生IgG，还产生针对自身IgG有高度亲和力的自身抗体类风湿因子，而抗原抗体结合形成大量免疫复合物，提示EB病毒感染可能与类风湿关节炎发病有关。

2.遗传因素

类风湿关节炎患者家族中该病的发病率比健康人群高2～10倍；类风湿关

节炎患者的单卵孪生或双卵孪生胎也易患此病，这都说明了本病遗传因素的作用。特别是对人类组织相容性抗原复合物Ⅱ类基因产物（HLA-DR、DQ、DP）的研究，发现许多疾病包括类风湿关节炎的易感性，似乎均由这些免疫应答基因所决定。目前一致认为类风湿关节炎的易感性与 HLA-DR4 关系密切。用分子生物学方法发现 DR4 共有 6 个亚型：DW4、DW10、DW13、DW14、DW15 和 DWKT2。其中 DW4、DW14、DW15、DWKT2 与类风湿关节炎发病相关。患者中 70.0%HLA-DW4 阳性患者具有该位点的易感性。类风湿关节炎不属于单基因显性遗传或隐性遗传，其遗传方式符合多基因遗传，且本病的遗传度为 63.2%。

3.内分泌异常

(1)性激素：类风湿关节炎发病率男女之比为 1∶(2～4)，围绝经期达高峰，妊娠期病情轻，服避孕药的女性发病减少。动物模型显示 LEW/n 雌鼠对关节炎的敏感性高，雄性发病率低，雄鼠经阉割或用 β-雌二醇处理后，其发生关节炎的情况与雌鼠一样，说明性激素对类风湿关节炎的发病中有一定影响。

(2)肾上腺皮质激素：类风湿关节炎肾上腺皮质激素水平减低，高峰分泌时间明显延迟，患者对 17-羟皮质醇的需要量成倍增加。正常人皮质醇分泌在早上 7:00～8:00，而类风湿关节炎患者则会推迟在 8:00 后。

(3)甲状腺素：类风湿关节炎患者常伴有甲状腺功能低下或亢进，甲状腺素分泌减少。

(二)病机

类风湿关节炎的发病机制虽未完全明确，但近年来许多学者认为类风湿关节炎是一种自身免疫病，免疫发病机制已逐渐被接受。类风湿关节炎的主要病变发生在关节滑膜，可以认为类风湿滑膜炎是原发病变，而滑液、软骨、软骨下骨质、关节囊、韧带和肌腱的病变是继发的，是类风湿肉芽由关节内向关节周围不断蔓延腐蚀的结果。目前认为类风湿滑膜炎的根本改变为急性渗出和慢性炎症。急性渗出性病变在于滑膜衬里的微循环病变，使大量的血浆和细胞成分渗入关节腔；慢性炎症的病变则主要发生于滑膜下，其特征为单个核细胞浸润。典型的类风湿关节炎两种病变均存在，且彼此相互影响。除以上常见病变外，在重型患者中，也常出现关节以外的病理改变，如血管炎、皮下结节、心、肺和眼部病变等。

二、临床表现

类风湿关节炎是一种以多关节炎为主要表现的慢性全身性疾病。大多数患者起病缓慢，由于病程不同，累及的关节和严重程度也不同，临床表现差异很大。

(一)发病类型

1.隐袭型

隐袭型约占75.0%。首发症状常在关节，表现为关节晨僵、肿痛，以近端指间关节尤其中指指间关节最为多见，上肢比下肢常见，多呈对称性，持续数周，可有间歇性、游走性表现，常伴低热、疲乏、无力、周身不适、食欲不振和体重下降等。

2.急性发作型

急性发作型占8.0%～15.0%。关节症状和全身症状均比较严重。由于滑膜和关节周围组织受累，关节肿胀，而引起严重疼痛。患者常需卧床，不敢活动，持续1～2个月，一般不发热，多需适当治疗才能缓解。

3.间歇发作型

间歇发作型占15.0%～20.0%。关节肿胀，疼痛呈周期性反复发作，每次发作持续数天至数周，自行消退，间歇数天、数周后又频繁发作。任何关节均可被侵犯，但以指、趾、踝、膝关节多见。多数可自行终止发作，预后良好，一般不致关节破坏，不留后遗症。

4.成人Still病型

成人Still病型占3.0%～5.0%。此型国内比国外常见，原称“亚急性变态反应性败血症”，由于全身多系统损害明显，故又称“全身症状型”。临床表现为不明原因的突然高热，达40 ℃以上，可呈弛张热、间歇热、稽留热等热型，热程可持续数周或数月不等，伴有躯干、四肢出现直径2～5 mm的淡红色斑丘疹，不痒不痛，随热退而消失。多数患者肝大、脾大，白细胞计数增高，有核左移现象，亦可呈类白血病反应，嗜酸性粒细胞计数增多，红细胞沉降率(简称“血沉”)增快，类风湿因子阴性。关节症状开始不突出，一般只有少数关节受累，多为膝、踝、腕等大关节，部分患者只有关节疼痛而无肿胀，可随热退而减轻。多数在发热数周、数月甚至数年后出现典型类风湿关节炎。此型患者可出现周期性发作与缓解交替进行。

5.非典型发作型

早期类风湿关节炎症状极不典型，往往先有长期低热，并有疲乏、易累、倦怠，无固定的关节、肢体酸痛等症状，持续数月至数年之后，出现典型的类风湿关节炎症状，可先有1～2个指关节或跖趾关节肿痛，然后再逐渐波及多关节。

(二)症状

类风湿关节炎病变可侵犯人体全身187个关节中的任何一个关节，尤其活动度大、内部稳定性小的关节更易发生滑膜炎。各关节受累的频率依次为近端指间关节、掌指关节、腕、肘、肩、踝、髋关节等。而中指近端指间关节被认为是最常侵犯的关节。具体症状如下。

1.晨僵

晨僵是类风湿关节炎患者重要的症状之一，也是临床诊断的重要依据之一。它是指早晨或睡醒之后，出现关节发紧、僵硬、活动不灵或受限，轻者起床活动或保暖后，即可缓解或消失，其持续时间长短，被视为衡量病变活动程度的标准之一。一般将晨僵分为3度。①轻度：有1～3个关节晨起或睡醒活动15～60分钟后缓解或消失。②中度：有4个以上关节晨起或睡醒活动数小时后缓解或消失。③重度：有7个以上多关节严重晨僵，活动往往难以完全缓解，必须借助非甾体抗炎药缓解。晨僵现象表明病变在活动期，是类风湿滑膜炎的早期阶段。这种晨僵应与老年人或正常成人的生理性轻度晨僵相区别，后者一般持续时间<15分钟，而且程度较轻，易于缓解。

类风湿关节炎患者晨僵常为非常突出的临床表现，致使轻度的关节肿胀被患者及医师所忽视。出现晨僵的原因可能是由于患者在睡眠或活动减少时，水肿液蓄积在炎性组织中的缘故。随着肌肉的收缩，水肿液被淋巴管和小静脉所吸收，晨僵也随之缓解。当类风湿关节炎病情缓解时，晨僵的持续时间缩短，程度减轻。因此，晨僵是反映全身炎症严重程度的一个很好的指标。开始为一个或两个关节僵硬，运动时疼痛，但关节外观无异常，以后则逐渐肿胀。急性发病者可有多个关节同时肿胀，自发性疼痛，呈游走性，以后可发展成对称性多关节炎。多数患者关节受累为对称性多关节炎，表现有红、肿、热、痛及功能障碍，关节受累常以四肢远端小关节开始，以后再累及其他关节。晨间关节僵硬，午后逐渐减轻，为本病重要特征之一，晨僵时间越长，其病情越严重。

2.疼痛

关节疼痛程度常与关节肿胀轻重相关，肿胀越明显，疼痛越重。这种疼痛，不仅由于滑膜炎引起，而且与关节周围组织的炎症有关。其特点是静止休息下不痛或减轻，刚活动时疼痛加剧，活动之后减轻，表明关节炎症比较轻。另一种自发性疼痛为静止状态下疼痛，活动后更痛，表明关节炎症严重，病变处于急性进展期，关节功能严重受限，一般均需应用止痛剂才能缓解。

3.游走性与对称性表现

晨僵与疼痛，经常是此起彼伏、此重彼轻。病变早期游走间隔时间比较短，一旦关节肿胀后，游走间隔可延至1个月以上，此后往往多个关节相继肿胀或疼痛，多呈对称性。

（三）关节体征

1.关节肿胀

关节肿胀最易见于四肢小关节，尤其手指近端指间关节，多呈梭形肿胀膨大，而肩、髋等大关节多不明显。肿胀主要由于滑膜炎引起滑膜增厚和滑液渗出，使关节腔积液所致。滑膜增厚的关节仔细触诊，可有"面团"感。关节积液时可有波动感，尤以膝关节明显，膝眼消失，有浮髌现象。肿胀关节多数持续数月以上。受累关节表面皮肤温度常升高，这是进展性滑膜炎的标志。但一般不出现局部皮肤发红表现，保持皮肤原色，少数红肿也不如风湿性关节炎那么明显。

2.触痛

关节触痛的轻重虽与病变程度有关，但个体差异性很大。这种触痛，不仅与滑膜炎有关系，而且与滑囊炎、肌腱炎均有关系。

3.活动受限

受限程度与肿胀、疼痛、关节及其周围结构损坏程度相关。早期的活动受限主要是由于肿胀、疼痛引起，但被动活动受限不明显。一旦滑膜炎消失或关节腔积液抽除，主动活动度即可明显改善。晚期活动受限，主要是由于关节骨质破坏、纤维粘连或关节半脱位、增生骨赘等引起，此时不仅主动活动障碍，而且被动活动同样有严重障碍，最终会导致功能丧失。

4.摩擦音

病变关节主动活动或被动检查时，常可听到或摸到细小的捻发音或摩擦感，特别以膝、肘关节最为明显。这种现象是由于滑膜炎损坏软骨，引起不平滑的关节面摩擦所致。有时可出现弹响声或嘎嗒声，以膝、髋关节最明显，提示有关节半脱位，肌腱和（或）韧带排列紊乱。

（四）全身表现

类风湿关节炎关节外表现较为常见，而且形式多样。一般类风湿关节炎的关节病变只能致残，罕有致死，但关节外表现或其并发症有致死的可能。因此，认识类风湿关节炎的关节外表现，对诊断治疗及改善预后有重要意义。

三、诊断

类风湿关节炎是一慢性炎症性疾病，主要累及滑膜组织。该病没有独特的生化、免疫或组织学方面的异常作为确诊的依据。其诊断主要是依靠其特征性的临床表现。其他类型的慢性关节炎有时可酷似类风湿关节炎。而类风湿关节炎本身，尤其是在疾病早期也可不典型。因此需结合临床表现、实验室检查和影像学检查结果，加以综合分析，才能做出正确诊断。具体诊断标准如下。

(1)晨僵。

(2)至少一个关节活动时疼痛或有压痛。

(3)至少一个关节肿胀，软组织肥厚或积液而非骨质增生。

(4)至少另一个关节肿胀，两个关节受累所间隔的时间应不超过3个月。

(5)对称性关节肿胀，同时侵犯机体两侧的同一个关节，如果侵犯近侧指间关节、掌指关节或趾关节时不需要完全对称，远侧指间关节的累及不能满足此项标准。

(6)骨隆起部或关节附近伸侧的皮下结节。

(7)标准的X线表现(除骨质增生外，必须有受累关节附近的骨质疏松存在)。

(8)类风湿因子阳性。

(9)滑膜液中黏蛋白凝固不佳。

(10)具有下述滑膜病理学改变中的3个或更多：明显的绒毛增生；表层滑膜细胞增生及呈栅栏状；明显的慢性炎细胞(主要为淋巴细胞和浆细胞浸润及形成淋巴结的趋势)；表层或间质内致密的纤维素沉积；灶性坏死。

(11)皮下结节中的组织学改变应显示中心区细胞坏死灶，围绕着栅栏状增生的巨噬细胞及最外层的慢性炎症细胞浸润。

四、治疗

(一)西医治疗

类风湿关节炎首先是一种关节炎，可累及人体全身187个滑液关节的任何一个，包括构成关节的滑膜、软骨、骨与肌腱、韧带、滑囊、肌膜都可被侵犯。常见的受累发病的关节为指、趾、跖、踝、腕、肘、膝、髋、颞颌、胸肋、颈和肩关节。初发关节以手指关节最为常见，其次为腕、膝、踝、趾等关节，每个患者受累的关节数目不等，少则仅1～3个关节，多则可达30～40个关节。

类风湿关节炎同时又是一种全身性疾病，许多关节外的器官或组织均可出现病变。当血管发炎时可引起下肢慢性溃疡，指甲下片样出血，血栓性静脉炎(多见静脉呈索状凸起，变硬，按压疼痛)，肠及脑部血管炎可分别并发肠穿孔、脑血管意外。超声检查发现有1/3的类风湿关节炎患者存在心包炎。类风湿关节炎侵犯肺脏时会发生胸膜炎、胸腔积液、肺内结节、纤维性肺泡炎，并引起顽固咳嗽、呼吸困难等症状。类风湿关节炎影响眼睛时主要表现为巩膜炎。一旦波及神经系统则会出现头痛、耳鸣、眩晕等症状。因此对于任何一个关节症状的出现都应该从全身性疾病的立场出发，给予相应的全方位治疗。

1.运动治疗

有学者认为，休息可使炎症缓解，运动则使炎症加剧。事实上，急性发作时休息固然重要，但长期制动休息反而会招致关节挛缩、肌肉萎软、骨质疏松和脆性增加等危险。由于类风湿关节炎病程较长，大部分处于慢性阶段，因此重视运动锻炼更有重要意义。

目前风湿病专家都明确指出，积极地维持关节的可动性，增强四肢肌力的运动疗法确有必要。不过，过度的运动会带来相反的后果。因此，如何使休息和运动很好地协调配合，显得十分重要。一般认为，以下重要原则必须遵循：①尽量在类风湿关节炎的早期即进行运动训练。②运动后以次日不感觉疲劳为标准。

类风湿关节炎的运动疗法大致要分为 4 种，即关节可动范围运动、伸张运动、增强肌力运动和日常生活动作及步行运动。这些方法要根据每个患者的功能障碍、全身状态、各个关节炎症情况适当选择。如在炎症急性期，宜选择以维持现状为目的的关节可动范围训练和肌力强化运动；慢性期则选择能改善各个关节功能和恢复肌力的各种运动方法。具体运动方式如下。

(1)关节可动范围运动：该方式目的在于改善关节可动性和防止功能障碍。炎症会使患者的关节囊、滑膜、韧带、周围肌肉、肌膜受到损伤或破坏；与此同时，这些受损的组织又在不断地再生和修复，而此种修复是按照关节活动状况进行的，如果关节处于长期不动状态，那么，修复后的关节便会出现僵直、粘连。这就是进行运动疗法(尤其是关节可动范围训练)的重要原因。训练之前，应先进行预备运动，继而逐渐地增加关节的可动范围，时间上宜避开关节僵硬的早晨。训练前如作一些温热疗法、按摩，则效果更佳。运动的方式便是日常关节应该活动的范围，如伸臂、屈肘、抬脚、弯腰、握拳、活动腕部及手指等，每天至少 1 次，每次要活动到关节的最大功能范围，以稍微超过关节活动范围感到轻微疼痛为限。次日要看关节炎病情是否加重，如热感、疼痛有无加剧，关节有无肿胀，以此调节训练的次数和强度。总体来说，从事该项锻炼时要注意 3 个原则：①逐渐牵拉，不要用暴力或急促的动作。②在局部关节保温的前提下进行。③不能过度运动，包括每天运动次数及每次的运动量。

(2)伸张运动：类风湿关节炎的关节畸形多表现为屈曲，为防止肢体的屈曲挛缩，应使关节朝伸直方向伸展。伸张运动大致可分为被动、协助和主动 3 种。

被动运动指病变关节无法自行活动，需要完全依靠他人或其他一侧肢体帮助完成的动作；协助运动则介于主动和被动运动之间。一般原则是，挛缩显著时以被动、协助伸张运动为主，轻度则主张主动伸张运动。

(3)增强肌力运动：据研究，类风湿关节炎患者肌力为同龄健康人的60.0%左右。由于肌肉萎缩软弱，肌力减退，对关节的缓冲作用减弱，因此关节经常处于不稳定状态，这就更加重了关节的损伤破坏。下肢关节，尤其髋、膝关节，因为要承受巨大负荷，骨关节更易受损，所以下肢肌力的强化训练更为重要。增强肌力的运动有两种，即等长运动和等伸运动。等长运动是将关节保持在一定位置不动而达到肌肉运动的方法。如仰卧，一侧下肢伸直上抬10°等。此法优点是不加重关节炎，肌肉收缩力相应增强，并能提高肌肉收缩的耐久性。同时在能避免疼痛的肢体位置进行锻炼，可最大限度地发挥肌力。对两个膝关节起主要稳定作用的是股四头肌。强化肌力的方法有股四头肌定位练习和下肢抬高训练。无论哪一种动作，都要保持用力状态约5秒钟，然后休息。每次运动反复10～20次，每天进行数次。定位练习指的是患者在下肢不移动的情况下，用力收缩股四头肌，即有意识地收紧膝盖上的肌肉。下肢抬高训练指的是患者在仰卧姿势下，轮流抬高左右下肢，要强调的是，下肢抬高约10°即可，超过10°并不能得到预期的效果。此外，如股四头肌肌力经锻炼后已得到增强，可以在踝部加上1～2 kg重物，使之上抬更需用力，使肌力得到进一步增强。对稳定髋关节有重要作用的肌肉是臀大肌和臀中肌。其强化方法为侧卧，位于上方的下肢向上抬，肌紧张持续时间不得少于5秒钟，每次重复20下，每天锻炼3～4次。等伸运动是活动关节来进行肌肉锻炼的方法。本法利用重物增加肢体负荷，再通过活动关节进行肌力强化。如手握哑铃，在桌面上作屈肘运动等，以锻炼肱三头肌。

(4)日常生活动作及步行运动：该法简单，不用学习，只需患者尽量从事力所能及的日常活动即可。步行训练是根据患者的步行能力，按起立、双杠内步行、步行器步行、“T”字杖步行、手杖步行和徒手步行的顺序进行。对类风湿关节炎患者来说，步行不仅能保持肌力，恢复关节功能，而且对神经、心血管、消化等系统也极有帮助。

2.药物治疗

由于类风湿关节炎的病因与发病机制尚未完全明了，治疗药物和方法虽多种多样，但至今仍无一定针对性或特殊疗法，在某种程度上可以说还在探索阶段。目前类风湿关节炎治疗的药物主要包括一线药物、二线药物等。若运用得当，大部分患者还是能够获得长期缓解、控制以至治愈的。

(1)一线药物：一线药物包括水杨酸类药物和其他的非甾体抗炎药。这些药物主要是通过抑制前列腺素的产生而起到消炎止痛的作用，起效较快，一般用较小剂量即可退热止痛，较大剂量则有抗炎作用。一线药物的不良反应相似，以胃肠道症状为突出表现，而对类风湿关节炎的免疫病理机制并无影响，对于病情进展没有作用。但水杨酸类药物和非甾体抗炎药可以有效地控制炎症，特别是使用改变病情药(disease modifying anti-rheumatic drugs，DMARDs)尚未起效时，加用水杨酸类药物，有利于患者的关节功能和生活质量得到较快的改善。水杨酸类药物的毒副作用比糖皮质激素或非甾体抗炎药小，无成瘾依赖性，故而临床上仍然广泛应用，并成为类风湿关节炎患者治疗的首选药物。服用该类药物时特别要着重观察胃肠道不良反应，采取预防措施，如在服药期间，细心观察，一旦发现不良反应，立即处理；可在用药同时，加服雷尼替丁和奥美拉唑等；应用新型的非甾体抗炎药包括各种乳胶剂、涂剂、搽剂等外用制剂，可以减少不良反应；对已发生胃肠道溃疡和出血者，应立即停药并进行积极治疗。

(2)二线药物：二线药物包括改变病情药和细胞毒药物。前者包括抗疟药、金制剂、青霉胺、柳氮磺吡啶和雷公藤等；后者有氨甲蝶呤、环孢素 A、硫唑嘌呤等。应用这类药物至出现临床疗效之间所需的时间较长。各药的药理作用尚不完全清楚，一般认为可能会影响患者的异常免疫功能，改变其病情的进展。临床观察也表明这类药物可以改善患者的症状、体征和血沉。在患者尚未发生骨侵蚀或关节破坏时，及早使用本组药物可以控制骨病变的加重，因此主张患病早期使用这类药物治疗。

3.手术治疗

对于手术治疗类风湿关节炎的价值曾有过许多争论。近年来，由于手术方法的改进和治疗效果的提高，手术治疗也逐渐为更多的医师和患者所接受。一般地说，对于早、中期的关节病变，因病变尚属可逆，应尽量采用中、西药物和其他支持疗法。如果药物(包括关节内注射)治疗无效，就可采用滑膜切除一类的手术，以阻断关节病变的恶性循环。对于晚期和末期的关节病变，药物及其综合支持疗法已无能为力，对此，手术治疗尚可矫正畸形、改进或重建关节功能，使患者工作和自理生活的能力有所增加。

(1)滑膜切除术：近年来免疫病理学的发展，证实了类风湿关节炎的病理学改变首先是从滑膜发炎开始的，因而滑膜切除术又逐渐被使用和改进，取得了能够终止滑膜免疫过程和炎症发展，以及免除骨破坏、改善关节功能的肯定效果。虽然过去一定时间后，滑膜还可再生，滑膜炎也可能再发，但比原来要轻得多。

该手术方法的适应证：①患者的一般情况较好，无发热、贫血和心、肺、肾功能障碍。病情比较稳定。②关节病变不太广泛，局限于四肢少数关节。③关节病变在1年以上，虽经充分的中、西药物治疗关节肿胀和疼痛仍比较严重，但尚无明显的骨质破坏和关节畸形，关节病变尚在早期。④关节肿胀主要因滑膜肥厚，而非因关节积液，关节肿胀持续不消。

需要注意的是，一般不应在类风湿关节炎活动期手术，必须在药物控制下，周身和局部情况稳定时手术，但也不应太晚，如待骨质破坏明显、关节功能丧失过多才手术。手术时要尽可能多切除滑膜组织，切除或刮除关节骨面上的血管翳，少损伤韧带或骨组织，以免术后关节不稳，影响早期功能锻炼。软骨和骨明显破坏者，切除滑膜的同时，进行关节清理术，刮除糜烂的软骨和骨组织，凿除增生的骨刺和骨嵴，切除半月板和髌骨，作髌骨成形术。关节面严重破坏者，可酌情做人工关节置换或关节融合术。手术后宜早期活动，理疗或功能锻炼，以利关节功能的恢复。

(2)关节清理术：关节清理术是在滑膜切除术的基础上，进一步切除影响关节活动的增生骨质，整修因破坏而变得凹凸不平的关节面。因此，关节清理术适用于那些病期长久、软骨已破坏的中期关节。该手术方法适应证：①患者一般情况较好，病变比较稳定，无发热、贫血及心、肺、肝、肾功能障碍。②病变局限于四肢少数关节，病变不广泛。③受累关节肿胀与疼痛比较严重。④虽经非手术充分治疗，病变仍持续发展，关节病变已达中期。

虽然四肢各关节符合上述条件者都可做关节清理术，但在临床上做得多的首先是髋关节，其次是膝关节和肘关节。关节清理术的术后关节功能，虽然不如滑膜切除术那样好，但是如果患者选择得当(如关节的破坏不是很严重的患者)，手术后关节功能的恢复还是较为满意的。

(3)人工关节：人工关节是将一些特殊的材料，人为地加工成关节的形状，将其置换在病变的关节上。人工关节有人工股骨头、全髋关节、膝关节、踝关节、跖趾关节、肱关节、肘关节、腕关节及人工手指关节等。制作人工关节的材料要求具备无害、耐用、易固定的特点。目前所用的材料有不锈钢、钛钢、钛钴铬合金、钴铬镍合金、钛铝钒合金、硅橡胶、聚乙烯、聚甲基丙烯甲酯、尼龙、玻璃、单结晶或多结晶氧化铝等。

人工关节适用于类风湿关节炎炎症基本控制、关节已固定强直，严重影响关节功能者。术后患者疼痛可明显减轻，关节活动度增大，部分患者关节功能恢复良好。

(二)中医治疗

中医药治疗类风湿关节炎可概括为中医治法、辨证论治、固定成药、固定方药、针灸、推拿、中西医结合及内外合治等方面,在临床应用时可结合不同患者的具体病情,分别采取不同的治疗方式,或联合治疗。值得一提的是,现代名老中医在长期临床实践中积累了丰富的治疗类风湿关节炎经验,值得继承与发扬。

1.针灸治疗

(1)风寒湿痹。

症状包括关节疼痛酸胀,不红不肿,或但肿不红,局部畏寒,遇寒加剧,得温则减,面色少华,形寒怕冷,口淡不渴。舌质淡或有齿痕、苔薄白或白腻,脉濡细迟。治疗原则为散寒除湿、祛风通络。处方。①全身取穴:大椎、气海、关元、神阙穴。②局部取穴:肩关节可取肩髃、肩髎、巨骨、曲池穴。肘关节可取曲池、尺泽、曲泽、少海、手三里穴。腕关节可取阳池、阳溪、大陵、合谷、外关穴。掌指关节可取八邪、合谷、三间穴。指关节可取四缝穴。髋关节可取环跳、居髎、阳陵泉穴。膝关节可取内外膝眼、梁丘、委中、膝阳关、曲泉、阳陵泉穴。踝关节可取昆仑、太溪、解溪、丘墟、然谷穴。跖趾关节可取八风、内庭、太冲穴。脊柱关节可取大椎、身柱、腰阳关穴,相应病变局部的华佗夹脊穴。根据受累关节的多少和患者对针灸的接受能力,每次6～10个穴位,交替使用。操作时使用平补平泻法,留针20～30分钟,并配合温针或艾条悬灸。关元、气海、神阙穴只灸不针。每次艾条灸20～30分钟,或隔姜灸7～9壮。

(2)风热湿痹。

症状包括关节红肿疼痛,屈伸不利,局部按之焮然,喜凉恶热;皮肤可见红斑,伴有全身发热,汗出,疲劳,头昏,心烦口渴,尿黄便干。舌红苔黄燥或黄腻,脉滑数。治疗原则为清热祛风、除湿通络。处方。①全身取穴:大椎、身柱、曲池穴。②局部取穴同风寒湿痹。关节受累者,可分经交替针刺,每次取6～10个穴位。多汗加合谷、复溜穴,心烦加神门穴。操作时,先针大椎、身柱、曲池穴,中强刺激,泻法,不留针。后针病变关节周围腧穴,关节红肿部用中等刺激,静止留针10～15分钟,出针时摇大其针孔,令其出血。远离病灶循经选穴,用中强刺激,泻法,间歇留针10～15分钟。每天1次。若表邪未解,营卫失和而多汗可补合谷穴泻复溜;热邪扰心而烦躁,可泻神门穴,用中强刺激。

(3)痰瘀痹阻。

症状包括痹症日久,病情日益加剧,关节疼痛固定不移,入夜尤甚,关节呈梭形肿胀或呈现鹤膝状,屈伸有利,关节周围筋肉僵硬,皮色紫暗,压之痛甚,皮下可触及硬结，伴面色暗滞。唇舌暗红或有瘀斑点、苔白腻或厚腻，脉细涩。治疗原则为祛痰化瘀、活血通络。处方。①全身取穴：膈俞、脾俞、血海穴。②局部取穴同风寒湿痹。根据患者对针灸的耐受能力，分批交替使用，每次6～10个穴位。关节肿胀成梭形，可在局部用三棱针刺血放水；瘀血化热引起低热，可加大椎穴。操作时，膈俞、脾俞、血海穴均用泻法，不留针。关节局部穴位进针后稍摇大针孔，然后再深入，使针尖达于骨的附近，稍加提插，出针时再摇大其针孔，令其出血。若自觉皮肤有凉感者可加灸，若皮肤焮热者但针不灸。远离关节循经取穴用强刺激泻法。若指关节呈现梭形肿胀，或在关节屈侧面横纹（如四缝穴等处）用三棱针浅刺血或放水。伴有低热时加泻大椎穴。

（4）正虚邪留。

症状包括痹症日久，关节疼痛肿胀畸形，屈伸不利，行动艰难，筋肉萎软，四肢瘦削，面色无华，疲乏神衰，或伴有潮热盗汗，头昏目花，口干作渴。舌质偏红、苔少或无苔，脉细数。治疗原则为滋阴养血、活血通络。处方。①全身取穴：肝俞、肾俞、足三里穴。②局部取穴同风寒湿痹。根据患者对针刺的耐受能力，分批取穴，交替使用，每次6～10个穴位。关节肿胀用三棱针刺血放水；潮热盗汗加阴郄、大椎。操作时，肝俞、肾俞、足三里穴均用补法，不留针。局部腧穴先泻后补。皮温不高、局部畏寒者可加温针灸或艾条灸。每天或隔天1次。若指关节梭形肿胀畸形，可用三棱针在屈侧横纹（四缝穴）刺血，并挤出血水，其他关节肿胀畸形处亦可以三棱针作散刺；伴有潮热盗汗加泻阴郄和大椎。

2.针刺治疗

（1）取穴。①肩胛及肩肘部：主穴取肩髃、肩外俞、曲池、肩井、合谷穴，配穴取支沟、后溪、尺泽、曲泽、天府、肩髎穴。②腕指关节：主穴取风府、大椎、腰俞、厥阴俞穴，配穴取环跳、委中、昆仑穴。③下肢关节部：主穴取肾俞、大肠俞、八髎、腰俞、环跳、阳陵泉穴，配穴取血海、风市、伏兔、阴市、行部、解溪、委中、承山、窍阴、梁丘、鹤顶、足三里、商丘、太冲、至阴、中封穴。

（2）针法。用捻转法进针，待患者主诉产生麻胀感并向四周或向上下扩散时，停止进针，留针10～15分钟。每天或隔天施针1次。重症者先针健侧，后针患侧，待病情减轻后，可少针患侧。轻症者也可只针患侧，不针健侧。

3.推拿治疗

推拿是在中医基础理论指导下，根据整体观念和辨证施治与辨病施治的原则，通过医师运用各种手法作用于人体体表的特定穴位或部位，改变或调节机体的生理、病理状况，达到治疗疾病的目的。推拿能通经络、畅气血，具有消瘀、行滞、散肿、止痛的功效，并有增进局部营养、防止肌肉萎缩废用、促进瘢痕变软和修复损伤的作用。通过推拿手法对穴位、经筋、皮部的不同刺激，激发经络系统或神经系统的调整功能，可使人体失调的气血、阴阳平衡，脏腑功能恢复正常。临床酌情使用推拿治疗，对类风湿关节炎有一定的效果。

(1)上肢部操作方法：①患者坐势，医师站于一侧，一脚踩凳上，患肢放在医师大腿上，用㨰法在手臂内、外侧施治，从腕部到肩部，上下往返，重点在内侧。②从肩部到腕部，上下往返，先用拇指推摩法，后用拿法，重点在肩、肘，腕部等关节处，配合指按法，按肩髃、肩贞、曲池、尺泽、手三里、合谷、阳池、大陵等穴。③医师坐到患者前侧，捻、揉腕部及各掌指和指间关节，同时配合适度的摇法，环转摇动肩关节、肘关节，各 5～6 次，从上臂至前臂往返搓动 4～5 次。④提拿肩井穴，并拍肩结束。

(2)下肢部操作方法：①患者俯卧位，医师站于一侧。用㨰法施于患者臀部，向下至小腿后侧。髋、膝、踝关节后面重点治疗，同时配合髋后伸、外展及膝关节伸屈被动活动，然后按环跳、居髎、委中、承山穴。②患者仰卧位，医师站于一侧，用㨰法施于大腿前部及内外侧，向下至小腿外侧，沿足三里、阳陵泉穴向下到踝部，同时配合髋关节外展，外施被动活动。③在膝关节周围采用㨰法治疗，同时配合按揉膝眼。④在踝关节周围及足背用㨰法治疗，同时配合踝关节屈伸及内、外翻活动，再捻摇足趾和摇踝关节，然后拿委中，沿小腿后侧向下到跟腱 4～5 次。最后从大腿到小腿搓下肢。

(3)脊柱关节操作方法：以脊柱两旁肌肉为治疗重点，常取夹脊、大椎、大杼、风门、肺俞、心俞、膈俞、肝俞、脾俞、肾俞、命门、志室、腰阳关、八髎等穴。操作方法：①患者取俯卧位，医师在患者腰背部沿脊柱及其两侧用㨰法施术，并配合后抬腿活动，时间约 5 分钟。②患者取坐势，医师于后方用㨰法、拿法交替施于颈项两侧及肩部，同时配合颈部左右旋转及俯卧活动，再拿肩井，时间约 2 分钟。③接上势，用按揉法从颈至腰臀部循经施于上述穴位。先取夹脊再取其余穴位，最后平推脊柱以热为度(本过程患者坐势和俯卧均可)，再按肩井结束治疗，时间约 10 分钟。

以上治疗连续 10 天为 1 疗程，每天治疗 1 次，疗程间休息 3～6 天。

第八章 骨肿瘤

第一节 骨软骨瘤

骨软骨瘤又名骨软骨性外生骨疣骨，指在骨的表面覆以软骨帽的骨性突出物，是最常见的骨肿瘤。该肿瘤来源尚存争议，多数认为骨骺软骨是从骺板分离或骨膜软骨内化骨而成。国内外统计骨软骨瘤占全部骨肿瘤的 10.0%～17.0%，占良性骨肿瘤的 20.0%～50.0%，均居首位。该肿瘤以男性多见，男女发病率之比约 1.6∶1.0。20 岁以前发现病灶者占 50.0%～75.0%。临床上骨软骨瘤可全无症状或仅为偶然发现的局部无痛性肿块，多数生长缓慢。肿瘤较大时会压迫周围神经、血管引起并发症状如疼痛和关节活动障碍等。肿瘤可发生于任何软骨内化骨的各骨，尤以长管状骨的干骺端邻近骨骺部位最为多见。骨软骨瘤有单发和多发之分，以单发多见，两者之比为(8∶1)～(15∶1)。多发者有遗传性，常引起骨骼发育障碍、骨骼畸形，故又有遗传性多发性外生骨疣、干骺续连症等名称。

一、病因、病机

骨软骨瘤是最常见的骨肿瘤，占良性骨肿瘤的 40.0%，占整个骨肿瘤的 17.0%。病因尚不清楚，有学者认为是一种真正的骨肿瘤，也有学者认为是骨的发育性异常。其形态如发生于骨表面的骨性突起物，是由骨性基底、软骨帽和纤维包膜三部分构成。

二、临床表现

骨软骨瘤以单发多见，因为单发骨软骨瘤长到相当大的时候才出现症状，所以发病多在 8 岁以上。又由于其生长与骨骼类似，在青春期前后其体积达到最大，因此，大多数单发骨软骨瘤患者在 10 岁以后出现症状，患者成年后，肿瘤即自行停止。男性多于女性,男女之比为(1.5～2.0)∶1。

绝大多数骨软骨瘤没有症状,一些患者会出现疼痛,是由于肿瘤刺激周围组织而产生的,极少由骨折引起。有报道称骨软骨瘤压迫下肢的大血管可引起假性动脉瘤;同样,肿瘤压迫神经可引起神经症状。体检时可触及肿块。

三、诊断

骨软骨瘤放射学可分为带蒂和广基底(无蒂)两种类型,但也有介于此两种类型之间者。有蒂的骨软骨瘤更为常见,会从起点背向骺板方向生长(图8-1)。病变突出的部分由皮质骨和松质骨组成,两者均与起源骨相连续。病变表面有不规则软骨帽,在X线片上不显影。偶尔可见软骨帽钙化现象。CT在骨软骨瘤的诊断中非常有用,骨窗可以清楚显示肿瘤内松质骨与干骺端松质骨相连,以及皮质与干骺端皮质的自然连续,周围没有反应骨。软组织窗可以判断软骨帽的厚度,有助于鉴别骨软骨瘤和周围型软骨肉瘤。MRI用于本病检查的意义不大。

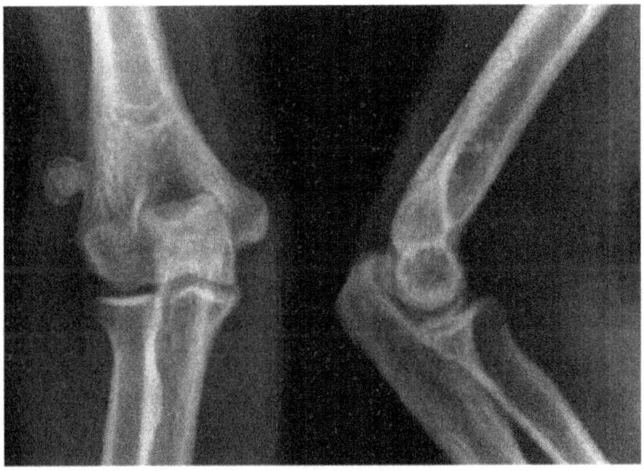

图8-1　肱骨远端骨软骨瘤

四、治疗

对于大部分儿童患者,最好不要手术,可随访观察。骨软骨瘤的手术指征:由于有恶变的可能,位于躯干的单发骨软骨瘤,即使患者没有症状,也应早期切除;患者肿瘤较大而影响美观;压迫周围组织引起症状,如关节附近,影响关节功能,或肿瘤性骨折、血管和神经损伤和肢体畸形的患者,可以考虑手术切除;短期内快速增大,疑有恶变的患者更应手术切除。

如有可能,骨软骨瘤应整块切除(如取成单个标本),肿瘤的蒂或基底部周围应有一圈正常的骨组织,还要包括肿瘤表面的整个滑囊。

第二节 脊柱肿瘤

脊柱肿瘤是指发生于脊柱的骨骼及其附属组织的原发性或转移性肿瘤及一些瘤样病变，其发病率低，仅占全身肿瘤的6.6%。脊柱肿瘤可分为脊柱原发肿瘤和脊柱转移瘤两大类，由于近年来其他器官肿瘤发病率的增加，生存时间的延长，骨转移发生率也显著增加。而骨转移又多发生于脊柱，故脊柱转移瘤为脊柱肿瘤的主要组成部分，其发生率是原发肿瘤的4倍。据统计，死于转移瘤的患者中，约有50.0%的患者将会出现脊柱转移瘤引起的并发症。而脊柱转移瘤的治疗需要根据患者的全身情况、原发肿瘤性质和程度与转移病变位置及数量等资料来选择放射治疗、化学药物治疗或手术治疗。故对脊柱肿瘤患者进行全面、准确的临床评估是决定治疗方案的关键。目前，临床中常用的脊柱肿瘤评估方法有全身评分系统和脊柱肿瘤分型及分期系统，其中全身评分系统是对脊柱转移瘤患者全身情况进行评估，而脊柱肿瘤的分型及分期是评估脊柱肿瘤的发展程度。

一、病因、病机

根据国内外文献报道，脊柱肿瘤中原发性肿瘤仅占20.0%～30.0%，转移性肿瘤占70.0%～80.0%，全身各种癌瘤是引起脊柱转移瘤的病源，是脊柱转移瘤起始的根脉，90.0%以上的脊柱转移性肿瘤来源于肺癌、乳腺癌、前列腺癌、肾癌、甲状腺癌等。

二、临床表现

脊柱肿瘤早期缺乏特征性的临床表现，易误诊、漏诊，很多患者得到确诊时已处于中晚期，给治疗带来困难并影响治疗效果。其典型临床表现为局部疼痛、神经功能障碍、包块、畸形等。

(一)疼痛

疼痛是脊柱肿瘤最常见、最主要的症状。80.0%～95.0%的原发性脊柱肿瘤在确诊时疼痛是首发甚至是唯一症状。其所致疼痛的可能机制：①骨的浸润和破坏(尤其是骨膜的膨胀)。②骨病变组织的压迫。③椎体破坏继发病理性骨折。④病理性骨折后出现脊柱节段不稳定，特别是并发后侧附件溶骨性破坏。⑤脊髓、神经根或神经丛的压迫和侵蚀等。疼痛发生的时间、性质根据肿瘤的性质和发生部位的不同而有所区别，其中良性脊柱肿瘤疼痛病程一般较长，可为数月至数年，而恶性脊柱肿瘤如成骨肉瘤、骨转移瘤等，其疼痛病程较短。但如果良性肿瘤在早期就有脊髓或神经根压迫，则疼痛发生时间就较短。夜间痛是常见表现，也几乎是所有脊柱肿瘤的特征性表现，且疼痛难以忍受，用一般止痛药物难缓解。

(二)神经功能障碍

神经功能障碍也常常是脊柱肿瘤早期临床表现之一。脊髓神经受压可由肿瘤本身直接压迫引起，也可由肿瘤破坏骨性结构导致的不稳、畸形等继发引起。因脊柱肿瘤主要位于椎体，常从前方压迫锥体束或前角细胞，故多首先表现为运动功能损害、肌无力等，多为不全瘫、痉挛瘫或弛缓瘫，如未及时治疗会很快转为全瘫。

(三)肿块

因脊柱肿瘤多发生在位置较深的椎体，体表难以发现，故首发表现为肿块的患者并不多见，主要见于颈椎或脊柱后部附件结构肿瘤。恶性脊柱肿瘤的肿块因为增长较快，对周围组织常形成压迫等，故常有局部疼痛不适等表现。转移性脊柱肿瘤有原发病灶存在，且一般恶性程度较高，生长较快，常在形成较大肿块前就因先出现疼痛和神经症状等而被发现。

(四)畸形

脊柱肿瘤导致的脊柱畸形并不少见，主要机制包括肿瘤对椎体和(或)附件的破坏；周围组织的痉挛性反应；肿瘤体积较大挤压周围结构。

(五)全身症状

早期脊柱肿瘤患者全身症状并不明显，出现贫血、消瘦、低热、乏力等恶病质临床表现常是原发性恶性肿瘤和转移性肿瘤晚期患者的全身症状。

三、诊断

脊柱肿瘤的早期诊断非常重要，这是由于其治疗后的功能结果依赖于就诊时的神经状态。无症状的脊柱肿瘤患者若能在体检中被发现，越早诊断及治疗，其疗效及预后就越好。

(一)临床症状

病史,疼痛及脊髓神经受累症状。

(二)体格检查

神经系统及肌力检查非常重要,不仅有助病损定位、了解受累程度,而且可作为治疗后对比依据来判断疗效。

(三)放射学检查

X线、CT、MRI和核素扫描等放射学检查尤其MRI是脊柱肿瘤最重要的检查。有肿瘤病史且最近出现局限性背痛的患者,无肿瘤病史但背痛持续6周以上且一般保守治疗无效的患者,都应行怀疑部位的X线检查。如平片显示明显破坏,应再行MRI和三维CT检查以显示椎体及神经受累程度。如平片显示正常,应行MRI检查以除外病灶或确定病灶位置。有脊髓压迫症状时需行MRI检查或脊髓造影确定受压平面及程度。ECT、SPECT-CT、PET-CT等核素扫描对恶性肿瘤,尤其对转移瘤的早期诊断帮助较大,且对制订治疗策略及判断预后有较高价值,是恶性肿瘤常规检查项目。

(四)实验室检查

良性脊柱肿瘤患者血沉正常而恶性患者血沉几乎都是增快的;碱性磷酸酶在脊柱成骨性肿瘤出现时升高;酸性磷酸酶在前列腺癌脊柱转移时升高;尿本周蛋白阳性则表示骨髓瘤的可能性极大。

(五)活体组织检查

CT引导下穿刺活检成功率高,病理检查结果为确诊。推荐在手术前常规进行活体组织检查。

四、治疗

目前,对于脊柱肿瘤的治疗,一般需要首先通过活检明确诊断。原发性脊柱肿瘤的治疗原则与肢体肿瘤相同。确定转移性脊柱肿瘤的治疗方案最好由诸如肿瘤内科、普通内科、放疗科、放射科、病理科和骨科或脊柱外科等学科参与的多学科团队(multi disciplinary team,MDT)制订,以提高患者治疗效果。

(一)综合评估(neurologic oncologic mechanical systemic,NOMS)

全面综合评估影响治疗效果的因素,以选择合适治疗方法。评估主要包括年龄、一般状况、肿瘤类型、肿瘤侵犯部位、局部稳定性和脊髓神经功能情况等。

(二)镇痛

按照世界卫生组织的三阶段止痛方案,轻到中度患者首先使用非阿片类镇痛药如非甾体抗炎药止痛,若最大剂量仍不能止痛则应加入可待因或氢可酮类药物。中到重度疼痛的患者可给予麻醉药物和非甾体抗炎药。对于顽固性疼痛的治疗,可采用多种给药方式使用阿片类药物,包括经皮方式、经直肠方式、持续皮下或静脉滴注,以及硬膜外或鞘内注射方式等。如果阿片类药物效果仍不好,必须考虑其他干预方法,包括体感神经阻滞术、神经松解术、躯体神经毁损术、脊髓神经切断术、经皮神经电刺激及心理治疗等。

(三)双膦酸盐类药物

已有的研究与临床实践表明,双磷酸盐类药物具有调节骨转换的能力,能够阻止骨溶解,减少肿瘤骨转移患者的骨骼相关事件的发生并能缓解骨痛。

(四)放射治疗

该方式是针对疼痛部位的选择性治疗。治疗剂量和持续时间的选择取决于诸多因素,包括患者预期寿命、功能状态、转移瘤数量和需要接受放疗组织的部位及范围等。放疗技术在不同的医疗单位差别较大。放射性核素内放射治疗也有多种用于骨肿瘤的治疗,例如使用^{131}I 治疗甲状腺癌骨转移,^{131}I-MIBG 治疗神经母细胞瘤和神经外胚层源性肿瘤的骨转移,^{89}Sr 治疗前列腺癌和乳腺癌的骨转移。

(五)手术治疗

近年来,脊柱肿瘤的手术治疗无论在观念、方法、疗效上都有了很大的进步,不仅显著改善患者神经功能并提高总生存率,还明显降低局部复发率。但是脊柱肿瘤的手术仍存在争议,手术方式的选择存在随意性和盲目性。因此脊柱肿瘤正确的外科分期对选择治疗方式,判断预后及评估治疗结果具有极大的意义。

1.手术目的

(1)切除肿瘤病灶:尽量做到充分的整体切除,可减少肿瘤复发,解除脊髓、神经根的压迫,防治神经功能损害,推迟或避免截瘫。

(2)重建脊柱稳定性:可以解除疼痛,利于综合治疗,最大可能地提高生活质量,延长生存期。

2.手术适应证

椎体不稳或塌陷已经引起脊髓受压、神经功能损害或顽固性疼痛者;预期生存期能达到 6 个月以上者;经正规放疗、化疗、糖皮质激素治疗不敏感和对症治疗后效果不佳者；存在原发部位不明的单发或孤立性转移性肿瘤者。

3.外科分期及治疗方式选择

脊柱肿瘤的外科分期系统目前为止尚未统一，现在大致分为以下两类：一类为根据肿瘤病变部位不同来选择治疗方式和手术方式，主要有 Enneking 分期、WBB 分期、Tomita 外科分级；另一类为根据建立的不同评价指标来判断患者的预后，从而选择不同的治疗方式，主要有 Tokuhashi 评分、Tomita 评分等。其中 Tokuhashi 评分和 Tomita 评分均用于脊柱转移瘤评估。

(1)Enneking 分期：Enneking 分期最初用于指导肢体肿瘤的切除，由于脊柱肿瘤解剖的复杂性和特殊性，其与肢体肿瘤有很大差别，直接把该分期系统用于脊柱肿瘤并不合适。有临床医师将 Enneking 分期改良后应用于原发性脊柱肿瘤以指导肿瘤切除。

(2)WBB 分期：WBB 分期(Weinstein-Boriani-Biagini classifications)是在术前脊柱肿瘤的 CT、MRI 等影像资料的基础上，详细判断肿瘤的侵袭范围，进而制订合理的肿瘤切除边界。该分期力求在兼顾脊柱肿瘤总体切除的同时保护脊髓这一重要结构。WBB 分期便于国际间学术交流，因而是目前使用最广泛的脊柱肿瘤分期方法之一。

(3)Tomita 外科分级：该分级系统将前纵韧带、后纵韧带、棘间和棘上韧带、黄韧带、椎板和棘突的骨膜、软骨终板，以及软骨纤维环等认为是肿瘤向四周生长的生理性屏障。后纵韧带和椎体侧面的骨膜屏障作用弱，而前纵韧带、软骨终板和纤维环屏障作用比较强。组织学上可将单一椎体看作是一个肿瘤学的“间室”，根据脊柱肿瘤局部侵犯的方式、受累的解剖部位进行分型，从而指导脊柱肿瘤的切除方式。

4.手术方法

(1)椎体成形术：椎体成形术(percutaneous vertebro plasty，PVP)和经皮椎体后凸成形术(percutaneous kyphoplasty，PKP)已被广泛应用于治疗椎体压缩性骨折、椎体血管瘤及椎体转移瘤等。PVP 是指在影像系统的辅助下，利用较细的骨穿刺针经皮穿刺，经椎弓根向椎体内注入骨水泥，以达到缓解腰背痛、稳定和加固椎体、恢复椎体强度、防止椎体进一步塌陷的作用。PKP 在注射骨水泥之前通过球囊撑开的方式，以达到恢复椎体高度和改善后凸畸形的目的，是一种安全有效的治疗椎体转移瘤合并压缩性骨折的方法。这种微创治疗方式简单易行，几乎不会耽误后期的化疗或放疗。并发症约为10.0%，有 2.0%～3.0%的患者可能出现明显的临床反应，包括骨水泥过敏及漏出到血管、椎管内导致神经、血管功能障碍，有时可导致灾难性后果。也有学者对 PVP 及 PKP 用于治疗椎体转移瘤有异议，认为向椎体注射骨水泥的过程中会导致病灶内压力增高，可能引起肿瘤扩散。

(2)姑息性手术：该手术是一种当肿瘤进行性长大或伴发病理性骨折引起神经功能障碍时，进行椎板甚至部分肿瘤组织切除以减压脊髓神经，并行内固定达到恢复脊柱稳定性等目的的手术。该手术可以明确病理诊断，减轻疼痛和改善神经功能等，但效果通常有限。

(3)肿瘤囊内切除术：脊柱肿瘤囊内刮除或切除手术，由于局部肿瘤组织残留及术区肿瘤组织污染，术后存在较高的局部复发率。前路全椎体切除手术由于操作范围受限，难以处理椎弓根及对侧椎体侧壁，因此无法进行椎体整块切除，也属于囊内切除术。

(4)全脊椎分块切除术：该方法可以通过前后路联合或单纯后路将整个病椎的所有部分以分块咬除的方式进行切除。这是一种传统的肿瘤切除方式，采用了病灶内肿瘤组织刮除和肿瘤组织逐块咬除的方式。但即使肿瘤及包括周围 3～5 mm 或 3 mm 以上的健康组织全部被切除，也会造成肿瘤细胞对周围组织和血液的污染，导致术后较高的局部复发，故仍属于囊内切除。

(5)全脊椎大块切除术：由于脊椎特殊的解剖结构，即椎弓根是连接椎体前后方的最狭窄部位，截骨量最小，手术时必须选择经此截骨将环状的脊椎结构打断的方式才能将整个脊椎切除。当脊柱肿瘤病灶侵犯双侧椎弓根时，全脊椎切除进行椎弓根截骨时会不可避免地进入肿瘤。虽然此处截骨已将肿瘤细胞污染降到最低，但也属于囊内切除的范畴，无法做到肿瘤学意义上的整块切除要求，只能算是全脊椎大块切除术。

(6)全脊椎整块切除术：将脊柱病灶作为一个整体连同周围正常组织一起切除，但其同全脊椎大块切除术一样必须经过椎弓根截骨，故其病椎至少有一侧椎弓根正常，另一侧可通过正常椎板截骨。该术属于肿瘤的边缘切除或广泛切除，是肿瘤学意义上的整块切除。

第三节 骨盆肿瘤

广义的骨盆肿瘤是包括骶骨肿瘤在内的累及骨盆环的肿瘤。一般位置较为隐蔽，早期难以及时发现，因此骨盆肿瘤的大小往往超过其他部位的肿瘤。由髂骨、坐骨、耻骨和骶骨组成的骨盆环是骨盆肌肉和一些下肢相关肌肉的起止点所在。而肌肉与骨盆几乎均为非腱性连接，有丰富的血管交通而无天然屏障，因此骨盆环区域的骨肿瘤多具有较大的软组织包块，同时软组织肿瘤也常侵及骨质。

大部分良性骨肿瘤经局部切除后可获痊愈，但有些良性肿瘤切除不彻底可以复发，甚至发生恶性变，如骨软骨瘤、软骨瘤等都有术后复发恶变为骨肉瘤、软骨肉瘤的报道，因此对良性肿瘤的治疗应作到尽可能彻底切除。骨盆环区域的恶性肿瘤，不论是原发肿瘤还是转移性肿瘤，手术切除是主要的治疗手段，但治疗的目的却并不相同。对于原发恶性肿瘤，应尽可能进行广泛甚至根治性手术，而对于转移性肿瘤，手术治疗的目的常为姑息性，一般为囊内或边缘切除，目的是能够较长时间地缓解疼痛，并尽可能保留骨盆及关节的稳定性及功能。应在术前和术后对恶性肿瘤患者进行新辅助化疗和放疗等综合性治疗，以提高治疗效果。

一、病因、病机

骨盆肿瘤多是由于骨盆处癌变导致，也可能和骨盆的外伤有关。

二、临床表现

当骨盆环遭到肿瘤破坏，其承受应力能力将明显改变。若后弓破坏，站立时承受髋臼和骨盆侧壁的相互挤压力量将大大减弱。若前弓破坏，耻骨支撑承重弓的作用也明显变小。患者运动时将产生不适和疼痛或轻微活动就会引起病理性骨折。结合肿瘤的良恶性、生物学行为，破坏的部位与范围等，会出现各种临床表现。

骨盆良性肿瘤病程缓慢，疼痛不重或没有疼痛。骨盆部的良性肿瘤易恶变，如骨软骨瘤、骨盆多发性骨软骨瘤、各种软骨发育不良和纤维异样增殖症等，较位于其他位置骨骼者更容易变为肉瘤。

疼痛是恶性肿瘤的主要症状，开始为间歇性，后来发展为持续性，夜间明显。髂部肿物可引起下腹不适或疼痛，病变位于髋臼可有关节痛和活动受限等退行性关节炎的表现，位于闭孔环可有大腿内侧不适与疼痛，位于髂骨后侧可有臀部和腰部的疼痛。骨盆肿瘤晚期疼痛加重，高度恶性肿瘤刺激坐骨神经或股神经，可引起剧烈疼痛，患者难以忍受，或处于强迫体位，彻夜不眠，必须服用强效镇痛剂。骨盆肿瘤发生病理性骨折与脱位后，疼痛症状更加严重，患者很难选择合适体位使疼痛减轻，因此及时予以治疗非常重要。

骨盆是骨盆肌肉及一些下肢肌肉的起止点，彼此间有丰富的血管相通而缺乏屏障，因此骨内恶性肿瘤容易侵犯软组织，软组织肿瘤也能很快侵蚀骨骼。肿瘤性包块的发现具有重要的临床意义，早期不易触及，当临床上发现包块时，肿瘤早已有长时间的生长，在确诊时体积往往较大，因此，同样性质的肿瘤发生在骨盆者死亡率较高。

三、诊断

骨盆肿瘤的诊断主要依靠临床表现、影像学和病理学3个方面，其中病理学检查仍是最主要的诊断依据。

（一）影像学检查

1.X线检查

骨盆原发肿瘤的X线表现多种多样，最好发的骨软骨瘤在X线片上常与骨盆重叠，难与其他软骨肿瘤区别，须经临床反复检查或通过CT才能诊断。骨盆软骨肿瘤的X线表现为边缘规则的透亮区。其中有点状、环形和成片钙化与骨化斑点，有时有大量棉絮状钙化及骨化斑点遮盖骨质破坏区，形成致密阴影，可随肿瘤生长扩大，穿破皮质进入软组织。恶性软骨肉瘤发展很快，为溶骨性破坏，不规则透亮区中没有钙化和骨化。骨髓瘤的X线表现特点与骨转移癌有相似之处，多发的溶骨区呈虫蚀样、颗粒样或片状破坏，模糊的边缘无反应骨，可有软组织阴影。

但骨盆的X线检查也有一定局限性，这是由于肿瘤的影像学表现错综复杂，而某些肿瘤的影像学表现又缺少特殊的征象。骨盆骨大部分为松质骨，有些病变的边缘显示不清楚，加上肠气的遮挡、软组织的重叠，因而单单依据X线表现在诊断上常常会遇到困难。

2.CT及MRI检查

CT及MRI检查对骨盆肿瘤的诊断有重要价值，可以从横断面、矢状面、冠状面了解肿瘤在骨盆内侵犯的范围，还可发现病灶内的早期钙化影，从而区别是否为软骨源性病变；区别内脏气体与骨骼上小的病变；发现骨盆上较小的病灶及病灶与正常骨之间的移行带，这些是普通X线检查难以做到的。

3.放射性核素扫描

放射性核素扫描对检查骨盆肿瘤本身和全身有无多发或转移病灶有着其他方法所不能代替的作用，可显示出骨盆病灶的边界，其范围常超过普通X线片所显示的图像。放射性核素扫描被认为是发现骨内隐匿病变最准确的方法。在评价骨盆放射性核素浓集的结果时，应密切结合临床与X线表现仔细考虑。

4.血管造影与数字减影技术

动脉造影对骨盆肿瘤具有十分重要的临床意义，特别是目前所采用的数字减影技术，不仅可以勾画出骨盆肿瘤的大小、位置，以及与周围组织的关系，而且可以了解肿瘤的血供是否丰富，这对于发现肿瘤主要的供血血管，了解术中可能出现的失血部位，避免在肿瘤的富血管区进行活检，均有实际意义。同时可以显示大血管与肿瘤的关系，相邻的情况和被侵犯的程度以指导手术，为减少术中出血可行术前栓塞治疗。

(二)病理学检查

活检是骨盆肿瘤获取早期诊断的重要手段，包括闭合经皮穿刺活检和切开活检两种。必要时可在X线透视下穿刺。穿刺活检优于切开活检，前者方法简便易行，大部分患者能明确诊断。穿刺活检失败时可改用切开活检，活检切口应和以后正式治疗的切口一致，切口应沿肢体的纵轴有足够长，尽量少暴露正常组织，不做组织分离剥离，止血要彻底，避免污染伤口及种植。如肿瘤没有侵犯软组织，可在骨上开窗，但窗应开得越小越好，应开成圆形，以避免应力集中，发生病理性骨折。还要注意勿把反应区和肿瘤中坏死区的组织当成肿瘤取出。

四、治疗

骨盆肿瘤的治疗原则是早期诊断、早期治疗。目前对恶性肿瘤多采用综合治疗，近年来由于化疗、放疗及重建外科的发展，改变了恶性骨骼、肌肉肿瘤以截肢为主的方法，外科保肢手术成为可能，并有很大发展。

(一)手术治疗

1.病灶内手术

即手术切缘位于肿瘤组织内，常用刮除术，边缘常有肿瘤细胞残留，故术后易复发，只用于良性肿瘤。

2.边缘手术

即手术切缘通过肿瘤组织的假包膜或反应区。

3.广泛手术

即将包括病变、假包膜或反应区，以及肿瘤周围部分正常组织一同切除。对于高度恶性肿瘤，由于肿瘤沿筋膜间隙扩散广泛，因此切除后可能残留微小病灶。

4.根治手术

即将肿瘤所侵及的一个或多个间室内的正常组织从起点至止点连同肿瘤一并切除。从理论上讲，根治性切除可完全切除局部的微小病灶。

（二）化疗

随着新辅助化疗方案的实施，患者的生存率大大提高，术前及术后化疗已被广泛接受，同时将肿瘤切除行肿瘤坏死率检查，肿瘤坏死率在 90.0%以上为优，在 90.0%以下为差，术后应更换化疗方案，或加大药物用量，同时化疗时应遵守剂量强度原则，即标准的药物剂量，准确的化疗间隔，恰当的给药途径。

（三）放疗

放疗是治疗恶性肿瘤的常用手段，在骨盆肿瘤中以尤文氏肉瘤最敏感，其次为恶性纤维组织细胞瘤和淋巴肉瘤。

（四）免疫治疗

免疫治疗包括非特异性免疫治疗、特异性免疫治疗、过继免疫治疗及免疫导向治疗，通过自体瘤疫苗经紫外线照射或冷冻后注射或将特异性单克隆抗体和细胞毒性物质结合，直接导入肿瘤所在部位，对肿瘤细胞进行特异性识别和杀伤。

（五）基因治疗

肿瘤在没有血管形成的条件下不能持续生长，因此抑制新生血管的形成是肿瘤治疗中有发展前景的方法，现已有应用血管生成抑制素抑制血管内皮细胞的生长，从而抑制肿瘤细胞生长的报道。另外通过分子生物学技术，将抑癌基因导入肿瘤细胞内或使其高表达，可促进肿瘤细胞的凋亡。

参考文献

[1] 顾光学.骨科疾病诊治与康复训练[M].广州:世界图书出版广东有限公司,2023.

[2] 张宏伟.骨科疾病外科处置方法[M].北京:中国纺织出版社,2022.

[3] 于春波.实用骨科疾病临床处置与手术技巧[M].北京:中国纺织出版社,2022.

[4] 张本武,鞠克丰,牟明辉,等.常见骨科临床实践[M].上海:上海交通大学出版社,2023.

[5] 周立峰.临床实用骨科新进展[M].上海:上海交通大学出版社,2023.

[6] 谭钝.骨科疾病诊疗与康复护理[M].汕头:汕头大学出版社,2023.

[7] 张学勇.临床骨科中西医临床诊疗[M].长沙:湖南科学技术出版社,2022.

[8] 杨猛,李平,闫晨.创伤骨科疾病诊疗与影像学诊断[M].沈阳:辽宁科学技术出版社,2022.

[9] 王永彬,吴开学,李双玉.现代骨科基础与临床[M].上海:上海交通大学出版社,2023.

[10] 赵敦旭.实用骨科疾病处置技术与临床实践[M].天津:天津科学技术出版社,2022.

[11] 陈波,杨惠然,沈爱明.中医骨伤科学[M].上海:上海科学技术文献出版社,2023.

[12] 魏海鹏.骨科疾病诊疗思维[M].长春:吉林科学技术出版社,2022.

[13] 胡宗华,陈雪,郗传荣,等.骨科疾病治疗与术后护理[M].哈尔滨:黑龙江科学技术出版社,2022.

[14] 李敏龙.骨科疾病诊断及处理措施[M].北京:中国纺织出版社,2023.

[15] 高鹏飞.骨科常见疾病诊疗[M].武汉:湖北科学技术出版社,2022.

[16] 张爱萍,孙国权,燕东展,等.骨科疾病临床诊疗与康复[M].上海:上海交通大学出版社,2023.

[17] 孟凡龙.骨科疾病诊疗要点[M].长春:吉林科学技术出版社,2022.

[18] 童培建,林燕萍.中西医结合骨伤科学[M].北京:科学出版社,2023.

[19] 张秀杰.骨科临床与现代诊治[M].长春:吉林科学技术出版社,2022.

[20] 夏德志.临床外科诊疗与骨科学[M].长春:吉林科学技术出版社,2022.

[21] 张庆云.实用临床骨科学进展[M].上海:上海交通大学出版社,2023.

[22] 罗斌,陈行灿,聂鹏.骨科临床诊疗学[M].广州:世界图书出版广东有限公司,2022.

[23] 张硕,张家金,常荣刚,等.临床骨科疾病诊治精要[M].北京:科学技术文献出版社,2022.

[24] 王明亮.中医骨伤科古代文献概论[M].北京:华夏出版社,2023.

[25] 李霞,沈海.成人骨科常见并发症中西医诊疗手册[M].成都:四川科学技术出版社,2022.

[26] 路聊东.临床骨科疾病诊治技术[M].长春:吉林科学技术出版社,2022.

[27] 葛风晓.骨科疾病诊疗实践[M].北京:世界图书出版公司,2022.

[28] 方锡池.现代骨科学精要[M].长春:吉林科学技术出版社,2023.

[29] 王久夏,陈世海,李永刚.实用骨科诊疗技术[M].兰州:兰州大学出版社,2022.

[30] 马亮,张维亮,梁延琛,等.骨科常见疾病治疗与决策[M].长沙:中南大学出版社,2022.

[31] 徐彦芳,卑明健,曹奇勇.股骨转子下骨折治疗方法选择的研究进展[J].骨科临床与研究杂志,2024,9(1):49-52.

[32] 王琳.脊髓型颈椎病和神经根型颈椎病的 CT 和 MRI 诊断分析[J].中国实用医药,2023,18(21):88-91.

[33] 刘籽宏,王锐,彭文东,等.针灸治疗腰椎间盘突出症临床研究进展[J].实用中医药杂志,2023,39(7):1470-1473.

[34] 田颖,谢华灵,吴斌,等.类风湿关节炎治疗达标率的影响因素[J].护理研究,2024,38(3):549-551.

[35] 王辰竹,王棋.骨肿瘤患者化疗和手术联合治疗的并发症护理与管理[J].当代医药论丛,2023,21(21):184-187.